帕金森病防治 340 问

主 编

赵长地　张　璇　田　梅

副主编

杨　燕　冯清燕　张　鸿　刘红军

编著者

郭海花　孔　姣　马　辉　穆玉法

孙彦春　王　旭　文庆贤　夏卫东

谢云杰　薛　健　尹淑杰　岳红梅

张军臣　张晓雪　张　阳　张振峰

插 图

赵家平

金盾出版社

内容提要

本书以问答形式、分为 340 个问题，深入浅出的介绍了帕金森病的临床特点及诊断、药物治疗、外科治疗、家庭护理和康复治疗等方面的医学知识。适合患者及其家属阅读、可供基层医师及医学院校学生参考。

图书在版编目(CIP)数据

帕金森病防治 340 问/赵长地，张璇，田梅主编．—北京：金盾出版社，2014.3
ISBN 978-7-5082-8492-7

Ⅰ.①帕…　Ⅱ.①赵…②张…③田…　Ⅲ.①帕金森综合征—防治—问题解答　Ⅳ.①R742.5-44

中国版本图书馆 CIP 数据核字(2013)第 129568 号

金盾出版社出版、总发行

北京太平路 5 号(地铁万寿路站往南)
邮政编码：100036　电话：68214039　83219215
传真：68276683　网址：www.jdcbs.cn
封面印刷：北京精美彩色印刷有限公司
正文印刷：北京万博诚印刷有限公司
装订：北京万博诚印刷有限公司
各地新华书店经销
开本：850×1168 1/32　印张：8.75　字数：205 千字
2014 年 3 月第 1 版第 1 次印刷
印数：1～8 000 册　定价：22.00 元

前　言

　　帕金森病(PD)是一种常见的神经系统退行性疾病,是老年人的多发病、常见病。该病表现为静止性震颤、运动迟缓、肌僵直和姿势步态异常等症状,是严重危害中老年人身体健康的疾病之一。据统计,帕金森病患病率在 50 岁以上人群中约占 500/10 万,60 岁以上人群约占 1 000/10 万,男性稍多于女性。

　　帕金森病的治疗经历了曲折而又漫长的过程,尽管目前治疗帕金森病的药物很多,手术方法和效果也取得了很大的进展,但治疗仍颇为棘手,不仅因病人个体差异较大,而且病情和症状易复发波动,一般无法根治。目前的总体治疗趋向是强调内、外科结合的综合性治疗,同时加强康复锻炼与护理等。

　　作者在 20 余年的临床工作中,诊治了大量的帕金森病患者,积累了较丰富的临床经验,并于 20 世纪 90 年代初开展了脑室造影立体定向脑内核团毁损术治疗帕金森病,2003 年开展了 CT、MRI 定位立体定向脑内核团毁损术的手术治疗,2006 年起又陆续开展了 MRI 定位立体定向脑内深部电极刺激术的帕金森病治疗,均取得了很好的效果,曾为许多帕金森病患者解除了病痛。在此基础上,汇集国内外的相关文献,博采众家之长,结合临床诊疗经验,以问答的形式编写了《帕金森病防治 340 问》这本科普书,以便于广大的基层医务工作者、帕金森病患者及其家属参阅。通过本书,可帮助读者了解帕金森病的基础知识及防治方法,增加患者战胜疾病的信心,提高生活质量。本书也可供神经内、外科基层医师及全科医师、医学院学生参考、阅读。

限于作者学识及经验有限,书中有不当之处,敬祈各位前辈、同仁批评指正,不胜感激。

赵长地

目　录

一、帕金森病的临床特点及诊断

1. 帕金森病的历史及命名 …………………………………… (1)
2. 帕金森病的患病率及发病率是多少 …………………… (1)
3. 帕金森病的发病与年龄的关系如何 …………………… (2)
4. 帕金森病的发病在不同地区及种族方面有何差别 …… (3)
5. 帕金森病的发病与毒性化学物质有关吗 ……………… (3)
6. 帕金森病的发病与居住环境有关吗 …………………… (4)
7. 帕金森病的发病与吸烟有何关系 ……………………… (5)
8. 帕金森病的发病与接触某些金属有关吗 ……………… (6)
9. 帕金森病的发病与膳食营养有何关系 ………………… (7)
10. 帕金森病的发病与雌激素及脑外伤、脑肿瘤有关吗 … (9)
11. 帕金森病的发病与家族遗传有关吗 …………………… (9)
12. 中医学对帕金森病有怎样的认识 ……………………… (10)
13. 中医学认为颤证(帕金森病)的病因病机包括
　　哪几方面 ………………………………………………… (11)
14. 中医学认为颤证(帕金森病)应与哪些病症相鉴别 …… (12)
15. 与帕金森病有关联的脑内神经核团包括哪些 ………… (12)
16. 帕金森病的病理生理机制是什么 ……………………… (13)
17. 细胞凋亡参与帕金森病的发病吗 ……………………… (14)
18. 氧化应激反应与帕金森病有关吗 ……………………… (14)
19. 帕金森病的临床表现包括哪些方面 …………………… (15)
20. 帕金森病的早期症状是什么 …………………………… (16)
21. 帕金森病的症状进展方式是什么 ……………………… (17)
22. 帕金森病患者的静止性震颤特点是什么 ……………… (17)

23. 帕金森病患者的肌僵直特点是什么 ……………… (18)

24. 帕金森病患者的行动迟缓特点是什么 ……………… (18)

25. 帕金森病患者的姿势反射异常特点是什么 ………… (19)

26. 帕金森病患者有哪些自主神经功能障碍 ………… (19)

27. 帕金森病患者的眼球运动障碍表现如何 ………… (20)

28. 帕金森病患者在精神、情绪及智力方面有何改变 ……… (20)

29. 帕金森病与应用左旋多巴所致异动症特点是什么 …… (21)

30. 帕金森病与应用左旋多巴所致剂末恶化现象是什么 …… (21)

31. 帕金森病与应用左旋多巴所致"开-关"现象特点是什么 …(22)

32. 帕金森病与应用左旋多巴所致"冻结足"特点是什么 …… (22)

33. 帕金森病分级修订的 Hoehn-Yahr 分级标准是什么 …(23)

34. 帕金森病分级 Webster 10 项评分法标准是什么 ……… (24)

35. 统一帕金森病评定量表包括哪些内容 …………… (26)

36. 统一帕金森病评定量表对心理状态、行为和情绪
    是如何评定的 ……………………… (26)

37. 统一帕金森病评定量表对日常生活活动是如何
    评定的 ……………………… (28)

38. 统一帕金森病评定量表对运动检测是如何评定的 …… (31)

39. 统一帕金森病评定量表对治疗情况是如何评定的 …… (34)

40. Schwab 和英格兰日常生活活动量表是如何评定和分
    级的 ……………………… (36)

41. CT 扫描在帕金森病诊断中的应用如何 …………… (37)

42. MRI 扫描在帕金森病诊断中的应用如何 ………… (38)

43. 单电子发射计算机断层扫描在帕金森病诊断中的
    应用如何 ……………………… (38)

44. 正电子发射计算机断层扫描在帕金森病诊断中的
    应用如何 ……………………… (39)

45. 帕金森病的血液、尿液检查有何异常 …………… (40)

46. 帕金森病的脑脊液检查有何异常 ……………………… (40)

47. 帕金森病的脑电图及肌电图检查有何异常 …………… (40)

48. 帕金森病是如何分型的 ………………………………… (42)

49. 帕金森病根据病情严重程度是如何分级的 …………… (42)

50. 青少年型帕金森病是怎么回事 ………………………… (42)

51. 继发性帕金森综合征由哪些疾病或病因引起 ………… (43)

52. 哪些是遗传变性性帕金森综合征 ……………………… (44)

53. 帕金森叠加综合征包括哪些 …………………………… (44)

54. 出现哪些症状和体征可排除原发性帕金森病的诊断 … (45)

55. 帕金森病的支持性诊断标准有哪些 …………………… (45)

56. 诊断帕金森病时主要依靠哪些症状和体征减少误诊 … (46)

57. Calne 帕金森病诊断标准是什么 ……………………… (46)

58. 脑炎后帕金森综合征的特点是什么 …………………… (47)

59. 其他脑炎引起的帕金森综合征有哪些特点 …………… (47)

60. 肝豆状核变性引起的帕金森综合征与帕金森病
    如何鉴别 …………………………………………… (47)

61. 甲状旁腺功能低下引起的帕金森样症状与帕金森病
    如何鉴别 …………………………………………… (48)

62. 酒精中毒性震颤与帕金森病如何鉴别 ………………… (49)

63. 锰中毒及一氧化碳中毒引起的帕金森综合征与帕金
    森病如何鉴别 ……………………………………… (50)

64. 外伤后帕金森综合征有何特点,如何诊治 …………… (50)

65. 拳击性脑病与帕金森病如何鉴别 ……………………… (50)

66. 脑肿瘤引起的帕金森综合征有何特点,如何治疗 …… (51)

67. 麻痹性痴呆的震颤症状与帕金森病如何鉴别 ………… (51)

68. 慢性进行性舞蹈病与帕金森病如何鉴别 ……………… (52)

69. 正常颅压脑积水引起帕金森病样症状如何与帕金森病
    鉴别 ………………………………………………… (52)

70. 特发性震颤与帕金森病如何鉴别 ……………… (53)

71. 进行性核上性麻痹与帕金森病如何鉴别 ……… (53)

72. 原发性直立性低血压与帕金森病如何鉴别 …… (54)

73. 药物性帕金森综合征与帕金森病如何鉴别 …… (54)

74. 老年性震颤与帕金森病如何鉴别 ……………… (54)

75. 阿尔茨海默病与帕金森病如何鉴别 …………… (55)

76. 书写痉挛症与帕金森病如何鉴别 ……………… (55)

77. 多系统萎缩与帕金森病如何鉴别 ……………… (55)

78. 高位颈椎病变引起的帕金森样症状与帕金森病
    如何鉴别 ………………………………………… (56)

79. Fahr 病与帕金森病如何鉴别 …………………… (57)

80. 偏侧萎缩-偏侧帕金森综合征与帕金森病如何鉴别 … (57)

81. 动脉硬化性假性帕金森综合征与帕金森病如何鉴别 … (58)

82. 青少年型帕金森病与帕金森病如何鉴别 ……… (58)

83. 皮质基底神经节变性出现帕金森样症状与帕金森病
    如何鉴别 ………………………………………… (59)

84. 关岛肌萎缩侧索硬化-帕金森综合征痴呆复合征与
    帕金森病如何鉴别 ……………………………… (59)

85. 扭转痉挛与帕金森病如何鉴别 ………………… (60)

86. 手足徐动症与帕金森病如何鉴别 ……………… (60)

87. 遗传性进行性肌张力失调与帕金森病如何鉴别 … (60)

88. 苍白球黑质红核色素变性与帕金森病如何鉴别 … (61)

89. 迟发性运动障碍与帕金森病如何鉴别 ………… (61)

90. 海登汗病与帕金森病如何鉴别 ………………… (62)

91. 路易体痴呆与帕金森病如何鉴别 ……………… (62)

92. 抽动-秽语综合征与帕金森病如何鉴别 ………… (63)

93. 棘状红细胞增多症与帕金森病如何鉴别 ……… (63)

94. 震颤应如何分类 ………………………………… (64)

95. 静止性震颤的特点是什么 ······················ (64)

96. 姿势性(体位性)震颤的特点是什么 ··········· (64)

97. 意向性震颤的特点是什么 ······················ (64)

98. 生理性震颤的特点是什么 ······················ (64)

99. 继发性震颤麻痹的特点是什么 ················· (65)

二、帕金森病的药物治疗

100. 帕金森病治疗原则是什么 ···················· (67)

101. 药物治疗帕金森病的机制是什么 ············· (67)

102. 治疗帕金森病的药物分为几代和几类 ········ (68)

103. 治疗帕金森病的抗胆碱类药物有哪些 ········ (68)

104. 如何用苯海索治疗帕金森病 ·················· (68)

105. 如何用丙环定治疗帕金森病 ·················· (69)

106. 较少应用的治疗帕金森病的抗胆碱类药有哪些 ··· (69)

107. 治疗帕金森病的多巴制剂有哪些 ············· (70)

108. 左旋多巴治疗帕金森病的作用如何 ··········· (70)

109. 左旋多巴治疗帕金森病的不良反应如何处理 ··· (70)

110. 左旋多巴与其他药物的相互作用如何 ········ (71)

111. 左旋多巴治疗帕金森病注意事项有哪些 ······ (72)

112. 卡比多巴治疗帕金森病作用与应用如何 ······ (73)

113. 卡比多巴治疗帕金森病有哪些不良反应 ······ (73)

114. 卡比多巴与其他药物的相互作用如何 ········ (73)

115. 卡比多巴治疗帕金森病注意事项有哪些 ······ (74)

116. 苄丝肼治疗帕金森病作用与应用如何 ········ (74)

117. 息宁治疗帕金森病作用与应用如何 ··········· (75)

118. 息宁治疗帕金森病的不良反应有哪些,应如何处理 ··· (76)

119. 息宁与其他药物的相互作用如何 ············· (77)

120. 息宁治疗帕金森病注意事项有哪些 ··········· (78)

121. 美多巴治疗帕金森病的作用与应用如何 ……………（79）

122. 美多巴治疗帕金森病的剂量与用法是什么 …………（80）

123. 美多巴治疗帕金森病的不良反应是什么 ……………（81）

124. 美多巴治疗帕金森病的禁忌证是什么 ………………（81）

125. 美多巴治疗帕金森病的注意事项有哪些 ……………（82）

126. 金刚烷胺治疗帕金森病的作用与应用如何 …………（84）

127. 金刚烷胺的不良反应是什么 …………………………（85）

128. 金刚烷胺用药过量的不良反应如何处理 ……………（86）

129. 金刚烷胺与其他药物的相互作用是什么 ……………（86）

130. 服用金刚烷胺的注意事项有哪些 ……………………（87）

131. 美金刚治疗帕金森病的应用与不良反应如何 ………（88）

132. 美金刚与其他药物的相互作用是什么 ………………（88）

133. 美金刚治疗帕金森病的注意事项有哪些 ……………（89）

134. 多巴胺受体激动药的应用情况如何 …………………（90）

135. 如何选用多巴胺受体激动药 …………………………（91）

136. 多巴胺受体激动药有哪些 ……………………………（92）

137. 溴隐亭治疗帕金森病的作用与应用如何 ……………（93）

138. 溴隐亭的不良反应是什么 ……………………………（94）

139. 溴隐亭与其他药物的相互作用是什么 ………………（95）

140. 溴隐亭治疗帕金森病的注意事项有哪些 ……………（95）

141. 培高利特治疗帕金森病的作用与应用如何 …………（96）

142. 培高利特的不良反应是什么 …………………………（97）

143. 培高利特与其他药物的相互作用是什么 ……………（98）

144. 培高利特治疗帕金森病的注意事项有哪些 …………（98）

145. α-二氢麦角隐亭治疗帕金森病的作用与应用如何 …（99）

146. α-二氢麦角隐亭治疗帕金森病的不良反应是什么 …（100）

147. α-二氢麦角隐亭治疗帕金森病与其他药物的相互

　　作用及注意事项是什么 ……………………………（101）

148. 普拉克索治疗帕金森病的作用与应用如何 ……… (101)

149. 普拉克索治疗帕金森病的不良反应是什么 ……… (105)

150. 普拉克索治疗帕金森病与其他药物的相互作用

　　如何 …………………………………………… (105)

151. 普拉克索治疗帕金森病的注意事项是什么 ……… (106)

152. 罗匹尼罗治疗帕金森病的作用与应用如何 ……… (107)

153. 罗匹尼罗治疗帕金森病的不良反应是什么 ……… (108)

154. 罗匹尼罗治疗帕金森病与其他药物的相互作用

　　是什么 ………………………………………… (109)

155. 罗匹尼罗治疗帕金森病的注意事项是什么 ……… (110)

156. 吡贝地尔治疗帕金森病的作用与应用如何 ……… (110)

157. 吡贝地尔治疗帕金森病的不良反应是什么 ……… (112)

158. 吡贝地尔治疗帕金森病的注意事项是什么 ……… (112)

159. 麦角乙脲治疗帕金森病的作用如何 …………… (113)

160. 他利可索治疗帕金森病的作用与应用如何 ……… (114)

161. 他利可索治疗帕金森病的不良反应是什么 ……… (115)

162. 他利可索治疗帕金森病与其他药物的相互作用

　　是什么 ………………………………………… (115)

163. 他利可索治疗帕金森病的注意事项是什么 ……… (116)

164. 目前正在研制的多巴胺受体激动药有哪些 ……… (116)

165. 多巴胺受体激动药目前应用情况如何 …………… (117)

166. 如何选择多巴胺受体激动药 …………………… (120)

167. 多巴胺受体激动药的安全性如何 ……………… (122)

168. 多巴胺受体激动药的疗效如何 ………………… (124)

169. 治疗帕金森病的单胺氧化酶抑制药有哪些 ……… (126)

170. 司来吉兰治疗帕金森病的作用与应用如何 ……… (126)

171. 司来吉兰治疗帕金森病的不良反应是什么 ……… (128)

172. 司来吉兰治疗帕金森病与其他药物的相互作用是什么 … (129)

173. 司来吉兰治疗帕金森病的注意事项是什么 …………… (130)

174. 雷沙吉兰治疗帕金森病目前应用情况如何 …………… (131)

175. 托卡朋治疗帕金森病的作用与应用如何 …………… (132)

176. 托卡朋治疗帕金森病的不良反应是什么 …………… (134)

177. 托卡朋治疗帕金森病与其他药物的相互作用是什么 … (134)

178. 托卡朋治疗帕金森病的注意事项是什么 …………… (135)

179. 恩他卡朋治疗帕金森病的作用与应用如何 …………… (135)

180. 恩他卡朋治疗帕金森病的不良反应是什么 …………… (135)

181. 恩他卡朋治疗帕金森病的注意事项是什么 …………… (135)

182. 治疗帕金森病的抗神经兴奋药-谷氨酸受体拮抗药

    有哪几种,具体应用情况如何 …………………… (136)

183. 治疗帕金森病的抗氧化剂有哪几种,具体应用情况

    如何 ………………………………………………… (136)

184. 治疗帕金森病的神经元保护剂有哪些,应用情况如何 … (137)

185. 治疗帕金森病的其他药物有哪些 …………………… (138)

186. 帕金森病药物治疗的一般原则是什么 ……………… (139)

187. 帕金森病早、中期无运动波动症状时如何选择

    药物治疗 ………………………………………… (140)

188. 晚期帕金森病病人多巴胺衰竭如何治疗 …………… (143)

189. 帕金森病直立性低血压如何治疗 …………………… (146)

190. 帕金森病动作性震颤如何治疗 ……………………… (146)

191. 帕金森病抑郁症状如何治疗 ………………………… (147)

192. 帕金森病病人的疼痛如何治疗 ……………………… (147)

193. 帕金森病病人的流涎如何治疗 ……………………… (148)

194. 帕金森病病人的便秘如何治疗 ……………………… (148)

195. 帕金森病病人的尿频症状如何治疗 ………………… (149)

196. 基因治疗帕金森病的策略是什么 …………………… (150)

197. 基因治疗帕金森病的方法是什么 …………………… (150)

198. 基因治疗帕金森病的展望如何 …………………（150）

199. 中医学对帕金森病的辨证论治及治则要点是什么 …（151）

200. 中医学对帕金森病的常见辨证有哪些 …………（152）

201. 肝肾不足型帕金森病如何辨证和用药 …………（153）

202. 气血亏虚型帕金森病如何辨证和用药 …………（154）

203. 气滞血瘀型帕金森病如何辨证和用药 …………（154）

204. 痰热风动型帕金森病如何辨证和用药 …………（155）

205. 肝阳化风型帕金森病如何辨证和用药 …………（156）

206. 阳气虚衰型帕金森病如何辨证和用药 …………（156）

207. 治疗帕金森病的中药验方 ………………………（157）

208. 体针针灸治疗帕金森病的处方 …………………（158）

209. 头针针灸治疗帕金森病的处方 …………………（160）

210. 如何用按摩疗法治疗帕金森病 …………………（160）

211. 治疗帕金森病的食疗方 …………………………（161）

212. 帕金森病抑郁症状如何治疗 ……………………（162）

213. 帕金森病性痴呆如何治疗 ………………………（164）

三、帕金森病的外科治疗

214. 早期帕金森病的外科治疗情况是怎样的 …………（165）

215. 帕金森病外科治疗的高潮是什么年代 …………（166）

216. 历史上帕金森病外科治疗为什么会出现低潮 …（166）

217. 历史上帕金森病外科治疗的复兴是什么年代 …（167）

218. 帕金森病外科治疗的发展方向是什么 …………（168）

219. 丘脑神经核团毁损术治疗帕金森病的现状如何 …（168）

220. 苍白球神经核团毁损术治疗帕金森病的现状如何 …（169）

221. 深部脑电刺激术治疗帕金森病的现状如何 ……（169）

222. 立体定向放射外科治疗帕金森病的现状如何 …（170）

223. 神经组织（细胞）移植治疗帕金森病的现状如何 ……（171）

224. 基因治疗帕金森病的现状如何 ……………… (172)

225. 外科治疗帕金森病的适应证是什么 ………… (173)

226. 外科治疗帕金森病的禁忌证是什么 ………… (174)

227. 同期同侧苍白球及丘脑双靶点毁损术的适应证
    是什么 …………………………………… (174)

228. 目前立体定向手术治疗帕金森病的常用靶点有哪些,
    如何选择 ………………………………… (175)

229. 目前立体定向手术治疗帕金森病的手术方式如何
    选择 ……………………………………… (176)

230. 同期多靶点联合手术治疗帕金森病如何选择 ……… (178)

231. 帕金森病人再次手术靶点如何选择 ………… (179)

232. 什么是靶点的解剖定位 …………………… (180)

233. 什么是靶点的电生理功能定位 …………… (181)

234. 什么是微电极 ……………………………… (181)

235. 微电极系统的组成有哪些 ………………… (182)

236. 什么是微电极记录技术 …………………… (182)

237. 什么是微电极刺激技术 …………………… (182)

238. 微电极记录技术在丘脑手术中的应用情况如何 …… (183)

239. 微电极记录技术在苍白球手术中的应用情况如何 … (185)

240. 微电极刺激技术与传统的粗电极刺激相比有哪些
    优点 ……………………………………… (186)

241. 微电极刺激的基本方法是什么 …………… (186)

242. 微电极的丘脑刺激术怎么做 ……………… (187)

243. 微电极的苍白球刺激术怎么做 …………… (188)

244. 现代立体定向仪及其附属设备都有哪些 ……… (189)

245. 毁损术的基本方法有哪些 ………………… (190)

246. 电流制作毁损灶的历史情况如何 ………… (191)

247. 帕金森病外科治疗怎样选择麻醉 ………… (191)

248. 帕金森病手术常用配套设备和手术室要求是什么 … (191)

249. CT 图像为基础的立体定向要求是什么 …………… (192)

250. MRI 图像为基础的立体定向要求是什么 ………… (192)

251. 立体定向手术前安装头架应注意什么 …………… (193)

252. 丘脑切开术治疗帕金森病的适应证是什么 ……… (193)

253. 丘脑切开术治疗帕金森病的禁忌证是什么 ……… (194)

254. 丘脑切开术治疗帕金森病在选择手术侧别上应

遵循什么原则 ……………………………………… (194)

255. 丘脑切开术手术切口及骨孔什么样 …………… (194)

256. 丘脑切开术术中靶点毁损灶怎样制作 …………… (195)

257. 双侧丘脑切开术中间要间隔多长时间 …………… (196)

258. 丘脑切开术术后处理应注意什么 ……………… (196)

259. 丘脑切开术治疗帕金森病的效果如何 …………… (197)

260. 丘脑切开术治疗帕金森病术后常见并发症有哪些 … (198)

261. 丘脑切开术术后毁损灶 CT 有什么改变 ………… (198)

262. 丘脑切开术术后毁损灶 MRI 有什么改变 ……… (198)

263. 苍白球切开术治疗帕金森病的适应证是什么 ……… (199)

264. 苍白球切开术治疗帕金森病的禁忌证是什么 ……… (200)

265. 同期双侧苍白球切开术治疗帕金森病可以吗 …… (200)

266. 苍白球切开术手术切口什么样 ………………… (201)

267. 苍白球切开术治疗帕金森病靶点选择原则是什么 … (201)

268. 苍白球切开术治疗帕金森病靶点如何定位 ……… (201)

269. 苍白球切开术治疗帕金森病靶点毁损灶怎样制作 … (202)

270. 苍白球切开术治疗帕金森病效果如何 …………… (203)

271. 苍白球切开术治疗帕金森病术后并发症有哪些 …… (204)

272. 苍白球切开术术后 CT 及 MRI 改变是什么样 …… (204)

273. 丘脑底核切开术治疗帕金森病选择病人的原则及其

注意事项有哪些 ………………………………… (205)

274. 丘脑底核切开术术前准备有哪些 ……………………（205）

275. 丘脑底核切开术术中射频针电生理刺激应注意哪些

……………………………………………………（206）

276. 丘脑底核切开术毁损灶怎样制作,术中疗效怎样

判定 ………………………………………………（206）

277. 丘脑底核切开术疗效如何评价,并发症有哪些 ………（207）

278. 脑起搏器与深部脑刺激器(DBS)是一回事吗 ………（208）

279. 深部脑刺激器治疗系统由哪些部分组成 …………（209）

280. 深部脑刺激器手术步骤有哪些 …………………（210）

281. 深部脑刺激器电极植入过程是怎样的 …………（211）

282. 植入性脉冲发生器和电极延长线的植入过程

是怎样的 ………………………………………（211）

283. 深部脑刺激器刺激系统双侧植入怎样完成 ………（212）

284. 深部脑刺激器电极植入术后设备常见问题如何处理 …（213）

285. 深部脑刺激器电极植入术后程控有哪些步骤 ………（214）

286. 深部脑刺激器手术常用靶点有哪些,各靶点的定位

坐标是多少 ……………………………………（215）

287. 深部脑刺激器术后刺激参数如何设置 …………（217）

288. 深部脑刺激器手术治疗帕金森病选择病人时应考虑

的原则是什么 …………………………………（217）

289. 深部脑刺激器手术的最佳时机是什么时间 …………（220）

290. 深部脑刺激器手术的适应证和禁忌证是什么 ………（221）

291. 深部脑刺激器手术的疗效如何 …………………（221）

292. 深部脑刺激器手术的优缺点是什么 ……………（222）

293. 深部脑刺激器手术的并发症有哪些 ……………（223）

294. 丘脑底核刺激患者选择的原则是什么 …………（224）

295. 丘脑底核刺激术术前患者教育及准备有哪些 ………（225）

296. 丘脑底核刺激术靶点如何选择和定位 …………（226）

297. 丘脑底核刺激术疗效如何 ……………………… (227)

298. 丘脑底核刺激术后并发症有哪些 ……………… (228)

299. 丘脑腹中间核刺激术的适应证是什么 ………… (229)

300. 丘脑腹中间核刺激术术前准备有哪些,靶点如何选择 … (230)

301. 丘脑腹中间核刺激术的治疗效果如何 ………… (230)

302. 丘脑腹中间核刺激术的并发症有哪些 ………… (232)

303. 苍白球腹后内侧核刺激术的患者如何选择 …… (233)

304. 苍白球腹后内侧核刺激术靶点如何定位 ……… (233)

305. 苍白球腹后内侧核刺激术的疗效如何 ………… (234)

306. 苍白球腹后内侧核刺激术的并发症有哪些 …… (235)

307. 伽马刀治疗帕金森病的适应证是什么 ………… (235)

308. 伽马刀治疗帕金森病的禁忌证是什么 ………… (235)

309. 伽马刀治疗帕金森病的优点是什么 …………… (236)

310. 伽马刀治疗帕金森病的方法是什么 …………… (236)

311. 伽马刀治疗帕金森病的效果如何 ……………… (239)

312. 伽马刀治疗帕金森病应注意什么 ……………… (240)

313. 什么是干细胞 …………………………………… (240)

314. 干细胞如何分类 ………………………………… (241)

315. 干细胞有哪些特点 ……………………………… (241)

316. 何谓神经干细胞 ………………………………… (242)

317. 干细胞移植治疗帕金森病可行吗 ……………… (242)

318. 临床上干细胞移植治疗帕金森病有几种方法 … (243)

319. 何谓神经干细胞转基因移植治疗 ……………… (244)

320. 何谓脐血间充质干细胞 ………………………… (244)

321. 脐血间充质干细胞能否治疗帕金森病 ………… (244)

322. 脐血间充质干细胞用于细胞移植治疗帕金森病
　　的优势有哪些 ………………………………… (244)

323. 骨髓间充质干细胞用于细胞移植治疗帕金森病
　　　的优势有哪些 ……………………………………（245）
324. 干细胞移植治疗帕金森病目前存在哪些问题 ………（245）

四、帕金森病的护理及康复

325. 帕金森病的饮食与生活护理应注意哪些事项 ………（246）
326. 帕金森病的安全护理应注意哪些事项 ……………（247）
327. 帕金森病的心理护理应注意哪些事项 ……………（247）
328. 帕金森病的术前心理护理应注意哪些事项 ………（249）
329. 帕金森病的术中护理应注意哪些事项 ……………（249）
330. 帕金森病的术后护理应注意哪些事项 ……………（251）
331. 帕金森病患者如何进行康复锻炼 …………………（252）
332. 帕金森病患者能开车吗 ……………………………（253）
333. 帕金森病患者可以喝酒吗 …………………………（253）
334. 帕金森病术后呃逆如何处理 ………………………（254）
335. 帕金森病病人皮肤护理应注意什么 ………………（254）
336. 帕金森病病人吞咽困难如何训练 …………………（255）
337. 帕金森病术后如何指导用药 ………………………（256）

五、国产脑起搏器的研制及应用情况

338. 我国的脑起搏器是哪一年开始研制的 ……………（258）
339. 我国目前批准上市的脑起搏器是什么型号的 ……（258）
340. 国产脑起搏器的植入手术是哪一年开展的 ………（259）
341. 目前还有哪些类型的国产脑起搏器在研制和应用 …（259）

一、帕金森病的临床特点及诊断

1. 帕金森病的历史及命名

帕金森病是一种神经系统退化性疾病,多发生在 60 岁以上的人群。患者主要表现为动作迟缓,手脚或身体的其他部位震颤,肌肉变得僵硬。最早系统描述本病的是英国内科医生詹姆斯·帕金森,他于 1817 年发表名为《震颤性麻痹》的文章,当时还不知道本病应该归属哪一类疾病,因此称本病为"震颤麻痹"。其后,人们对本病进行详细观察发现,除了震颤外,患者在四肢肌力没有受损的情况下,还会伴随肌肉僵直、字越写越小及自主神经功能紊乱等一些复杂症状。医学专家认为,"震颤麻痹"的病名未能完全反映疾病的特征,因此,1892 年 Charcot 建议将这种疾病称为帕金森(震颤麻痹)病(PD)可能更能较全面的描述这一病症,这一观点也逐渐为大家所接受。

2. 帕金森病的患病率及发病率是多少

(1)患病率:是指在某一指定时间内某一人群中所有患者数,反映的是该时段内正在患病的人数占人群中的比重。诊断水平的提高及治疗手段的改善能在某种程度上增加某一疾病的患病率。国外一项研究报道了 22 158 位帕金森病患者,帕金森病总患病率在 65 岁以上人群为 1.8%,在此基础上,65～69 岁人群增加 0.6%,而 85～89 岁的人群则增加 2.6%。该报道还显示,帕金森病的患病率男性与女性之间没有明显差别。国外的一项研究调查了帕金森病在老年人中的患病率,65～74 岁年龄组为 14.9%,75～84 岁年龄组为 29.5%,85 岁以上年龄组为 52.4%。国外另一研究报道,帕金森病患病率在 50 岁以上人群中约为 500/10 万,60 岁以上人群明显增加为 1 000/10 万,70～79 岁年龄组达到高峰。帕金森病的两性分布差异不大,男性患病率略高于女性。

有关中国人帕金森病患病率的报道差异较大。1980 年,上海某地区对 751 563 人的调查显示,帕金森病患病率为 18.23/10 万;1985 年,我国六城市居民帕金森病患病率为 44/10 万;1986 年,29 个省、市、自治区 117 个调查点的 3 869 162 人的帕金森病人群患病率为 14.6/10 万。不同年龄组患病率不同,50～59 岁为 25.1/10 万,60～69 岁为 82.8/10 万,70～79 岁为 171.8/10 万,大于 80 岁为 145.9/10 万;男女之比为 4∶3。而 1994 年报道的金门地区中国人帕金森病患病率为 170/10 万。1997 年,国家"九五"攻关项目进行的有关帕金森病流行病学调查结果显示,55 岁以上帕金森病的患病率为 10.2%,接近西方国家的患病率。按 1999 年中国人口年龄分布进行标化计算,估计全国 55 岁以上人群中约有 172 万帕金森病患者。如以美国 2000 年人口作为标准进行标化计算,我国 65 岁以上人群中帕金森病患病率为 2.05%。

(2)发病率:代表某地区在一特定时间内该病的新发病例数,通常用每 10 万人作为表达单位。有关帕金森病发病率的研究非常少,报道的帕金森病发病率分布在 4.5～21/10 万人。

同时发现,在我国不同地区帕金森病患病率也不同,中南地区最高为 21.2/10 万,华北地区最低为 9.2/10 万。据此,我国帕金森病患病率明显低于国外,但近期北京和上海地区两项调查结果却与国外相近。

3. 帕金森病的发病与年龄的关系如何

本病主要发生于 50 岁以上的中老年人,40 岁以前很少发病,65 岁以上发病明显增多,65 岁以上的老年人群患病率为 2%,提示年龄因素可能与发病有关。相关资料证实,随着年龄的增加,黑

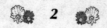

质多巴胺能神经元数目逐渐减少,纹状体内多巴胺递质水平逐渐下降,纹状体的 d_1 及 d_2 受体逐年减少。通常 60 岁时,按正常老化速度,黑质多巴胺能神经元数目丢失总量不足 30%,纹状体多巴胺递质含量减少也不超过 50%。而实际上,只有黑质多巴胺能神经元数目丢失达 50% 以上,纹状体多巴胺递质含量减少达 80% 以上时,才出现帕金森病的运动障碍症状。正常神经系统老化不会达到这一水平,故年龄增高只是帕金森病的一个促发因素。

4. 帕金森病的发病在不同地区及种族方面有何差别

根据流行病学研究发现,帕金森病的发病存在着种族方面的差异。白种人发病率最高,黄种人次之,黑种人最低。根据报道,白种人患病率为 106～307/10 万,发病率白种人为 12～20/10 万;亚洲患病率为 44～82/10 万,发病率 10/10 万;非洲患病率为31～58/10 万,发病率为 4.5/10 万。20 世纪末期,全美国约有 100 万帕金森病患者;我国新近的调查结果与国外报道类似,即 60 岁以上人群患病率约为 1%。根据推测,目前我国帕金森病患者总数超过 200 万。多数患者是散发的,只有少数病例为家族性发病(约为 10%)。由于人口老龄化,帕金森病的患病率也在逐渐增加。年龄越大,患帕金森病的风险越高,各个种族类似。且流行病学调查发现,帕金森病的发病存在地区差异,人们怀疑环境中可能存在一些有毒的物质,损伤了大脑的神经元。

5. 帕金森病的发病与毒性化学物质有关吗

流行病学调查显示,长期接触含有类似 1-甲基-4-苯基-1,2,3,6-四氢吡啶(MPTP)样物质、如吸毒、杀虫剂、除草剂、鱼藤酮、异喹啉类化合物、化肥,或者接触塑料树脂胶、油漆、汽油、金属(如铝、铜、锰、汞)、氰化物、有害气体(如一氧化碳、二硫化碳)等;常见的药物为利舍平、吩噻嗪类、丁酰苯类、三环类等可能是帕金森病发病的危险因素。

6. 帕金森病的发病与居住环境有关吗

环境污染是导致该病增加的主要因素之一,人们生活在一种慢性"吸毒"的状态之中,如家庭装修、新车通风不畅等是引起帕金森病患者增加的诱因。专家发现,经常接触汽油、汽油的废物、有机氯杀虫剂、油漆、塑料树脂、1,2,3,4-四氢异喹啉(TIQ),以及内源性多巴胺代谢产物3,4-二羟苯基乙醛等化合物能提高患帕金森病和帕金森综合征的危险性。这是因为这些化合物中含有MPTP样物质,MPTP本身毒性不高,但它能被脑胶质细胞的B型单胺氧化酶(MAO-B)氧化代谢成高毒性的MPP+(1-甲基-4-苯基吡啶离子),后者被多巴胺能神经元通过末梢高亲和力的多巴胺摄取系统摄入,并在线粒体内聚集,阻断烟酰胺腺嘌呤二核苷酸(NADH)氧化磷酸化系统,干扰三磷腺苷(ATP)合成,进一步导致多巴胺能神经元变性坏死。多巴胺是人体内的抑制因素,它的主要作用是抑制肌肉张力过分增强,乙酰胆碱则是人体内的兴奋因素,它们之间处于平衡状态,人体才会健康,而当多巴胺分泌减少,乙酰胆碱这种兴奋因素则相对上升,两者状态失衡则会使肌张力增强、肌肉僵硬,出现帕金森病症状,导致帕金森病和帕金森综合征的发生。

以下几种毒物均侵犯中枢神经系统,可产生帕金森样症状。

(1)氰化物(cyanide):是一类应用广泛的化学物,有很强的毒性,易引起中毒性疾病。氰(CN)中毒的基本生化效应是抑制细胞色素氧化酶aa3(线粒体电子传递链终端酶)活性,阻滞细胞色素氧化酶传递电子功能致ATP生成中断。由于中枢神经系统对能

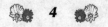

量高度依赖、氧化解毒酶活性低、脂质含量高、易受自由基损害,所以中枢神经系统对 CN 毒性作用高度敏感。

(2)二硫化碳:二硫化碳是工业上应用广泛的化学溶剂,也用于黏胶纤维、四氯化碳、农药生产等,为无色易挥发的液体。二硫化碳经呼吸道进入人体,也可经皮肤和胃肠道吸收。进入体内后,10%～30%经肺排出,70%～90%经代谢从尿排出。重者出现脑水肿,表现为兴奋、谵妄、昏迷,可因呼吸中枢麻痹死亡。个别可留有中枢及周围神经损害。慢性中毒主要损害神经和心血管系统。

(3)甲醇:甲醇又称木醇、木酒精,为无色、透明、略有乙醇味的液体,是工业酒精的主要成分之一。甲醇摄入 5～10 毫升就可引起中毒,摄入 30 毫升可致死。甲醇对人体的毒性作用是由甲醇本身及其代谢产物甲醛和甲酸引起的,主要特征是以中枢神经系统损伤、眼部损伤及代谢性酸中毒为主。

(4)汞:汞蒸汽较易透过肺泡壁含脂质的细胞膜,与血液中的脂质结合,汞离子易与巯基结合,使与巯基有关的细胞色素氧化酶、丙酮酸激酶等失去活性。汞还与氨基、羧基、磷酰基结合而影响功能基团的活性。由于这些酶和功能基团的活性受影响,阻碍了细胞生物活性和正常代谢,最终导致细胞变性和坏死。近年来发现,汞对肾脏损害明显,以肾近曲小管上皮细胞损害为主。汞还可引起免疫功能紊乱,产生自身抗体,发生肾病综合征或肾小球肾炎。

7. 帕金森病的发病与吸烟有何关系

大多数流行病学的研究结果都显示,不吸烟的人患帕金森病的几率要高于吸烟者。最近有一些研究表明,香烟的烟雾中含有一种萘醌的衍生物,是人体内一种叫做单胺氧化酶的生物酶的抑制剂,与预防帕金森病有关系。尼古丁是吡啶衍生物,可竞争性抑制 MPTP 吸收,香烟中的 4-苯吡啶可保护动物免受 MPTP 损害。吸烟者血小板 MAO-B 活性较不吸烟者低 25%。吸烟还能诱导体内某些解毒酶活性。

帕金森病研究所宣称,尼古丁能缓解使用左旋多巴引起的异动症(运动障碍)。左旋多巴在长期的治疗后往往伴随药效的降低和多种迟发并发症,其中包括称作异动症的反常不自主运动。这些头部和四肢不自主运动随着病程的延长而恶化,像帕金森病本身一样使病人更加衰弱。现今对异动症治疗方案较为有限,包括减少左旋多巴的用量,以及对少数病人实行的大脑深部电极埋藏。

绝大多数对烟草的研究集中在它对健康的危害方面。过去40年的研究显示,吸烟人群帕金森病的发病率要比普通人群低50%。现今对实验模型的研究表明了烟草中的尼古丁有神经保护作用。同时,也揭示了尼古丁能缓解左旋多巴引起的异动症。

8. 帕金森病的发病与接触某些金属有关吗

铜、铁、锰、锌是人体必需的微量元素,对于维持人的生命活动发挥着重要作用,但其在机体含量的显著变化可能是帕金森病的一个潜在发病因素。

正常生理条件下,铁和锰是人体必需的微量元素,均参与神经系统各种细胞的许多功能。然而,过多的铁和锰会造成机体的伤害。近年来,越来越多的研究提示,金属铁、锰的代谢紊乱与许多神经退行性疾病的发生密切相关。帕金森病患者中枢神经系统由于少数胶质细胞功能的紊乱或成熟异常,导致神经元内铁的转运、储存、利用出现紊乱,导致帕金森病患者脑内铁含量显著增加,由于铁的细胞毒作用和它能够促进氧自由基产生的能力,使其在帕金森病中的作用不容忽视。锰是人体必需的微量元素,在生物体内,适量的锰是机体对抗自由基氧化的一部分。但是,血清中高浓度的锰能激活细胞色素氧化酶 P_{450} 的活性,继之产生的自由基可使巯基耗竭,并降低细胞的抗氧化能力。过多的锰对锥体外系还

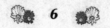

具有选择性的损害作用,这种选择性的损害作用主要是与黑质纹状体特定的组织结构及神经元的分布有关。在黑质的致密带中分布着大量的黑素神经元和多巴胺神经元。而黑素的神经元具有蓄积某些金属元素(如锰)的作用。对锰等金属元素的聚集作用在一定程度上是一种保护作用。但是,过量的蓄积可能破坏锥体外系黑素神经元的保护屏障。蓄积的锰不断地释放,可引起持续的进行性锥体外系毒性。血清中过多的锰不仅通过本身的金属毒性作用对神经元起到损伤作用,还可以明显地抑制细胞内顺乌头酸酶的活性,通过铁调节蛋白导致铁代谢失衡,致使脑内铁含量增加,进而诱导氧化应激及自由基生成,最终引起神经细胞死亡。血清铜、锌含量相当稳定,不受饮食、性别、年龄等因素影响,在帕金森病的发病中无直接的相关性。而有些学者认为,锌参与细胞能量代谢、氧化还原反应,保护细胞对抗过氧化,而帕金森病患者体内的铜、锌含量降低。

9. 帕金森病的发病与膳食营养有何关系

(1)叶酸缺乏与帕金森病:研究表明,动物体内缺乏叶酸,可增加患帕金森病的易感性。这可能是叶酸缺乏,导致过多的高半胱氨酸对黑质中神经细胞的脱氧核糖核酸(DNA)损伤,影响多巴胺的产生,而引发神经细胞功能紊乱,出现帕金森病样症状的结果。如增加膳食叶酸的供给,或服用叶酸补充剂,对于老年人预防帕金森病或其他神经退行性变具有实际意义。美国国立老化研究所的麦森教授指出,对于有帕金森家族史遗传的病人和正常人,每天补充400微克叶酸,对于保持黑质功能和修复已受损伤的神经细胞是适宜的。

(2)维生素 K 和维生素 D 缺乏与帕金森病:老年帕金森病人血中维生素 K 和维生素 D 水平明显低于同龄正常人群,这与帕金森病人膳食摄入维生素 K_1(一种植物来源的维生素 K)不足,导致骨矿物质密度降低有关。日本学者曾于 1993～1999 年相继报道,

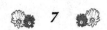

老年帕金森病患者特别容易发生股骨骨折。分析骨折原因认为,可能与肾脏生成 $1,25(OH)_2D_3$ 缺陷有关,影响钙的吸收,使骨质减少、骨密度降低。由于功能障碍严重的帕金森病病人每日接受日照少甚或无,这是导致股骨骨折的重要原因。这种状况特别对那些行动不便的老年女性病人尤为严重。由此可见,维生素 K 和维生素 D 的缺乏,导致了骨密度降低。因此,增加维生素 K、维生素 D 的吸收和晒太阳是十分必要的。

(3)维生素 B_6 与帕金森病:帕金森病的对症治疗,最经典的药物便是左旋多巴。过去单独使用时,常禁服维生素 B_6,并严格限制食用含维生素 B_6 丰富的食物,如鱼、禽肉、肝、豆类、蛋黄、酵母、水果和蔬菜等。这是因为维生素 B_6 在体内影响左旋多巴吸收进入大脑,降低了药物疗效。但是目前普遍使用的药物信尼麦,不再严格限制维生素 B_6 补充剂和富含维生素 B_6 食物的摄入。一般认为,帕金森病病人每天摄入低于 2 毫克的维生素 B_6 是安全的,如在服药 2 小时后摄取更为适宜。

(4)蛋白质搭配与帕金森病:帕金森病患者体内能量和蛋白质消耗很多,常伴有消瘦、体重丢失。因此,提供优质蛋白质(氨基酸)对于维持患者免疫功能、延缓疾病进程,甚至维护生命具有重要意义。但是,高蛋白膳食又将严重干扰药物的吸收,影响大脑受体的药物水平。膳食蛋白质中,有 6 种中性氨基酸必须通过肠壁进入血液,然后透过血脑屏障到达大脑,它们与治疗帕金森病的药物信尼麦进入大脑是完全相同的通道。如果帕金森病病人食用大量蛋白质,其消化后所分解的氨基酸可“占用”全部载体,药物进入大脑也将受到氨基酸竞争性阻碍。为此,帕金森病病人每天蛋白质的摄入量和摄入的时间必须加以控制。国外试行蛋白质与碳水化合物 1:7 的膳食效果较好。对于膳食蛋白质的供给时间,主张集中在晚餐,以优质蛋白质为主。经过 1～3 小时血中氨基酸达到顶峰,而病人已入睡,不影响白天服用药物的吸收。

（5）铁与帕金森病：铁在氧化还原过程中可产生大量有毒的羟自由基，而黑质——纹状体神经细胞对氧化应激的敏感性较高，易被蓄积的铁诱发损伤，甚至死亡。因此在防治方面应引起重视。

（6）抗氧化营养素与帕金森病：帕金森病是一种慢性、进行性神经退行性病变，除遗传因素外，多数学者认为，氧化应激及自由基损害是引发帕金森病的重要发病原因。用大剂量具有清除自由基功能的营养素，如维生素 E、维生素 C、硒及锌等辅助药物治疗，补充营养需要，对于延缓病情发展，改善早期出现的症状，减轻药物治疗中出现的不良反应或并发症，均有一定效果。

10. 帕金森病的发病与雌激素及脑外伤、脑肿瘤有关吗

女性帕金森病(PD)发病年龄比男性晚约 2 年，这种差异可能与女性的雌激素有关。女性 PD 的进展可以被较高的生理性纹状体多巴胺水平所延缓，可能是由于雌二醇的活性。女性患者发生震颤较男性多见，但运动功能障碍和纹状体变性较轻。

外伤和肿瘤引起帕金森病的病因也是很正常的。重复严重的头部外伤可以在脑内引起很多小小的出血，包括基底核细胞也会出血，从而会引起震颤、僵硬及行动缓慢的症状，

11. 帕金森病的发病与家族遗传有关吗

绝大多数帕金森病患者为散发性，约 10% 的患者有家族史，呈不完全外显的常染色体显性遗传或隐性遗传。在某些年轻患者中遗传因素可能起重要作用。专家们在长期的医学实践中发现，帕金森病有家族聚集的倾向，家族中亲属的发病率较正常人群高一些。有报道称，15% 的病人其家族成员至少有一人患有帕金森病。发病的单卵双生子一致率高于异卵双生子，也有一部分家族性帕金森病呈常染色体显性遗传的报道，近来发现细胞色素

P4502D6 基因、谷胱甘肽转移酶基因、乙酰转移酶 2 基因等,可能是帕金森病的遗传易感性基因。Parkin 基因被认为是常染色体隐性遗传早发型帕金森病最常见的突变基因。LRRK2 基因突变可能是常染色体显性遗传帕金森病最常见的病因,它同时也是最有可能与散发性帕金森病发病相关的基因。HTRA2 被报道与晚发性帕金森病有关,还有报道在常染色体隐性遗传家系中发现 DJI 和 PINKI 双基因杂合突变。

12. 中医学对帕金森病有怎样的认识

帕金森病隶属中医学"颤证""震颤""振掉""痉证""内风"等范畴。《内经》对本病已有认识。《素问·至真要大论》曰:"诸风掉眩,皆属于肝。"其"掉"字,即含震颤之义。《素问·脉要精微论》有"骨者,髓之府,不能久立,行则振掉,骨将惫矣"之论,《素问·五常政大论》又有"其病摇动""掉眩巅疾""掉振鼓栗"等描述,阐述了本病以肢体摇动为其主要症状,属风象,与肝、肾有关,为后世对颤证的认识奠定了基础。明代楼英《医学纲目·颤振》说:"颤,摇也;振,动也。风火相乘,动摇之象,比之瘛疭,其势为缓。"还指出:"风颤者,以风入于肝脏经络,上气不守正位,故使头招面摇,手足颤掉也""此证多由风热相合,亦有风寒所中者,亦有风夹湿痰者,治各不同也。"肯定了《内经》肝风内动的观点,扩充了病因病机内容,阐明了风寒、热邪、湿痰均可作为病因而生风致颤,并指出本病与瘛疭有别。王肯堂《证治准绳·颤振》进而指出:"此病壮年鲜有,中年以后乃有之,老年尤多。根据本病的临床表现,夫老年阴血不足,少水不能制盛火,极为难治""病之轻者,或可用补金平木、清痰调气之法,在人自斟酌之。中风手足弹拽,星附散、独活散、金牙酒,无热者宜之;摧肝丸,镇火平肝,消痰定颤,有热者宜之;气虚而振,参术汤补之;心虚而振,补心丸养之;夹痰,导痰汤加竹沥;老人战振,宜定振丸。"中肯地论述了本病的发病特点、预后和治疗。孙一奎《赤水玄珠·颤振门》又提出气虚、血虚均可引起颤证,治法为"气虚颤振,用参术汤""血虚而振,用秘方定心丸"。此外又指出:"木火上盛,肾阴不充,下虚上实,实为痰火,虚则肾亏。"治法宜"清上补下"。至今上述治法仍有临床价值。迨至清代,张璐《张氏医通·颤振》在系统总结了前人经验的基础上,结合临床实践,对颤证的病因病机、辨证治疗及其预后有了较全面的阐述,认为本病多因风、火、痰、瘀、虚所致,并载列相应的治疗方药十余首,使本病的理法方药认识日趋充实。

13. 中医学认为颤证(帕金森病)的病因病机包括哪几方面

(1)年龄因素:帕金森病多发于老年人,中年以后阴气自半,会出现肝肾自虚的生理性虚衰,兼加劳顿、色欲之消耗,而致阴精虚少,形体衰败。

(2)情志因素:五志过激皆能化火,五志化火,灼伤阴津,能够使人出现精血暗耗。

(3)肝肾交亏因素:久病及肾,高年多病重叠,致使肝肾交亏。以上因素导致患者的肝肾阴虚、气血两虚作为本病最根本的病理基础,也是形成内风痰火瘀的基本根源。肝风之起,乃由肝肾亏虚所致,在肝肾亏虚的基础上,痰瘀内生,阻滞脑络,更加剧了内风暗动。肝肾阴虚,可致虚火内生兼加痰湿内蕴、五志化火等热邪因素,从而形成风火、痰火、瘀火等,进一步加重病情。筋脉失养,血瘀阻络的重要性。帕金森病存在心营虚损、内风煽动的病理表现。脾阳虚弱,气血生化乏源又加脾虚湿聚痰生,也能导致震颤。总之,中医学认为,帕金森病的病理实质在于肝肾阴虚,也涉及心脾两脏。表现为颤振、僵直、行动徐缓等症状的原因是由于本虚基础上形成了内风痰火瘀等病理改变的结果。内风痰火瘀是相互影响的病理因素,其相互影响的共同通路是经脉,其最终的病理结局是筋脉失养。

帕金森病的病因主要是内因,因中年以后阴气自半,脏腑气血亏虚,即肝肾阴亏,精血俱耗,于是肾水不能涵肝木,风阳内动,颤抖震摇,或气血亏虚,筋脉失养,拘急僵直,均可发为本病。此外,外因也可能致病,如感受秽浊之邪,毒邪等,而在疾病过程中又可产生痰热、瘀血等病理因素,加重病变。

14. 中医学认为颤证(帕金森病)应与哪些病症相鉴别

(1)痉证:颤证是一种慢性疾病过程,以头颈、手足不自主颤动、振摇为主要症状,手足颤抖动作频率较快,多呈持续性,无发热、神昏等症状。痉证肢体抽搐幅度大,有时伴短阵性间歇,手足屈伸牵引,瘛疭交替,部分病人可有发热,两目上视等症状,再结合病史分析,二者不难鉴别。

(2)内风:指由脏腑功能失调而引起具有动摇、震颤之各种症状的病理变化特点,与肝脏关系最为密切。病变中出现动摇眩晕的一类病症,多属病理变化过程中出现的中枢神经系统症状,如眩晕、昏厥、抽搐、震颤、麻木、口眼㖞斜等。而颤证为颤抖动作,可鉴别。

(3)掉眩:头摇、肢体震颤、头晕目眩之证。因风邪及肝病所致。颤证是一种慢性疾病过程,不自主颤动、振摇为主要症状,无头昏等症状。

15. 与帕金森病有关联的脑内神经核团包括哪些

与帕金森病有关联的脑内神经核团有中脑黑质致密部多巴胺(DA)神经元丢失,脑桥蓝斑核、迷走神经背核、中缝核等脑干含色素神经元及苍白球、壳核、尾状核等也有明显改变,丘脑底核

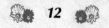

（STN）、丘脑副中央核、下丘脑、延髓、导水管周围及第三脑室周围灰质和大脑皮质偶可受累。

16. 帕金森病的病理生理机制是什么

纹状体中直接投射于内侧苍白球和黑质网状部的 r-氨基丁酸（GABA 能）穿出神经元主要含有 D_1 多巴胺受体，投射于苍白球外侧部的 GABA 能传出神经元主要含有 D_2 多巴胺受体，多巴胺对不同类型的受体产生不同的效应，也就是对纹状体输出核的亚群产生不同的效应——兴奋那些表达 D_1 多巴胺受体的神经元（直接纹状体苍白球通路的起源），而抑制那些含 D_2 多巴胺受体的神经元（间接纹状体苍白球通路的起源）。

在缺乏多巴胺的情况下，一方面，由于减少多巴胺对 D_1 受体的兴奋作用，从而减少了直接纹状体苍白球通路对内侧苍白球/黑质网状部的抑制作用，最后导致两者过度兴奋；另一方面，由于多巴胺的减少而减少了对纹状体投射苍白球外侧部的 GABA 能传出神经元的抑制，而增加了后者对苍白球外侧部的抑制，由于苍白球外侧部的活动降低，从而减少了其对丘脑底核的抑制作用，导致丘脑底核过度兴奋，又因为丘脑底核以兴奋性递质谷氨酸（Glu）为神经递质，从而兴奋了内侧苍白球/黑质网状部，由于后两者的神经递质是抑制性神经递质 GABA，故接受它们投射的丘脑和脑干神经被有效地抑制。丘脑皮质投射为谷氨酸能，从而运动皮质部位受到抑制，由此可能导致运动减少、僵硬、震颤；同时，下肢投射于脑干运动的神经纤维的抑制作用，可能与不正常的步态和姿势有关。正电子发射扫描（PET）研究证实，应用多巴胺能药物改善运动缺失与辅助运动和运动前区的抑制状态得到兴奋密切相关，这证实多巴胺可减少基底节输出核团的过度抑制性输出。事实上，服用 D_1 和 D_2 多巴胺受体激动药阿扑吗啡后，内侧苍白球的过度放电频率即可消失，且能改善帕金森病病人的症状。

17. 细胞凋亡参与帕金森病的发病吗

神经递质、自由基、化学毒物、营养缺乏、物理性损害等都能诱发细胞凋亡。导致帕金森病患者黑质细胞凋亡的可能原因：①线粒体功能缺陷与氧化应激。②细胞色素C在细胞凋亡的启动中作为凋亡起始因子，起着重要作用。③凋亡诱导因子是一种57kD的双功能黄素蛋白，除具有电子供体/受体功能外，还可独立作用于核染色质，具有促凋亡作用。④研究显示中脑黑质含色素的神经元具有蓄积金属元素的特性，此部位多种金属元素的蓄积已被证实有促黑质细胞凋亡的作用，金属离子有锰离子、钙离子、铁离子、镁离子等。⑤Caspase，它是一种天冬氨酸特异性半胱氨酸蛋白酶，已经证实Caspase的激活都发生在细胞凋亡之前，属于凋亡起始因子，被活化的Caspase蛋白酶激活后通过级联反应激活下游的Caspase效应分子，最后水解一系列底物，造成DNA降解，进入细胞凋亡的最终通路。⑥受细胞内多种基因调节物影响，主要是B淋巴细胞-2基因bcl-2家族等。

18. 氧化应激反应与帕金森病有关吗

与脑内其他部位相比，黑质致密部暴露于较高水平的氧化应激状态的原因有：①多巴胺的代谢过程中产生大量的自由基。②多巴胺自身氧化形成的神经黑素中含大量的铁离子，这种还原型铁离子可与多巴胺代谢中产生的过氧化氢反应生成高度毒性的羟自由基，进而导致脂质过氧化，黑质神经元凋亡。正常情况下，多巴胺毒性产生的过氧化氢被还原型谷胱甘肽清除，故不会造成危害。但在帕金森病患者残存的多巴胺神经元中，可能因代偿作用，使得多巴胺的毒性加速，或单胺氧化酶(MAO)-B(降解多巴胺生成 H_2O_2)活性增高，或还原型谷胱甘肽缺乏，导致 H_2O_2 不能有效清除，并与还原型铁离子通过 Fenton 反应，生成高度毒性的羟自由基。

氧化应激与线粒体功能障碍互为因果,恶性循环。氧化应激产生的大量自由基可损伤线粒体复合物Ⅰ。另一方面,线粒体复合物Ⅰ的抑制导致更多自由基的生成,这构成了目前帕金森病发病机制中最为多数学者认同的学说。

19. 帕金森病的临床表现包括哪些方面

在临床上,帕金森病以肌强直、震颤及运动减少为三大主要症状,加之姿势反射障碍、自主神经障碍、精神障碍等共存,形成了极具特征的临床征象。

(1)肌强直:见于95％以上的病例,为本病最重要的症状之一。促动肌与拮抗肌的张力均增高。当被动地做肌伸展时产生抵抗而被发觉。多呈铅管样肌强直、可塑性肌强直及齿轮样肌强直等,后者系与震颤共存时所产生。

(2)震颤:在日常生活中最易被引起注意,易于成为初发症状,见于90％左右的病例。多见于手指、腕部、足关节等四肢远位部,且多呈"N"字形进展,即从一侧上肢向同侧下肢、对侧上下肢的顺序进展。上下肢皆有震颤时,上肢震颤的幅度比下肢大。有时波及下颚、口唇、舌、头部等身体各部。具有特征性的是拇指和其他各指间产生的节律性震颤宛如搓药丸样,形成所谓"搓丸样动作"。多在静止时、安静时出现或明显,故有静止性震颤之称。精神活动时或紧张时加重,一般在做随意运动时减轻和暂时停止,睡眠中完全消失,强烈的意志努力可暂时抑制震颤,但持续时间短暂,过后反有加重的趋势。但本病不仅限于静止时震颤,有的病例可恰恰相反,在随意运动或加剧活动时出现,为动作性震颤,常见于以震颤为主的进展性病例。

(3)随意运动异常:以随意运动减少为主,亦有运动徐缓、运动功能减退或运动不能等描述,基本特征是随意运动的异常。起床、翻身、步行、方向变换等动作迟缓,见于 90％左右的病例。颜面缺乏表情,眼球常凝视,瞬目少,如面具脸。手指做精细动作如扣纽扣、系鞋带等困难;书写时字越写越小,谓之"写字过小征"等均为本病的特征。此外,可见眼球运动不协调、阶段状、辐辏不充分。正常的协同运动障碍,步行时上肢摆动减少,两侧上肢难以同时做两种不同的动作,这往往是本病早期的特征性体征。讲话缓慢,语音低沉单调。口、咽、腭的肌肉运动障碍,使唾液难以咽下,而致大量流涎,甚至吞咽困难。一般认为动作徐缓与肌强直相平行,但也未必如此,即使肌强直很轻,而动作徐缓显著者并不少见。有时可见到一些奇妙的现象,如尽管在平地只能缓慢步行,但却可以比较协调地上下阶梯,若在地面设置障碍物亦可协调地跨过。

(4)姿势步态异常:立位、步行时可见各种姿势异常。立位时头部稍稍向前探出,膝部稍稍弯曲,上体稍稍前屈,呈特征性的前倾姿势。从前方、后方或侧方被抑制一下时,则出现向该方向突进而倾倒的突进现象。步态障碍突出,开始迈出第一步时起步困难,想迈步但迈不开,双足似黏附在地面上一般,即所谓凝滞现象或凝滞步态、小步碎步;开始迈第一步后,即以极小的步伐向前冲去,越走越快,不能及时停步或转弯,称慌张步态或加速现象。上述异常不仅是姿势反射的异常,也与运动功能减退、随意运动障碍有关。障碍引起的顽固性便秘,交感神经功能障碍所致的直立性低血压,血管反射性反应障碍为基础的四肢循环障碍等。

(5)精神症状:帕金森病患者病前性格多呈固执倾向。帕金森病精神症状中以抑郁最多见,焦虑、激动、谵妄等状态也较多见。有 14％～80％的患者逐渐发生痴呆。

20. 帕金森病的早期症状是什么

帕金森病的起病缓慢,早期症状并不十分明显,且存在个体差异,一般分以下几种情况:

（1）合并其他症状：有时患者会合并出现语言减少和声音低沉单调、吞咽困难、流涎、睡眠障碍、抑郁或痴呆等症状。

（2）肌肉僵直：早期多从单侧肢体开始，患者感觉关节僵硬及肌肉发紧。影响到面肌时，会出现表情呆板的"面具脸"；影响到躯干、四肢及膝关节屈曲的"三曲姿势"。

（3）静止性震颤：震颤往往是发病最早期的表现，通常会出现单侧手指搓丸样运动，其后会发展为同侧下肢和对侧肢体在静止时出现不自主的有节律颤抖，变换位置或运动时，症状可减轻或停止。震颤会随情绪变化而加剧。

（4）行动迟缓：早期患者上肢的精细动作变慢，如系鞋带、扣纽扣等动作比以前缓慢许多，甚至无法顺利完成。写字也逐渐变得困难，笔迹弯曲，越写越小，称为"小写症"。行走时起步困难，一旦开步，身体前倾，步伐小且越走越快，不能及时停步，即"慌张步态"。行进中，患侧上肢的协同摆动减少以至于消失；转身困难，以致要用连续数个小碎步才可。

21. 帕金森病的症状进展方式是什么

帕金森病患者常从一侧上肢开始，发展到同侧下肢，再转到对侧肢体，先从对侧上肢，再发展到对侧下肢，呈"N"字形发展。

22. 帕金森病患者的静止性震颤特点是什么

帕金森病的震颤通常从一侧肢体末端开始，然后向主干发展，即由指、趾向上或下肢发展，上肢震颤开始早，逐渐累及到下肢。对侧肢体也会受到牵连，发展到对侧的时间因人而异，可以短至几个月也可以长达几年。静止性震颤即震颤在休息时出现，而且表现明显，当肢体发生随意运动时，震颤减少或消失，在患病初期自己能够注意到震颤并加以控制时震颤也会减轻或消失。帕金森病震颤的频率为 6～8 赫兹，手部的震颤为典型的"搓丸"样运动，即掌指关节并发拇指的运动即其他四指与拇指及大鱼际的碰触摩擦，是其特征性表现；膝关节是下肢震颤最明显的部位，可表现为屈曲和伸直样运动；头部也可发生屈曲、伸展或扭转性震颤。震颤在病人情绪激动或精神紧张时加剧，睡眠中可完全消失。

23. 帕金森病患者的肌僵直特点是什么

帕金森病患者的肢体和躯体通常变得很僵硬。病变的早期多由一侧肢体开始。初期感到某单侧肢体运动不灵活，有僵硬感，并逐渐加重，出现运动迟缓，甚至做一些日常生活的动作都有困难。如果拿起患者的胳膊或腿，帮助他活动关节，你会明显感到他的肢体僵硬，活动其关节很困难，如果患肢同时有震颤，则有断续的停顿感，就像两个咬合的齿轮转动时的感觉。

24. 帕金森病患者的行动迟缓特点是什么

在早期，由于上臂肌肉和手指肌的强直，病人的上肢往往不能做精细的动作，如解系鞋带、扣纽扣等动作变得比以前缓慢许多，或者根本不能顺利完成。写字也逐渐变得困难，笔迹弯曲，越写越小，这在医学上称为"小写症"。面部肌肉运动减少，病人很少眨眼睛，双眼转动也减少，表情呆板，好像戴了一副面具似的，医学上称为"面具脸"。行走时起步困难，一旦开步，身体前倾，重心前移，步伐小且越走越快，不能及时停步，即"慌张步态"。行进中，患侧上肢的协同摆动减少以致消失；转身困难，要用连续数个小碎步才能转身。因口、舌、腭及咽部肌肉的运动障碍，病人不能自然咽下唾液，导致大量流涎。言语减少，语音也低沉、单调。严重时可导致进食饮水呛咳。病情晚期，病人坐下后不能自行站立，卧床后不能自行翻身，日常生活不能自理。

25. 帕金森病患者的姿势反射异常特点是什么

姿势反射丧失使患者失掉在运动中调节平衡的自发能力,故常常摔倒,最终患者独自站立不能。从站位坐下时,整个身体摔砸到椅子上,患者的前倾姿势、细碎步行、加速步行是在保持平衡和避免摔倒。加速现象不仅限于步态,在手指敲击(finger tapping)检查时也可见到,谈话时可发现本来小声快说,却越说越快,最后可达到听不懂的程度。多次连续轻扣眉间或鼻尖则可使患者不断产生瞬目反应,有时甚至始终处于闭目状态。如强烈地被动背屈患者足部使胫骨前肌短缩,然后突然解除背屈动作时,可见胫骨前肌长时间持续收缩,为局部性姿势反射异常。

26. 帕金森病患者有哪些自主神经功能障碍

部分患者唾液分泌增加,皮脂溢出和汗液分泌增加或减少,出现大小便排泄困难、直立性低血压、多汗·性功能障碍等。以下为常见的自主神经功能障碍。

(1)膀胱功能障碍:30%～50%的患者都有膀胱功能障碍。原因有两个方面,一是逼尿肌反应性增高,导致尿频、尿急、夜尿增多;二是逼尿肌反应性降低,引起排尿起始困难、不能完全排空、充盈性尿失禁。

(2)体温调节障碍:30%～50%的病人可以有发汗的异常,多汗比较多见,另外有热不耐受,尤其是一到冷天,手脚冰凉,症状加重,多见于症状波动的病人,多数发生在"关期"。主要是由于下丘脑功能障碍,导致皮肤发汗反射障碍。

(3)便秘:便秘是帕金森病患者顽固性的非运动性症状,由胃肠蠕动减慢导致,超过 50％的患者受累,可发生在运动症状之前。此症状是由于中枢和结肠多巴胺能神经元严重变性脱失及抗帕金森病药物的不良反应引起。直立性低血压患者应增加盐和水的摄入量,睡眠时抬高头位,可穿弹力袜,不要快速从卧位起来,α-肾上腺素激动药米多君治疗有效。

27. 帕金森病患者的眼球运动障碍表现如何

眼球同向运动分为扫视性眼球运动、平稳追随性眼球运动。扫视性眼球运动是迅速的双眼同向运动,使感兴趣的物体影像落在视网膜中央凹上。采用眼电动图分析发现,扫视潜伏期延长,扫视精确度明显下降,扫视速度明显减慢,与病情严重程度相关。平稳追随性眼球运动是尽量使运动物体的影像保持在视网膜中心凹,完成人对平稳运动目标的追踪。患者平稳追踪增益值(眼球追踪的速度和靶点速度的比值)较正常人明显降低。

28. 帕金森病患者在精神、情绪及智力方面有何改变

帕金森病患者中抑郁发生率较高,不同的临床类型帕金森病有其抑郁特点,僵直型帕金森病患者更易出现抑郁.其抑郁程度与帕金森病患者病程、临床功能障碍程度密切相关。

被害妄想应该是帕金森病晚期的并发症,根据研究,有25％～61％的帕金森病患者伴有抑郁症状。其原因有两个方面,第一是心因性的,也就是说是因为患者过分担心自己的病而造成的情绪低落。这种情况往往随着治疗后症状改善,抑郁的情绪也会随之减轻或消失。另外一种情况是躯体性的,这种情况即使帕金森病的症状得到了明显的改善,患者的情绪也不见好转,甚至恶化,这

就需要抗抑郁治疗。

情感淡漠是帕金森病特征性的表现，可以与抑郁同时出现，也可单独出现。可通过情感淡漠评定量表（apathy rating scale）进行评定。约40%的患者存在焦虑，可表现为广泛性焦虑症、社交焦虑和惊恐发作。焦虑与运动症状波动关系密切，66%的症状波动患者存在焦虑，大部分发生在"关期"。

以震颤为主要症状的患者，其认知和记忆损害相对较轻。他们发病早，但疾病发展缓慢。较严重的基线损害（患者发病初期，身体功能已严重受损）、认知障碍、年老及发病初期没有震颤症状，这些因素指示不良预后。

29. 帕金森病与应用左旋多巴所致异动症特点是什么

异动症：长期服用左旋多巴类药物的患者，用药3～5年后，可出现"异动症"。表现为一种舞蹈，手足徐动样或简单重复的不自主动作，常见于面舌肌、颈、背和肢体出现不自主动作。多动的程度不一，严重者影响患者生活。这种不自主动作幅度可以不大，也可以很大，可持续整个左旋多巴的起效期，或只出现在血中左旋多巴浓度最高的时段，称"峰剂量"异动症。在剂初和剂末均可出现，治疗较困难，称"双相"异动症，可尝试增加左旋多巴片，每次剂量及服药次数。"肌张力障碍"，为足和小腿痛性痉挛，多发生在清晨，可在睡前服用复方左旋多巴片控释剂，或在起床前服用弥散型多巴丝肼片。

30. 帕金森病与应用左旋多巴所致剂末恶化现象是什么

"剂末"恶化效应：是指左旋多巴的药效维持时间越来越短，

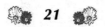

如平时可以维持 4 小时,但经过 2～3 年之后,在每次用药后期,下一次服药之前,出现帕金森病的症状加重或清晨症状恶化,这种情况称为"剂末现象",实际上是长期应用左旋多巴的药效减退的现象之一。对策是增加给药次数,或使用息宁控释片。由于左旋多巴的半衰期短,约 1 小时,增加给药次数,或使用息宁控释片,有利于稳定血药浓度。如果仍不能改善应适当增加左旋多巴的剂量,或加用左旋多巴受体激动药(泰舒达)、单胺氧化酶抑制药(思吉宁)等可改善症状。

31. 帕金森病与应用左旋多巴所致"开-关"现象特点是什么

帕金森病"开-关"现象表现为帕金森病患者经左旋多巴治疗后症状已接近消失,其日常活动已接近正常,在并未改变用药的情况下,在几分钟内突然重新出现帕金森严重的运动障碍,数分钟至数小时后自行缓解,一日中可反复迅速交替出现多次。

变化速度非常快,并且是不可预知的。形容病情的变化就像电源的开与关一样,突然出现肌僵直,或运动不能就像是断电一样,称为"关期";尽管未加用任何相关治疗,而突然活动如常的功能状态或出现多动,称为"开期"。所以,形象地称为"帕金森病开-关状态"。处理困难,可使用多巴胺受体激动药。

32. 帕金森病与应用左旋多巴所致"冻结足"特点是什么

冻结是指因恐惧或紧张致肌肉不能活动,虽然帕金森病或表现为帕金森综合征疾病的肌力正常,但动作开始时或动作中途四肢或身体的动作停顿,不能完成其目的动作时,称为"冻结"。冻结足是冻结症状之一,即步行时发生下肢动作障碍,虽然有足够的肌力支持体重,但步行开始时,或步行中途转移方向时伸不出脚,迈不出第一步的状态。

33. 帕金森病分级修订的 Hoehn-Yahr 分级标准是什么

多数情况下帕金森病的临床症状和体征随着时间变化会恶化,目前最常用 Hoehn-Yahr 分级表来分类,以及诊断患者的病情阶段、疗效评估,在临床上应用较广。修订的 Hoehn-Yahr 分级标准是:

0 级:无疾病体征。

1 级:单侧肢体症状,无功能障碍或仅有轻度障碍。

1.5 级:单侧肢体+躯干症状。

2 级:双侧肢体症状,无平衡障碍,仍可维持正常姿势;日常生活、工作多少有些障碍。

2.5 级:轻度双侧肢体症状,后拉试验可恢复。

3 级:轻至中度双侧肢体症状,平衡障碍,保留独立能力,可见直立反射(righting reflex)障碍。

4 级:严重障碍,在无协助的情况下仍可行走、站立。

5 级:病人限制在轮椅或床上,不能站立,需人照料。

分级越高,疾病越严重。

2.5 级之前,通常可以尝试服用药物治疗;在 2.5~4 级,考虑做脑起搏器手术。如果是药物无法控制的震颤,1 级也可以考虑手术治疗。5 级时手术时机过晚,药物和手术的治疗效果差。此时要加强护理,预防食物误吸、呛咳、压疮等并发症。

34. 帕金森病分级 Webster 10 项评分法标准是什么

改良 Webster 对帕金森病症状评分法共有 10 项临床指标,每一症状分为 4 级。即:正常为 0 分,轻度不正常为 1 分,中度不正常为 2 分;重度不正常为 3 分。把十大症状的分数相加,在 10 分以下者为轻症病人,在 10～20 分者为中等程度病人,在 21～30 分者则为重症病人。十大症状分级具体评判标准如下:

(1)双手动作减少(包括书写)

0:无影响。

1:通过病人使用工具,扣纽扣,或写字,发现旋前、旋后动作稍减慢。

2:一侧或两侧旋前、旋后速率中等减慢,上述手的功能有中等障碍,书写时有明显障碍,及有"写字过小症"。

3:旋前、旋后速率严重变慢,不能书写或扣纽扣,使用工具极度困难。

(2)姿势

0:正常。

1:开始有僵直姿势,头有轻度俯屈。

2:头有轻度俯屈,站立时有臂肘关节屈曲,单手的部位仍处于腰以下。

3:头有严重俯屈,站立时臂肘关节屈曲明显,膝关节亦屈曲,以致手已处于腰以上位置,指间关节伸直、拇指内收。

(3)强直

0:无发现。

1:颈和肩发现有强直,一手臂或两手臂有轻度静止强直,但活化现象(activation phenomenon)存在。

2:颈和肩中等强直,有明显的静止性强直,但在用药后可逆转

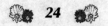

3：颈和肩严重强直,强直现象不能被药物逆转。

(4)步态

0：跨步距离正常,可自然转身。

1：跨步距离轻度缩短,走路时有一足拖地,转身缓慢。

2：跨步距离中等缩短,走路时两足底有明显的拖地现象。

3：步伐极小,拖曳步态,用脚趾起步,转身极慢。

(5)行走时上肢摆动

0：行走时两手摆动良好。

1：手臂摆动幅度有肯定的减少。

2：一手臂没有摆动。

3：两手臂没有摆动。

(6)震颤

0：无可见震颤。

1：静止或行走时在肢体或头部可见有轻度震颤现象。

2：手、头或其他肢体有较严重但不持续的震颤。

3：有严重且持续存在的震颤,无法自己书写、进食。

(7)面容

0：正常。

1：口闭合,开始出现焦虑或抑郁面容。

2：表情呆板,口唇有时分开,有流涎、焦虑、抑郁表情明显。

3：明显假面具样面容,平时口张大,有严重流涎。

(8)坐、起立运动

0：正常。

1：坐、起立运动能单独完成,但比正常人差,或用一手略支撑才能完成。

2：坐、起立运动需要两手支撑才能完成。

3：坐、起立运动在双手的支撑下也不能完成,或仅能勉强完成。

(9)言语

0:清晰、易懂。

1:讲话开始出现音量降低,走音,无共鸣,但能听懂。

2:讲话声音明显降低,高低音不分,音节不变,开始有构音障碍、呐吃。

3:讲话声音极低,且难听懂。

(10)自我照顾(生活自理能力)

0:无障碍。

1:能自我照料及独立生活,各种活动速度减慢,但尚能胜任工作。

2:活动明显减慢,有些动作要帮忙,如床上翻身,起坐等。

3:不能照料自己,生活不能自理。

35. 统一帕金森病评定量表包括哪些内容

随着帕金森病治疗药物种类和治疗手段增加,对这些治疗方法的研究和疗效评估中,帕金森病的分级成为客观指标之一。帕金森病的分级量表种类繁多,统一帕金森评定量表是目前国际上普遍采用的量表。其内容包括:①精神、行为和情感障碍。②日常生活活动,药物波动情况,确定"开"或"关"。③运动检查。④治疗的并发症。⑤其他的并发症。

36. 统一帕金森病评定量表对心理状态、行为和情绪是如何评定的

(1)智力损害

0:无。

1:轻微智力损害,持续健忘,能部分回忆过去的事件,无其他

困难

2:中等记忆损害,有定向障碍,解决复杂问题有中等程度的困难,在家中生活功能有轻度但肯定的损害,有时需要鼓励。

3:严重记忆损害伴时间及(经常有)地点定向障碍,解决问题有严重困难。

4:严重记忆损害,仅保留人物定向,不能作出判断或解决问题,生活需要更多的他人帮助。

(2)思维障碍(由于痴呆或药物中毒)

0:无。

1:生动的梦境。

2:"良性"幻觉,自知力良好。

3:偶然或经常的幻觉或妄想,无自知力,可能影响日常活动。

4:持续的幻觉、妄想或富于色彩的精神病,不能自我照料。

(3)抑郁

0:无。

1:悲观和内疚时间比正常多,持续时间不超过1周。

2:持续抑郁(1周或以上)。

3:持续抑郁伴自主神经症状(失眠、食欲减退、体重下降、兴趣降低)。

4:持续抑郁伴自主神经症状和自杀念头或意愿。

(4)动力或始动力

0:正常。

1:比通常缺少决断力(assertive),较被动。

2:对选择性(非常规)活动无兴趣或动力。

3:对每天的(常规)活动无兴趣或动力。

4:退缩,完全无动力。

37. 统一帕金森病评定量表对日常生活活动是如何评定的

（1）言语（接受）

0：正常。

1：轻微受影响，无听懂困难。

2：中度受影响，有时要求重复才听懂。

3：严重受影响，经常要求重复才听懂。

4：经常不能理解。

（2）唾液分泌

0：正常。

1：口腔内唾液分泌轻微但肯定增多，可能有夜间流涎。

2：中等程度的唾液分泌过多，可能有轻微流涎。

3：明显过多的唾液伴流涎。

4：明显流涎，需持续用纸巾或手帕擦拭。

（3）吞咽

0：正常。

1：极少呛咳。

2：偶然呛咳。

3：需进软食。

4：需要鼻饲或胃造口进食。

（4）书写

0：正常。

1：轻微缓慢或字变小。

2：中度缓慢或字变小，所有字迹均清楚。

3：严重受影响，不是所有字迹均清楚。

4：大多数字迹不清楚。

（5）切割食物和使用餐具

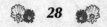

0：正常。

1：稍慢和笨拙，但不需要帮助。

2：尽管慢和笨拙，但能切割多数食物，需要某种程度的帮助。

3：需要他人帮助切割食物，但能自己缓慢进食。

4：需要喂食。

(6)着装

0：正常。

1：略慢，不需帮助。

2：偶尔需要帮助扣纽扣及将手臂放进袖里。

3：需要相当多的帮助，但还能独立做某些事情。

4：完全需要帮助。

(7)个人卫生

0：正常。

1：稍慢，但不需要帮助。

2：需要帮助淋浴或盆浴，或做个人卫生很慢。

3：洗脸、刷牙、梳头及洗澡均需帮助。

4：保留导尿或其他机械帮助。

(8)翻身和整理床单

0：正常。

1：稍慢且笨拙，但无须帮助。

2：能独立翻身或整理床单，但很困难。

3：能起始，但不能完成翻身或整理床单。

4：完全需要帮助。

(9)跌跤(与冻结"freezing"无关者)

0：无。

1：偶有。

2：有时有，少于每天1次。

3：平均每天1次。

4：多于每天 1 次。

(10)行走中冻结

0：无。

1：少见，可有启动困难。

2：有时有冻结。

3：经常有，偶有因冻结跌跤。

4：经常因冻结跌跤。

(11)行走

0：正常。

1：轻微困难，可能上肢不摆动或倾向于拖步。

2：中度困难，但稍需或不需帮助。

3：严重行走困难，需要帮助。

4：即使给予帮助也不能行走。

(12)震颤

0：无。

1：轻微，不常有。

2：中度，感觉烦恼。

3：严重，许多活动受影响。

4：明显，大多数活动受影响。

(13)与帕金森病有关的感觉主诉

0：无。

1：偶然有麻木、麻刺感或轻微疼痛。

2：经常有麻木、麻刺感或轻微疼痛，不痛苦。

3：经常的痛苦感。

4：极度的痛苦感。

38. 统一帕金森病评定量表对运动检测是如何评定的

(1)言语(表达)

0:正常。

1:表达、理解和(或)音量轻度下降。

2:单音调,含糊但可听懂,中度受损。

3:明显损害,难以听懂。

4:无法听懂。

(2)面部表情

0:正常。

1:略呆板,可能是正常的"面无表情"。

2:轻度但肯定是面部表情差。

3:中度表情呆板,有时张口。

4:面具脸,几乎完全没有表情,口张开在1/4英寸(0.6厘米)或以上。

(3)静止性震颤(面部、嘴唇、下颌、右上肢、左上肢、右下肢及左下肢分别评定)

0:无。

1:轻度,有时出现。

2:幅度小而持续,或中等幅度间断出现。

3:幅度中等,多数时间出现。

4:幅度大,多数时间出现。

(4)手部动作性或姿势性震颤(右上肢、左上肢分别评定)

0:无。

1:轻度,活动时出现。

2:幅度中等,活动时出现。

3:幅度中等,持物或活动时出现。

4：幅度大，影响进食。

(5)强直(患者取坐位，放松，以大关节的被动活动来判断，可以忽略"齿轮样感觉"；颈、右上肢、左上肢、右下肢及左下肢分别评定)

0：无。

1：轻度，或仅在镜像运动及加强试验时可查出。

2：轻到中度。

3：明显，但活动范围不受限。

4：严重，活动范围受限。

(6)手指拍打试验(拇食指尽可能大幅度、快速地做连续对掌动作；右手、左手分别评定)

0：正常(≥15 次/5 秒)。

1：轻度减慢和(或)幅度减小(11～14 次/5 秒)。

2：中等障碍，有肯定的早期疲劳现象，运动中可以有偶尔的停顿(7～10 次/秒)。

3：严重障碍，动作起始困难或运动中有停顿(3～6 次/5 秒)。

4：几乎不能执行动作(0～2 次/5 秒)。

(7)手运动(尽可能大幅度地做快速连续的伸掌握拳动作，两手分别做，分别评定)

0：正常。

1：轻度减慢或幅度减小。

2：中度障碍，有肯定的早期疲劳现象，运动中可以有偶尔的停顿。

3：严重障碍，动作起始时经常犹豫或运动中有停顿。

4：几乎不能执行动作。

(8)轮替动作(两手垂直或水平做最大幅度的旋前和旋后动作，双手同时动作，分别评定)

0：正常。

1：轻度减慢或幅度减小。

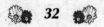

2:中度障碍,有肯定的早期疲劳现象,偶在运动中出现停顿。

3:严重障碍,动作起始时经常犹豫或运动中有停顿。

4:几乎不能执行动作。

(9)腿部灵活性(连续快速地脚后跟踏地,腿完全抬高,幅度约为3英寸,分别评定)

0:正常。

1:轻度减慢或幅度减小。

2:中度障碍,有肯定的早期疲劳现象,偶在运动中出现停顿。

3:严重障碍,动作起始时经常犹豫或运动中有停顿。

4:几乎不能执行动作。

(10)起立(患者双手臂抱胸从直背木或金属椅子站起)

0:正常。

1:缓慢,或可能需要试1次以上。

2:需扶扶手站起。

3:向后倒的倾向,必须试几次才能站起,但不需帮助。

4:没有帮助不能站起。

(11)姿势

0:正常直立。

1:不很直,轻度前倾,可能是正常老年人的姿势。

2:中度前倾,肯定是不正常,可能有轻度的向一侧倾斜。

3:严重前倾伴脊柱后凸,可能有中度的向一侧倾斜。

4:显著屈曲,姿势极度异常。

(12)步态

0:正常。

1:行走缓慢,可有曳步,步距小,但无慌张步态或前冲步态。

2:行走困难,但还不需要帮助,可有某种程度的慌张步态、小步或前冲。

3:严重异常步态,行走需帮助。

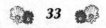

4：即使给予帮助也不能行走。

（13）姿势的稳定性（突然向后拉双肩时所引起姿势反应，患者应睁眼直立，双脚略分开并做好准备）

0：正常。

1：后倾，无须帮助可自行恢复。

2：无姿势反应，如果不扶可能摔倒。

3：非常不稳，有自发的失去平衡现象。

4：不借助外界帮助不能站立。

（14）躯体少动（梳头缓慢，手臂摆动减少，幅度减小，整体活动减少）

0：无。

1：略慢，似乎是故意的，在某些人可能是正常的，幅度可能减小。

2：运动呈轻度缓慢和减少，肯定不正常，或幅度减小。

3：中度缓慢，运动缺乏或幅度小。

4：明显缓慢，运动缺乏或幅度小。

39. 统一帕金森病评定量表对治疗情况是如何评定的

治疗的并发症

【异动症】

（1）持续时间：异动症存在时间所占1天觉醒状态时间的比例——病史信息。

0：无。

1：1%～25%。

2：26%～50%。

3：51%～75%。

4：76%～100%。

(2)残疾：异动症所致残疾的程度——病史信息，可经诊室检查修正。

0：无残疾。

1：轻度残疾。

2：中度残疾。

3：严重残疾。

4：完全残疾。

(3)痛性异动症所致疼痛的程度

0：无痛性异动症。

1：轻微。

2：中度。

3：严重。

4：极度。

(4)清晨肌张力不全

0：无。

1：有。

2：临床波动

(5)"关"是否能根据服药时间预测

0：不能。

1：能。

(6)"关"是否不能根据服药时间预测

0：不能。

1：能。

(7)"关"是否会突然出现（如持续数秒钟）

0：不会。

1：会。

(8)"关"平均所占每天觉醒状态时间的比例

0：无。

1:1%～25%。

2:26%～50%。

3:51%～75%。

4:76%～100%。

【其他并发症】

(1)患者有无食欲减退、恶心或呕吐

0:无。

1:有。

(2)患者是否有睡眠障碍(如失眠或睡眠过多)

0:无。

1:有。

(3)患者是否有症状性位置性障碍(orthostasis,记录患者的血压、脉搏和体重)

0:无。

1:有。

40. Schwab 和英格兰日常生活活动量表是如何评定和分级的

100%:完全独立,能毫无困难地做各种家务,速度不慢,基本上是正常的,没有意识到有什么困难。

90%:完全独立,能做各种家务,速度稍慢或感觉稍有困难及有障碍,可能需要双倍时间,开始意识到有困难。

80%:能独立完成大部分家务,但需双倍时间,意识到有困难及速度缓慢。

70%:不能完全独立,做某些家务较困难,需3～4倍的时间,做家务需用1天的大部分时间。

60%:某种程度独立,能做大部分家务,但极为缓慢和费力,出错误,某种家务不能做。

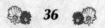

50%：更多地依赖他人，半数需要帮助，更慢，任何事情均感困难。

40%：极需依赖他人，在帮助下做各种家务，但很少独立完成。

30%：费力，有时独立做一些家务或开始时独立做，需要更多的帮助。

20%：不能独立做家务，在帮助下做某些家务也困难，严重残疾。

10%：完全依赖他人，不能自理，完全残疾。

0：自主神经功能障碍如吞咽困难，大小便失禁，卧床。

注：每一项目的记分值可以是 0.0、0.5、1.0、1.5、2.0、2.5、3.0、3.5、4.0。

41.CT 扫描在帕金森病诊断中的应用如何

由于帕金森病是一种中枢神经系统退行性变疾病，病理变化主要在黑质、纹状体、苍白球、尾状核及大脑皮质等处，所以 CT 影像表现除具有普遍性脑萎缩外，有时可见基底节钙化。脑 CT 主要是为了排除其他一些能导致帕金森综合征的疾病。脑 CT 可以发现与原发病有关的证据。例如，血管病性帕金森综合征，脑 CT 检查常可见到基底节区大小不等的低密度影；如果是肿瘤性的，则可看到占位效应（即在肿瘤周围发现有脑组织水肿区和正常组织因受挤压而变形的征象）。

多排螺旋 CT 的问世，使颅底及中脑的分辨率逐步提高，有必要再对颅底及中脑进行细致的研究，通过中脑薄层高分辨率扫描观测中脑形态对帕金森病的诊断具有一定的辅助作用。帕金森病组的中脑薄层高分辨率可见中脑大脑脚处外形由弧形变为平直。

42. MRI 扫描在帕金森病诊断中的应用如何

MRI 可以十分清楚地将基底节区的各个神经核团如苍白球、壳核、尾状核、黑质等结构显示出来。MRI 除能显示脑室扩大等脑萎缩表现外，T2 加权像在基底节区和脑白质内常有多发高信号斑点存在。高磁场 MRI：T2 相壳核后外侧出现低信号区，由铁含量增加所致，可协助诊断帕金森病。

对帕金森病来说，MRI 在鉴别原发性还是继发性帕金森病方面更有意义。例如，头颅 MRI 可以发现帕金森病患者黑质缩小或消失，在高磁场强度下 T1 和 T2 值缩短，壳核出现铁蛋白（顺磁物质）沉积的低信号等，提示有组织的变性和萎缩。这一点对鉴别帕金森叠加综合征也颇有帮助。对应用左旋多巴制剂疗效不佳的患者，MRI 检查也是鉴别诊断的必要手段。

43. 单电子发射计算机断层扫描在帕金森病诊断中的应用如何

（1）通过多巴胺受体（DAR）的功能影像：多巴胺受体广泛分布于中枢神经系统中多巴胺能通路上，其中主要是黑质、纹状体系统，DAR（DL）分布于纹状体非胆碱能中间神经元的胞体；DAR（D2）位于黑质、纹状体多巴胺能神经元胞体。

单电子发射计算机断层成像术（SPECT）是将放射性核素，目前主要为[123]I-IBZM，[131]I-IBZM，特异性 D2 受体标记物，静脉注入人体后，通过在基底节区域的放射活性与额叶、枕叶或小脑放射活性的比值，反映多巴胺受体数目和功能，来诊断早期帕金森病。如果早期采用多巴制剂治疗患者，起病对侧脑多巴胺受体（D2）上调。长期服用多巴制剂的中晚期帕金森病患者，脑中基底节/枕叶和基底节/额叶比值减少，SPECT 功能影像只能检测多巴胺受体的受体数目,不能帮助确诊是否为原发性帕金森病,但是可以区别某些继发性帕金森病,还可用作帕金森病病性演变和药物治疗效果指标。

(2)通过多巴胺转运蛋白(DAT)功能显像:多巴胺转运蛋白如何转运多巴胺(DA)尚不清楚,多巴胺受体主要分布于基底节和丘脑,其次为额叶。DAT含量与帕金森病的严重程度是存在着正相关性,基底节DAT减少,在早期帕金森病患者表现很显著。

SPECT采用^{11}C-WIN35428、^{123}Iβ-CIT,通过静脉注入人体后,检测基底节/小脑活性比值,以及丘脑/小脑活性比值,反映中枢不同区域多巴胺转运蛋白数量。早期帕金森病患者基底节区域多巴胺转运蛋白数目明显减少。

44. 正电子发射计算机断层扫描在帕金森病诊断中的应用如何

正电子发射计算机断层扫描可通过突触前黑质纹状体多巴胺能神经元显像、多巴胺转运蛋白(DAT)显像、多巴胺能神经元突触后D2受体显像。早期帕金森病患者D2受体上调或正常,而进行性核上性麻痹(PSP)、MSA患者的D2受体下降。DA受体功能显像、DA突触前功能显像。

正电子发射计算机断层扫描(PET)诊断帕金森病,其工作原理和方法与SPECT基本相似,目前主要是依赖脑葡萄糖代谢显像,一般采用18F脱氧葡萄糖(18FDG)。因为在帕金森病早期,纹状体局部葡萄糖代谢率就中度降低,晚期葡萄糖代谢率进一步降低。用PET的受体显像剂很多,PET神经递质功能显像剂主要是用18F-多巴-PET(18FD-PET)等核素,基本原理同SPECT。PET可对帕金森病进行早期诊断,可作帕金森病高危人群中早期诊断,是判断病情严重程度的一种客观指标。目前的研究发现,应用一种[18F]-氟多巴的试剂注入人体,再经PET扫描,可以确诊早期帕金森病病人。因为[18F]-氟多巴是 L-dopa 的同类化合物，能透过血脑屏障被黑质纹状体神经元摄取，其摄取量可反映突触前多巴脱羧酶的活性，从而间接反映黑质多巴胺神经元数目和病情的严重度。一些研究表明，帕金森病病人的纹状体区的[18F]-氟多巴的积聚明显较正常人低，偏侧帕金森病病人症状对侧的壳核只有正常值的 57%～80%。

45. 帕金森病的血液、尿液检查有何异常

(1)血液检查：低铜蓝蛋白血症的帕金森病患者中脑"黑质"铁浓度显著增高，呈现特征性的中脑黑质选择性铁沉积。查血液磷酸化 α-突触蛋白含量明显高于正常，而其他结构的 α-突触蛋白（寡基和少磷酸化 α-突触蛋白）及 α-突触蛋白总量均无此差异。血清肾素活力降低、酪氨酸含量减少。随着血清尿酸浓度增高，疾病进展到主要终点的风险降低，以及血液分子生物标记物。

(2)尿液检查：尿中多巴胺及其代谢产物 3-甲氧酪胺、5-HT 和肾上腺素、NE、HVA 也减少。

46. 帕金森病的脑脊液检查有何异常

脑脊液中多巴胺的代谢产物高香草酸(HVA)及 5-羟色胺(5-HT)的代谢产物 5-羟吲哚醋酸(5-HIAA)的含量及多巴胺均减少，去甲肾上腺素的代谢产物(MHPG)也减少。少量肽类物质，如甲硫氨脑啡肽(MEK)、亮氨酸脑啡肽(LEK)、β-内啡肽(β-EP)和精氨酸加压素(AVP)等的含量均有变化，可造成 MEK、LEK 增高，β-EP、AVP 降低。

47. 帕金森病的脑电图及肌电图检查有何异常

针对帕金森病患者的脑电图改变，国内外学者都有过深入的

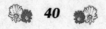

研究。有20%～36%的患者脑电图（EEG）显示出轻、中度异常，也就是说还有约2/3的患者脑电图是正常的。

发现该疾病的异常脑电图变化表现为α节律变慢，θ波活动增强；在睡眠状态下，额顶部出现慢节律，少数患者可出现小尖波或棘慢波，这些异常波既可是局部的，亦可是弥散的，既可单侧也可双侧出现，但严格来说，这些表现是没有特异性的。因此，脑电图目前尚不能作为临床上诊断该病的依据，仅可作为该病患者某些病因诊断的参考。

当临床上有些患者被怀疑曾有脑炎、肿瘤、一氧化碳中毒、脑损伤等病史时，脑电图是一项有助于病因诊断的检查。

研究表明，帕金森病患者一般体感诱发和听诱发电位均正常，即使患者临床上有明显症状，甚至丧失劳动力，亦无明显特征性改变。部分患者视觉诱发电位可以表现异常，据认为是与视网膜丛间层神经细胞中含有的多巴胺能细胞减少、多巴胺含量下降有关。当然，由其他疾病引起的帕金森综合征，因可波及锥体束和视听通路，能引起诱发电位异常，所以可以利用诱发电位技术来鉴别是原发还是继发的帕金森。此外，帕金森病伴痴呆患者智能的相关电位可以出现异常。因此，临床上可以借助P300技术对帕金森病患者的智能水平作出评估。

总之，诱发电位检查对帕金森病并无很高的特异性，不能作为诊断依据，只有在个别情况下，为了鉴别诊断才做此项检查。

正常情况下，肢体的肌张力适中，两侧基本对称。如果患者发生肌张力的明显增高、减低或不对称，均提示有神经或肌肉的病变，需要做肌电图加以鉴别。例如，肌张力增高可见于上运动神经元损害（如脑血栓后遗症）或锥体外系疾病（帕金森病等）；亦可见于先天性肌强直或强直性肌营养不良症的患者。一般前者不会造成肌电图异常变化，而后者主要为肌源性损害的改变；肌张力降低，既可见于肌肉、周围神经的病变，也可见于小脑病变，肌电图检查能够帮助鉴别。

48. 帕金森病是如何分型的

（1）原发性帕金森病按病程分型：①良性帕金森。病程较长，平均 4～12 年以上才丧失工作和部分生活能力，运动症状波动和精神症状出现较迟。②恶性帕金森。病程较短，平均 2～4 年就丧失工作和生活能力，运动症状波动和精神症状出现较早。

（2）原发性帕金森按症状分型：①震颤型。②少动和强直型。③震颤少动和强直不伴痴呆型。④震颤少动和强直伴痴呆型。

（3）帕金森病按遗传分型：①家族性帕金森病。②少年性帕金森病。

49. 帕金森病根据病情严重程度是如何分级的

按帕金森的病情（Ⅰ级最轻，Ⅴ级最重），具体分为以下几级。

Ⅰ级：一侧症状，轻度功能障碍。

Ⅱ级：两侧肢体和躯干症状，姿势反应正常。

Ⅲ级：轻度姿势反应障碍，生活自理，劳动力丧失。

Ⅳ级：明显姿势反应障碍，生活和劳动能力丧失，可站立，稍可步行。

Ⅴ级：帮助起床，限于轮椅生活。

50. 青少年型帕金森病是怎么回事

青少年原发性帕金森病极为少见，一般都有家族遗传史，而绝大部分青年型帕金森病则是脑炎或是其他脑疾患的后遗症引起的继发性帕金森综合征。

关于青少年型帕金森病患者，此前的研究表明，如果"Parkin"和"PINK1"这两种基因出现变异，人在年轻时期就会患上帕金森病。两种基因合作负责维持细胞内生产能量的线粒体的功能。在正常情况下，"PINK1"负责选出异常线粒体，而"Parkin"负责将其清除。但如果基因出现变异，导致合作机制被破坏，异常线粒体就会在神经细胞内堆积。异常线粒体不仅无法产生能量，还会生成有害的活性氧，异常线粒体的堆积对神经细胞来说是双重打击。神经细胞由此受损甚至死亡，进而导致发病。

青少年型帕金森病的特点一：多见于青少年患病毒性脑炎、脑外伤、一氧化碳中毒或服用药物所致。帕金森综合征，在脑电图、脑 CT 或 MRI 常有阳性所见。

青少年型帕金森病的特点二：以肌张力高、动作迟缓多见，常伴有锥体束征和其他系统损害静止性震颤相对的少见。

青少年型帕金森病的特点三：病程短，进展快，容易伴有智力障碍。

青少年型帕金森病的特点四：容易发生动眼危象（表现为两眼球发作性向上窜动，为眼肌的不自主运动）。

帕金森的发病越来越趋向于年轻化，希望广大民众能够提高警惕。如果发现自己患有帕金森病时，应及时治疗，切不可拖延治疗，以免错过最佳治疗时期或引起更严重的并发症。

51. 继发性帕金森综合征由哪些疾病或病因引起

(1)中毒：如一氧化碳中毒，在北方煤气中毒较多见。患者多有中毒的急性病史，以后逐渐出现弥漫性脑损害的征象，包括全身强直和轻度的震颤都是帕金森综合征的病因。又如锰中毒，多有长期的接触史，在出现锥体外系症状前常有精神异常，如情绪不稳、记忆力下降等。

(2)感染：脑炎后可出现本综合征，如甲型脑炎，多在痊愈后有数年潜伏期，逐渐出现严重而持久的帕金森综合征。其他脑炎，一般在急性期出现,但多数症状较轻且短暂。

(3)药物:药物性帕金森综合征与原发性帕金森病在临床上很难区别,重要的是依靠病史上有无服用抗精神病药物史。另外,药物性帕金森综合征的症状两侧对称。有时虽可伴有多动症,但往往先于一侧肢体出现。如临床鉴别有困难,可暂停用抗精神病药物;如为药物性,一般数周至6个月后帕金森综合征症状即可消失。

(4)脑动脉硬化:因脑动脉硬化导致脑干和基底节发生多发性腔隙性脑梗死,影响到黑质多巴胺纹状体通路时可出现继发性帕金森综合征。但该类患者的特点为多无震颤,多伴有假性延髓性麻痹、腱反射亢进、病理症阳性,常合并明显痴呆。病程多呈阶梯样进展,左旋多巴制剂治疗一般无效。

(5)外伤性:颅脑外伤的后遗症可以表现为帕金森病,见于频繁遭受脑震荡的患者,如拳击运动员等。

52. 哪些是遗传变性性帕金森综合征

某些遗传因子会增加对帕金森综合征的易感性。据观察,家族性帕金森病为常染色体显性遗传,一部分患者家族中每代都可出现本病,而且患者多在青年时起病。该家系的发病是由于共核蛋白(α-synuclein)基因突变。亨廷顿病、肝豆状核变性(Wilson病)、橄榄脑桥小脑萎缩症、脊髓小脑变性、家族性基底节钙化、家族性 Parkinsoni-sm 伴周围神经病、神经棘红细胞增多症、常染色体显性 Lewy 小体病,均少见。

53. 帕金森叠加综合征包括哪些

帕金森叠加综合征特指一组神经系统的变性疾症,病因不清。其症状类似帕金森病,但症状和病变的范围都要比帕金森病广泛,包括 PSP、Shy-Drage 直立性低血压综合征(Shy-Drager 综合征)、纹状体黑质变性、帕金森综合征-痴呆-肌萎缩性侧索硬化复合征、皮质基底节变性、阿尔茨海默病（Alzheimer 病）、偏侧萎缩症-帕金森综合征。患者常常以姿势平衡障碍和跌倒为首发症状，随后常常出现构音障碍和运动迟缓，往往是双侧同时发病。其特征性的表现为病人的双眼共同向上注视或向下注视困难，严重者其眼球几乎是固定的，不能上下转动。肌僵直以躯干的肌僵直为主，肢体的肌僵直不如躯干明显。早期，病人往往有性功能减退，小便失禁和打鼾。很早就会出现姿势不稳、平衡功能障碍及共济失调，但一般不会有动作迟缓，震颤以姿势性常见。小脑受损的症状中以姿势平衡障碍为最主要表现，病人还可有肢体动作不协调。自主神经系统损害的表现，可包括男性性功能障碍，直立性低血压，眩晕，小便失禁或尿潴留等。MRI 或 CT 扫描可见到小脑和脑干萎缩。

54. 出现哪些症状和体征可排除原发性帕金森病的诊断

继发性帕金森综合征、遗传变性性帕金森综合征、帕金森叠加综合征均有各自发病原因及特点。但是都可出现肌强直、震颤、运动减少、姿势反射异常。如果出现高级智能明显减退、颅神经受损、锥体束征、共济失调、感觉异常等，可排除原发性帕金森病。

55. 帕金森病的支持性诊断标准有哪些

一时不能确诊者，3～6 个月复查体征直至确诊。早期仅有不对称步态或一手笨拙，其他有助诊断帕金森病临床可能的：Meyerson 征，手指阻抗，伴随减少，强直的肢体无锥体束征，无力握反射。其他：进行性病程，对左旋多巴（L-DOPA）反应良好。

中老年发病，缓慢进展；静止性震颤、肌强直、运动迟缓、姿势步态异常，4 项中具备 2 项，前 2 项至少含 1 项；左旋多巴治疗有效；除外眼外肌麻痹、小脑体征、直立性低血压、锥体束征、肌萎缩等症状及体征。

56. 诊断帕金森病时主要依靠哪些症状和体征减少误诊

(1)静止性震颤:常为首发症状,多始于一侧上肢远端,静止位时出现或明显,随意运动时减轻或停止,紧张时加剧,入睡后消失。

(2)肌强直:被动运动关节时阻力增加,可呈"铅管样强直"或"齿轮样强直"。四肢、躯干、颈部肌强直可使患者出现特殊的屈曲体态,表现为头部前倾,躯干俯屈,上肢肘关节屈曲,腕关节伸直,前臂内收,下肢髋及膝关节均略为弯曲。

(3)运动迟缓:随意动作减少,动作缓慢笨拙。早期表现为精细动作,如解纽扣、系鞋带等动作缓慢,以后逐渐发展为全身性动作缓慢;晚期因合并肌张力增高致使起床翻身困难。面容呆板,双眼凝视,瞬目减少;口、咽、腭肌运动障碍,语速变慢,语音低调;写字时可呈"写字过小症"。

(4)姿势步态障碍:平衡功能减退,易跌跤。在疾病早期,走路时患侧下肢拖曳,上肢摆臂幅度减少或消失,随病情的发展,步伐逐渐变小变慢,启动转弯时步态障碍明显。有时行走中全身僵住,不能动弹。有时迈步后以小碎步越走越快,不能及时停止。

(5)其他自主神经症状:油脂面、便秘、出汗异常,口水过多、流涎。近半数患者有抑郁或睡眠障碍。15%～30%的患者在疾病晚期发生痴呆。

57. Calne 帕金森病诊断标准是什么

(1)临床可能:本章节 56 题中,前 3 种症状和体征之任何一种符合,震颤必须是新近发生的,静止性或姿势性的震颤。

(2)临床很可能:以上 4 种症状和体征之任何 2 种,或 3 种症状和体征之任何一种呈不对称。

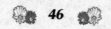

(3)临床肯定:以上 4 种症状和体征之任何 3 种,或任何 2 种,并且 3 种症状和体征之任何一种呈不对称。

58. 脑炎后帕金森综合征的特点是什么

脑炎后帕金森综合征具有以下特点:①发病年龄不定,多有中枢神经系统感染史。②与帕金森病病程缓慢进展不同,该病起病不久,症状即迅速达高峰,然后常停止发展。③肌僵直重于震颤,而且震颤以局限性多见。④常合并偏瘫、心理障碍、瞳孔反射障碍或眼肌麻痹等中枢神经功能障碍。⑤对于左旋多巴及复方多巴疗效差。

59. 其他脑炎引起的帕金森综合征有哪些特点

通常所说的昏睡性脑炎所致帕金森综合征,已近 70 年未见报道,因此该脑炎所致脑炎后帕金森综合征也随之消失。近年报道病毒性脑炎患者可有帕金森样症状,但本病有明显感染症状,可伴有颅神经麻痹、肢体瘫痪、抽搐、昏迷等神经系统损害的症状,可有脑脊液细胞数轻或中度增高、蛋白增高、糖减低等。病情缓解后其帕金森样症状随之缓解,可与帕金森病相鉴别。

60. 肝豆状核变性引起的帕金森综合征与帕金森病如何鉴别

肝豆状核变性引起的帕金森综合征常以震颤、肌张力增高、发声和吞咽困难、肝脏损害、精神改变等为主。WD 基因表达受环境、饮食等因素的影响,临床表型异质性较多。肝脏症状首发者占 37%～42%;绝大多数有 K-F 色素环(Kayser-Fleischer'sring)。血清铜氧化酶活性下降、血清铜蓝蛋白下降、尿中氨基酸和铜增高,脑 MRI 检查可见双侧豆状核有长 T1、长 T2 信号。此外,可见脑萎缩、小空洞形成。而帕金森病脑 MRI 检查无特殊改变。

61. 甲状旁腺功能低下引起的帕金森样症状与帕金森病如何鉴别

甲状旁腺功能减退的症状,取决于低钙血症的程度与持续时间。但血清下降的速度也具有重要作用。低钙血症的临床表现首先可出现指端或嘴部麻木和刺痛,手足与面部肌肉痉挛,随即出现手足搐搦(血清钙一般在 2 毫摩/升以下),典型表现为双侧拇指强烈内收,掌指关节屈曲,指骨关节伸张、腕肘关节屈曲,形成鹰爪状,有时双足也呈强直性伸展。膝髋关节屈曲。发作时可有疼痛,但由于形状可怕,患者常异常惊恐,因此搐搦加重;有些患者,特别是儿童可出现惊厥或癫痫样全身抽搐。如不伴有搐搦,常可误诊为癫痫大发作。手足搐搦发作时也可伴有喉痉挛与喘鸣,由于缺氧,又可诱发癫痫样大发作。有些轻症或久病患者不一定出现手足抽搐。其神经肌肉兴奋性增高主要表现为面部轻叩试验(Chevostek 征)与束臂加压试验(Trousseau 征)阳性。除了上述表现外,低钙血症还可引起下列表现。头颅摄片可发现多数患者有基底神经节钙化,并可出现锥体外系神经症状,包括典型的帕金森病的表现。纠正低钙血症可使症状改善。少数患者可出现颅内压增高与视盘水肿。慢性甲状腺功能减退患者可出现神经症状,包括烦躁、易激动、抑郁或精神病。儿童患者常有智力发育迟缓与牙齿发育障碍。白内障在本病患者中较为常见,可严重影响视力,纠正低钙血症可使白内障不再发展。长期甲状旁腺功能减退使皮肤干燥、脱屑,指甲出现纵嵴,毛发粗而干,易脱落,易发生念珠菌感染。血钙纠正后,上述症状也能好转。心电图检查可发现 QT 时间延长,血清钙纠正后,心电图改变也随之消失。

甲状旁腺功能低下引起的帕金森可有锥体外系病变,但多伴有手足抽搐、低钙血症、高磷血症,头颅 MRI 及 CT 可见双侧基底节、大脑皮层、小脑齿状核对称异常密度灶。多巴胺制剂效果差。纠正低钙血症可使症状改善。

62. 酒精中毒性震颤与帕金森病如何鉴别

酒精直接作用于神经细胞膜,这类物质像巴比妥类一样是脂溶性的。通过溶解细胞膜与细胞膜的脂蛋白相互作用而产生效应。酒精是中枢神经系统(CNS)的抑制剂而不是兴奋剂,一些酒精中毒的早期症状提示大脑兴奋,如喋喋不休、攻击性、过分活跃和大脑皮质电兴奋增加等,这是因为正常情况下调节大脑皮质活动的皮质下某些结构(可能上部脑干的网状结构)被抑制的结果。同样,早期腱反射活跃可能反映高级抑制中枢对脊髓的运动神经元的短暂性失控。然而,随酒精量的增大,抑制作用扩展至大脑、脑干和脊髓神经细胞。酒精中毒性脑病:

(1)韦尼克(Wernick)脑病:在长期饮酒的基础上,一次过量饮酒后突然发生谵妄、昏睡、肌肉抽搐或眼球麻痹、去大脑强直或昏迷,清醒后可转为以下两种综合征。

(2)柯萨可夫精神病:缓慢起病,以记忆障碍为主,伴虚构或错构、定向力障碍,可有情感和动作迟钝。可发生程度不同的多发性神经炎,检查见肢体感觉障碍、肌萎缩、腱反射减弱或消失,严重时可瘫痪。

(3)慢性酒精中毒性痴呆:缓慢起病,有严重的人格改变,记忆力减退及智能障碍;社会功能及生活自理能力下降或消失。脑电图可有低波幅慢波;脑 CT 示脑室扩大,大脑皮质特别是颞叶显著萎缩。

酒精中毒出现震颤一般多合并精神障碍,如谵妄、幻觉、妄想、器质性遗忘综合征(Korsakoff 综合征)、痴呆。

63. 锰中毒及一氧化碳中毒引起的帕金森综合征与帕金森病如何鉴别

轻度锰中毒及一氧化碳中毒早期症状均有头晕、头痛、肢体酸痛、下肢无力和沉重、多汗、心悸和情绪改变；中重度出现肌张力增高、手指震颤、腱反射亢进，对周围事物缺乏兴趣和情绪不稳定。出现典型的震颤麻痹综合征，有四肢肌张力增高和静止性震颤、言语障碍、步态困难等，以及有不自主哭笑、强迫观念和冲动行为等精神症状。

以上几种毒物均侵犯中枢神经系统，均可产生帕金森样症状。

64. 外伤后帕金森综合征有何特点，如何诊治

头部外伤时，剪切应力可使中枢神经系统轴索损伤，使得脑的中轴部分，尤其是脑干、大脑脚的挫伤。头颅 MRI 可发现脑干、大脑脚的损伤，尤其会发生在黑质纹状体多巴胺通路上，造成帕金森病样症状。

多巴胺治疗效果好。

65. 拳击性脑病与帕金森病如何鉴别

拳击性脑病是由于频繁轻度脑外伤所致的慢性进行性痴呆。常见于拳击运动员。表现为共济失调、性格改变及痴呆，即走路不稳、口齿不清、意识混乱，类似醉酒状态。这是由于脑在不同时间、不同部位受到外力产生小出血点引起，这种轻微的脑损害不断积累引起弥漫性脑功能障碍。本综合征的早期多因构音障碍而口齿不清、动作迟缓、步态不稳，以后出现不同程度的帕金森综合征，锥体束征或小脑损害表现。后期出现痴呆，可有意识混乱及精神运

动迟滞、人格改变。精神症状如欣快、激惹、抑郁、嫉妒、妄想均可发生,少数人有癫痫发作。CT可见脑萎缩、脑室扩大,常见有透明间隔腔。

66. 脑肿瘤引起的帕金森综合征有何特点,如何治疗

脑肿瘤合并帕金森综合征症状者,一般年龄都在60岁以上,病程长短与肿瘤的发展快慢有关。由于老年人都有不同程度的脑萎缩,常掩盖头痛、呕吐等高颅压症状,局灶体征也较轻,而突出表现为单纯帕金森综合征的特征,能引起此帕金森综合征症状者主要是生长在双侧大脑半球靠近中线矢状窦旁或深部基底节区和丘脑的肿瘤。从组织起源上看,这些肿瘤多为脑膜瘤、胶质瘤、血管瘤、转移瘤等。肿瘤引起帕金森综合征的机制,目前认为是:①巨大的脑膜瘤或大脑半球深部的胶质瘤直接或浸润基底节。②肿瘤管理运动的大脑皮质,阻断由此通往基底节区的传导纤维。③中脑脑瘤并累及黑质。④肿瘤阻断黑质纹状体多巴胺能通往纹状体内的神经元。

可行立体定向病灶损毁手术。

67. 麻痹性痴呆的震颤症状与帕金森病如何鉴别

麻痹性痴呆(GPI)系神经梅毒的晚期表现,是中枢神经系统器质性损害所致。中枢神经系统在感染数年以后,最初出现的症状,包括疲乏、嗜睡、头痛和性情改变。随后出现进行性痴呆,常有夸大、抑郁或偏执等精神病色彩。神经系统体征包括瞳孔异常、震颤、构音障碍、反射改变及共济失调。阳性的血清学试验和特征性的脑脊液改变有助于确诊。

68. 慢性进行性舞蹈病与帕金森病如何鉴别

慢性进行性舞蹈病是一种常染色体显性遗传的、以基底节和大脑皮质变性为主的神经变性疾病,临床特征为中年起病、慢性进行性加重的舞蹈样动作、精神异常和痴呆三联征。前者多为首发症状,始于颜面部及上肢,偶发一下,以后逐渐扩展至全身。舞蹈样动作多较快速,幅度大,无目的,不自主地张口、噘嘴、伸舌、扮鬼脸、耸肩、头前屈后仰、手足舞动等,情绪激动时加重,睡眠时消失。常合并有书写、言语等困难。多数患者在不自主运动发生后数年潜隐出现精神异常,少数患者精神症状先于舞蹈样动作出现。疾病早期记忆力损害可不明显,但注意力、判断力和完成动作的能力已有明显损害。抑郁最常见,还有情感淡漠、退缩、易激惹、欣快、幻觉、妄想等,逐渐发展成痴呆。讲话呐吃很普遍,可有吞咽困难等。少数伴有癫痫、肌阵挛、共济失调、肌强直及头痛等。眼球运动障碍如慢眼球活动常见于疾病后期。病程为2～40年。此病有明显的家族遗传史,只要双亲之一是患者,他们的子女中至少会有1/2的发病几率。

帕金森病又称震颤麻痹,是中老年人的一种常见疾病。它的主要表现是静止性震颤、肌强直、运动迟缓及姿势障碍等。其他可能还有皮肤油脂溢出、排便困难、情绪低落及智能减退等症状。帕金森病的发病机制还不十分清楚,其病理变化主要为脑内的黑质、蓝斑等的多巴胺含量减少。

69. 正常颅压脑积水引起帕金森病样症状如何与帕金森病鉴别

正常颅压脑积水(NPH)是一种脑室虽扩大,而脑脊液压力正

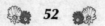

常的交通性脑积水综合征。主要症状是步态不稳、记忆力障碍和尿失禁,极少引起帕金森综合征表现,但部分患者尤其出现脑室扩大者可出现帕金森综合征,表现步态障碍、行动迟缓,以及震颤、肌张力增高、尿便障碍等症状,而帕金森病多无智能障碍,CT及MRI可进一步鉴别。

70. 特发性震颤与帕金森病如何鉴别

特发性震颤(essentialtremor,ET)又称家族性或良性特发性震颤,是临床常见的运动障碍性疾病,呈常染色体显性遗传,姿势性或动作性震颤是唯一表现。缓慢进展或长期不进展。起病缓慢,任何年龄均可发病,但多起始于成年人,患病率随年龄增长而增高。本病的震颤常见于手,其次为头部震颤,极少的病人出现下肢震颤。震颤在注意力集中、精神紧张、疲劳、饥饿时加重,多数病例在饮酒后暂时消失,次日加重,这也是特发性震颤的特征。帕金森病的震颤以静止性为主可合并动作性震颤常伴动作迟缓、姿势步态异常和肌张力增高、表情少等。另外,左旋多巴类药物对特发性震颤效果一般不理想,而对帕金森病多效果明显。

71. 进行性核上性麻痹与帕金森病如何鉴别

进行性核上性麻痹(PSP)是一种少见的神经系统变性疾病,通常开始于中年晚期,以假延髓性麻痹、垂直性核上性眼肌麻痹、锥体外系肌僵直、步态共济失调和轻度痴呆为主要临床特征,肌强直多见,震颤少见。但本病有突出的眼球凝视障碍、肌强直以躯干为重、肢体肌肉受累轻而较好的保持了肢体的灵活性,以及颈部伸肌张力增高致颈项过伸与帕金森病颈项屈曲显然不同,均可与帕金森病鉴别。

72. 原发性直立性低血压与帕金森病如何鉴别

原发性直立性低血压（Shy-Drager 综合征）是多系统萎缩的一个类型，是一种进行性神经系统变性病，主要特征为逐渐发展的发作性晕厥、直立性低血压、性功能障碍、无汗等自主神经功能异常和运动功能障碍等。临床早期表现多有发作性晕厥，男性勃起功能障碍，以及腹泻、便秘、腹痛或大便失禁、尿频、尿急、瞳孔异常等症状。直立性低血压为早期而显著的体征。当从卧位 10 分钟后变为坐位或直立位时，血压收缩压降低 2.7 千帕（20 毫米汞柱）以上或舒张压降低 1.3 千帕（10 毫米汞柱）以上，并缺乏反应性的心率增快。晚期可出现运动障碍，包括小脑性共济失调、锥体束和锥体外系表现。与帕金森病鉴别要点为 Shy-Drager 综合征的运动障碍往往缺乏静止性震颤，有锥体系、小脑受累的表现及对美多巴治疗效果不佳等。

73. 药物性帕金森综合征与帕金森病如何鉴别

过量服用利舍平、氯丙嗪、氟哌啶醇及其他抗抑郁药物，均可引起锥体外系症状，强直多见，震颤少见，因有明显的服药史、并于停药后减轻可资鉴别。

74. 老年性震颤与帕金森病如何鉴别

有的老年人平常坐着的时候也没感觉怎么样，一旦起来拿东西、端水杯，或夹菜时手就不停地颤抖。此种现象是比较常见的，属于运动障碍疾病，以前常叫做良性震颤、家族性震颤或老年性震颤，现在统称为特发性震颤。根据患者经常出现姿势性和（或）动作性震颤,饮酒后减轻,有家族史,不伴神经系统其他症状体征,应考虑特发性震颤可能。帕金森病震颤以静止性为主,可合并动作性震颤,常伴动作迟缓、强直、步态异常和表情少等。

75. 阿尔茨海默病与帕金森病如何鉴别

阿尔茨海默病(AD)是一组病因未明的原发性退行性脑变性疾病。临床表现为认知和记忆功能不断恶化,日常生活能力进行性减退,并有各种神经精神症状和行为障碍。多起病于老年期,潜隐起病,病程缓慢且不可逆,少数患者有锥体外系体征。帕金森病(PD)震颤以静止性为主,可合并动作性震颤,常伴动作迟缓、强直、步态异常和表情少等。帕金森病痴呆相对于其他认知领域的损害,执行功能受损尤其严重。帕金森病患者的短时记忆、长时记忆能力均有下降,但严重度比 AD 轻。视空间功能缺陷也是常见的表现,其程度较总体严重度匹配的 AD 重。

76. 书写痉挛症与帕金森病如何鉴别

书写痉挛症是由于职业因素长期从事手部精细动作,从而导致手部肌肉痉挛,出现以书写功能障碍为主的一种症状群。患者书写时手臂僵硬、握笔如握匕首、肘部不自主地向外弓形抬起、腕和手弯曲、手掌面向侧面、笔和纸几乎平行。该病确切的病因尚不明了,与大脑基底节细胞的退行性变有一定关系,与精神因素(紧张、恐惧等)关系较密切。书写痉挛症患者无静止性震颤,无肌强直及运动迟缓,脑部影像学检查也无异常,故易帕金森病鉴别。

77. 多系统萎缩与帕金森病如何鉴别

多系统萎缩(MSA)是一组原因不明的神经系统多部位进行性萎缩的变性疾病或综合征。病理上主要累及纹状体黑质系统

(MSA-P)、橄榄脑桥小脑系统（MSA-C）和自主神经系统（MSA-A）等。每种 MSA 综合征都有特征性临床症状，随着病情发展，各综合征由于损害部位不同组合，临床症状可出现交替重叠。最终发展为 3 个系统全部受损的病理和临床表现。主要累及锥体外系、小脑、自主神经、脑干和脊髓。临床表现为帕金森综合征及小脑、自主神经、锥体束等功能障碍的不同组合。MSA-P 型又名纹状体黑质变性，全病程以锥体外系症状为主，小振幅手指肌痉挛性抽动或手的不规则跳动性震颤，常有双侧对称性起病，左旋多巴疗效不佳或无效。研究显示，最初诊断为帕金森病的患者中约 9％最终将发展为多系统萎缩。常规 MRI 可显示多系统萎缩患者脑桥"十字征"和"壳核裂隙征"。

78. 高位颈椎病变引起的帕金森样症状与帕金森病如何鉴别

颈椎病是好发于中老年人的引起肢体运动障碍的一种疾病，随着增龄，颈椎间盘发生进行性退化、脱出及骨赘形成等因素导致脊髓受压和缺血引起脊髓神经传导功能障碍，高位颈椎病变患者常表现为手足无力、四肢发紧、步态不稳、不能快步、手握力差、持物易坠落，有时感觉四肢麻木，重者可出现行走困难，甚至四肢瘫痪卧床不起，易误诊为帕金森病。

帕金森病患者症状较复杂，既有运动症状又有非运动症状，大约 70％以上帕金森病患者存在便秘，甚至症状出现在运动障碍之前。而且，无论震颤还是强直，起病具有不对称性，常自一侧上肢开始，逐渐波及同侧下肢、对侧上肢及下肢，呈"N"字形进展。另外，帕金森病患者为全身肌肉强直，均有面具脸，典型体姿是身体前屈、前倾，典型步态是慌张步态，协同动作减少，随着病程进展出现启动困难，肢体呈铅管样肌张力增高，即使无肉眼可见的震颤，在进行手腕部肌张力检查时多数病例也可发现有齿轮样强直，无肌力减弱、腱反射改变及病理反射,无感觉平面。而颈椎病只出现肢体运动障碍,不出现面具脸,步态呈痉挛步态,可以双侧同时起病,肌力减弱,呈折刀样肌张力增高、腱反射亢进,有时出现病理反射、传导束型感觉障碍。颈椎影像学检查有颈椎间盘突出、退化,脊髓受压变性征象。

79. Fahr 病与帕金森病如何鉴别

Fahr 病有两侧对称性基底核钙化,有时尚伴有小脑齿状核和皮质散在钙化。可出现广泛的神经损害表现,如帕金森病、舞蹈病、肌张力障碍、共济失调、痴呆,偶尔有抽搐等。有家族史和遗传学依据的可称之为家族性 Fahr 病。两侧对称性大脑基底核钙化可以由许多原因造成,故这种表现实际是一种综合征,称之为两侧对称性大脑基底核钙化综合征,又称 Fahr 综合征。Moskowitz 等拟订了诊断标准:①影像上有对称性双侧基底节钙化。②无假性甲状旁腺功能减退现象。③血清钙、磷均正常。④肾小管对甲状旁腺激素反应功能正常。⑤无感染、中毒代谢等原因。CT 可见双侧基底节对称性高密度影,可与帕金森病鉴别。

80. 偏侧萎缩-偏侧帕金森综合征与帕金森病如何鉴别

偏侧萎缩征-偏侧帕金森综合征(HPHA)是一种罕见的、儿童期脑部损害引起的继发性帕金森综合征。主要临床特点是偏侧肢体萎缩,萎缩侧肢体出现典型的帕金森样症状,对左旋多巴治疗反应良好。HPHA 患者有偏侧萎缩和早期出现肌张力障碍,影像学检查提示一侧脑萎缩和局部脑糖代谢率降低,而帕金森病无偏侧肢体萎缩,可以此鉴别。

81. 动脉硬化性假性帕金森综合征与帕金森病如何鉴别

动脉硬化性假性帕金森综合征(arteriosscleroticpseudoparkin-sonism)又称血管性帕金森综合征(VP),主要是由纹状体的多发性腔隙脑卒中引起的一组类似帕金森病症状和体征的疾病。存在4个帕金森综合征症状(震颤、非对称性肢体强直、运动徐缓、步态障碍)中的2个,但震颤相对于帕金森病病人少见。既往多有TIA或脑卒中等脑血管病发作史,发病年龄较帕金森病病人高,常伴有与脑血管病变相对应的假性延髓性麻痹、锥体束征、情感失禁等脑局灶性症状,大多数病人有高血压、高血脂、心律失常、颅内外大血管内膜粥样硬化或糖尿病病史。CT、MRI上可见壳核、苍白球、脑干、额叶白质及分水岭区多发性小梗死灶,脑萎缩不明显;病理表现为中脑黑质色素神经正常,未见减少,蓝斑未见病变,无Lewy小体。大多数病人对锻炼治疗效果不如对帕金森病的疗效好,但亦有一定效果。

82. 青少年型帕金森病与帕金森病如何鉴别

患帕金森病的青少年往往有家族遗传背景,他们之所以会早发病,是因为基因突变,而不只是单纯缺乏多巴胺而导致脑组织逐渐被破坏。其临床特点:①发病年龄多在10～25岁,多有家族性发病倾向或明显遗传史。②病程短,进展快,容易伴有智力障碍。③以肌张力高、动作迟缓多见,常伴有锥体束征和其他系统损害,静止性震颤相对的少见。④容易发生动眼危象(表现为两眼球发作性向上窜动,为眼肌的不自主运动)。年轻的帕金森患者的症状要比老年患者轻一些。

83. 皮质基底神经节变性出现帕金森样症状与帕金森病如何鉴别

皮质基底神经节变性的震颤为姿势性或运动性震颤,速度较快(每分钟 6～8 次),节律不规则,紧张、激动时加重,类似帕金森病,最终发展成刺激敏感性或动作性阵挛。肌强直早期表现为受累肢体或手的灵活性减退,以后逐渐发展成运动迟缓,运动不能。当肢体自主运动逐渐缓慢和笨拙,许多患者将会发展成一种特征性的强直姿势:肩内收、肘及腕关节屈曲及部分手指屈曲成抓握状,有时伴一个或多个手指呈伸直状。常见的症状还有受累肢体震颤、肌强直、失用和皮质性感觉缺失,可与帕金森病鉴别。

84. 关岛肌萎缩侧索硬化-帕金森综合征痴呆复合征与帕金森病如何鉴别

该病又称渐冻人,是一种仅见于西太平洋沿岸地区的地方性神经变性疾病。多于中年以后发病,起病隐匿,缓慢进展。临床表现由 ALS、帕金森综合征、进行性痴呆 3 部分症状组成。可出现眼球运动障碍,最常见有眼球水平运动异常,其次是前庭眼反射异常,再次是双眼汇聚不能和汇聚不良。部分患者可有眼底损害,多表现为双侧视网膜色素上皮线条状色素缺失。帕金森综合征主要表现为运动迟缓、肌强直。约 85% 的患者出现运动迟缓,早期表现为始动缓慢和(或)困难,伴运动明显减少,步态缓慢,连带运动减少。约 75% 的患者可出现肌强直。早期多表现为面部表情减少,瞬目减少等。部分患者肌强直可首先影响手部肌肉,而在病程早期即出现手部精细动作障碍,以后逐渐出现面具脸,并累及颈部、躯干肌和四肢肌肉,与帕金森病相似。震颤轻微或缺如,常仅局限于手部和手指,为细小、规律的静止性震颤,情绪激动、活动或维持姿势时出现或加重,休息或睡眠时消失。患者均有严重的进行性痴呆,酷似阿尔茨海默病(AD)或 Pick 病。

85. 扭转痉挛与帕金森病如何鉴别

扭转痉挛的主要临床特征为肌张力障碍和不自主的扭转动作。有以下临床特点:①原发性扭转痉挛 7～15 岁患者多见,多散发;继发性扭转痉挛发病年龄不一。②病情缓慢进展。③一般最早表现为下肢的肌紧张异常,随后躯干、四肢出现不自主扭动,伴挤眉弄眼、佯笑、舌不自主伸缩、构音障碍及斜颈等。症状在精神紧张、活动时重,睡眠时消失。④肢体等肌肉长期痉挛,出现挛缩和骨骼畸形。而帕金森病的表现主要是静止性震颤、肌强直、运动迟缓及姿势障碍等。

86. 手足徐动症与帕金森病如何鉴别

手足徐动症又称指划运动,是一种临床综合征,临床特点为肌肉强硬和手足不规则的缓慢扭转运动。婴儿多见,缓慢进展。不自主动作,上肢远端多见,下肢受累较少,表现为缓慢而不规则的扭转动作,手指常分开或过伸。四肢肌张力高低变化不定,精神紧张时症状重,睡眠时消失。患儿发育迟缓,伴有锥体束受损表现、言语困难、智能障碍等。而帕金森病多见于中老年人,以四大主征为主要表现。

87. 遗传性进行性肌张力失调与帕金森病如何鉴别

遗传性进行性肌张力失调又称多巴反应性肌张力障碍,是伴有明显昼间波动的遗传性肌张力障碍。本病是原发性肌张力障碍的一种特殊类型,多于儿童期发病,女性多见,男女比为 1：2～4。缓慢起病,通常首发于下肢,表现为上肢或下肢的肌张力障碍和异

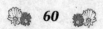

常姿势或步态,步态表现为腿僵直、足屈曲或外翻,严重者可累及颈部。少数患者首发症状可为震颤。肌张力障碍亦可合并运动迟缓、齿轮样肌强直、姿势反射障碍等帕金森综合征之表现。症状具有昼间波动,一般在早上或午后症状很轻微,运动后或晚间加重。此种现象随年龄增大会变得不明显,一般在起病后 20 年内病情进展明显,20～30 年趋于缓和,至 40 年病情几乎稳定。对小剂量左旋多巴有戏剧性和持久性反应是其显著的临床特征。用药后所有症状包括易疲劳、肌张力障碍、姿势异常、震颤都会完全消失。而长期服用左旋多巴无须增加剂量,且不会出现左旋多巴的运动并发症,可与帕金森病相鉴别。

88. 苍白球黑质红核色素变性与帕金森病如何鉴别

该病是因铁代谢障碍所引起的一种罕见的疾病。发病年龄多在青少年,病变部位在黑质、纹状体、红核。成年也可发病,部分患者有家族史。主要表现为缓慢进展的锥体外系症状,如肌张力增高、震颤、运动迟缓、姿势步态异常等症状。早期就可出现锥体束受损的体征。部分患者可有精神症状,随着病程进展多数患者出现智力下降,并有明显语言障碍,可有视神经萎缩和双眼睁开无力。头颅 CT 可见纹状体低密度影,MRI 2 加权像示双侧苍白球、红核和黑质对称性高信号,称为"虎眼征"。发病年龄、锥体束征、影像学表现均可与帕金森病鉴别。

89. 迟发性运动障碍与帕金森病如何鉴别

迟发性运动障碍是由于长期服用较大剂量抗精神病药引起一组肌群不自主的节律性重复运动。通常在长期的抗精神病药物治疗后,表现舌、唇、口和躯干不自主的缓慢不规则运动,或舞蹈性手足徐动症样运动。以口周运动障碍最常见,包括转舌及伸舌运动、颌部咀嚼运动及撇嘴等。发生率因药物种类、剂量、服药期和个体差异而不同。停用抗精神病药可使迟发性运动障碍更为明显,而加大抗精神病药量可使迟发性运动障碍暂时减轻。常见的有:①口-舌-颊三联症。②肢体不自主的重复运动或抽动。③躯干肌运动不协调。④可累及身体任一肌群。用药史及上述症状可与帕金森病相鉴别。

90. 海登汗病与帕金森病如何鉴别

海登汗病又称早老性痴呆-皮质盲综合征,为一罕见的大脑皮质变性疾病。以进行性皮质失明、痴呆和锥体外系症状为主要特征。发病年龄为 38～55 岁,多为男性患者。呈迅速发生的失明,眼底无异常改变,瞳孔对光反射正常。患者可伴有记忆力减退,尤以近记忆力障碍明显,以致出现遗忘。继而定向力、判断力、理解力障碍,注意力不集中,情绪淡漠,最终陷入痴呆状态。锥体外系受损可出现不同程度的共济失调、构音障碍、手足徐动症和全身性肌强直等。失明和痴呆可与帕金森病相鉴别。

91. 路易体痴呆与帕金森病如何鉴别

路易体痴呆(DLB)主要表现为波动性的认知障碍、帕金森综合征和以视幻觉为突出代表的精神症状,病理特征为大脑皮质及皮质下核团弥散分布 Lewy 小体。可有自主神经功能紊乱,如经常跌倒、晕厥。还可出现肌阵挛、肌张力障碍、吞咽困难和睡眠障碍等症状。此外,对神经安定药和抗精神病药物的高敏感性也是DLB区别于其他类型痴呆的特点。影像学多为正常。而帕金森病患者的智能障碍出现较晚,锥体外系症状先出现,以偏侧起病为特征,左旋多巴等药物治疗反应良好可资鉴别。

92. 抽动-秽语综合征与帕金森病如何鉴别

抽动-秽语综合征又称全身性抽搐合并秽语病、慢性多发性抽动。其特征为面部、四肢及发声肌肉的不自主抽搐。①起病于21岁之前,大多数在2～15岁。②主要表现为多种抽动动作和一种或多种不自主发声,两者出现于病程某些时候,但不一定同时存在。③抽动症状一天反复出现多次,几乎天天如此,但在数周或数月内症状程度有变化,并能受意志控制数分钟至数小时,病程至少持续1年,且在1年之中症状缓解不超过2个月以上。④不自主抽动或发声,不能用其他症状来解释。

93. 棘状红细胞增多症与帕金森病如何鉴别

棘状红细胞增多症为一种独立的锥体外系疾病。棘状红细胞增多症的主要缺陷是血中β脂蛋白减少或缺乏,是较罕见的遗传性疾病。神经棘红细胞增多症多见于青春期或成年早期,棘状红细胞增多症最突出的临床表现是运动障碍,以口面部不自主运动、肢体舞蹈症(酷似HD)最常见。常表现为进食困难,步态不稳,时有自咬唇、舌等。其他运动障碍有肌张力障碍、运动不能性肌强直、抽动症、帕金森综合征等。帕金森综合征多见于年轻患者,于病程3～7年出现,可与上述运动障碍同时出现。性格改变和精神症状亦是其常见症状;约半数以上患者可有进行性智能减退,约1/3患者可出现癫痫发作,以强直痉挛性全身发作多见。还可出现周围神经病,肌电图(EMG)显示失神经支配性肌电图改变;极少数患者可出现伸跖反射、听力损害。

94. 震颤应如何分类

国际运动障碍学会对震颤的分类:强化的生理性震颤;经典的特发性震颤;原发性直立性震颤;任务执行和位置性特异性震颤;肌张力障碍性震颤;帕金森病性震颤;小脑性震颤;Holmes 震颤;腭肌震颤;药物诱发性和中毒性震颤;周围神经病性震颤;心因性震颤。

95. 静止性震颤的特点是什么

静止性震颤是主动肌与拮抗肌交替收缩引起的节律性震颤,常见手指搓丸样动作,频率 4～6 次/秒,静止时出现,紧张时加重,随意运动时减轻,睡眠时消失;也可见于下颌、唇和四肢等,是帕金森病的特征性体征。

96. 姿势性(体位性)震颤的特点是什么

姿势性震颤是身体的受累部分主动地在保持某种姿势时出现震颤,而在运动及休息时消失。偶尔也可能在动作时略为明显,但大多在固定某一姿势时最为明显。一般较静止性震颤动作细,平均 8～12 次/秒。

97. 意向性震颤的特点是什么

意向性震颤是指出现于随意运动时的震颤。其特点是在有目的运动中或将要达到目标时最为明显,常见于小脑及其传出通路病变时。意向性震颤可以不伴肌张力的减低,只在肢体运动时才出现。

98. 生理性震颤的特点是什么

生理性震颤多见于肢体的远端,呈姿势性震颤。振幅较小,肉

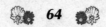

眼难以觉察。若以纸片放在向前平伸的指背上,则颤抖较为容易发现。震颤的频率随年龄变化,一般在 9 岁以下约为 6 次/秒;16岁时约为 10 次/秒;40 岁以后震颤的频率开始减慢,至 70 岁左右又恢复到 6 次/秒。除手部外,震颤尚可见于眼睑、舌肌、躯干与下肢等部位。

99. 继发性震颤麻痹的特点是什么

继发性震颤麻痹,即因某种脑炎、中毒(如一氧化碳、锰、氰化物、利舍平中毒,以及吩噻嗪类和丁酰苯类药物、三环类抗抑郁等药物中毒等)、脑血管病、颅脑损伤、脑肿瘤等引起,我们又把它叫做帕金森综合征、震颤麻痹综合征。

(1)继发性震颤麻痹病因:往往有明确的病因,常见的有以下几类。

①中毒。如一氧化碳中毒,在北方煤气中毒较多见。患者多有中毒的急性病史,以后逐渐出现弥漫性脑损害的征象,包括全身强直和轻度的震颤。

②感染。脑炎后可出现本综合征,如甲型脑炎,多在痊愈后有数年潜伏期,逐渐出现严重而持久的帕金森综合征。其他脑炎一般在急性期出现,但多数症状较轻、短暂。

③药物。服用抗精神病的药物,如酚噻嗪类和丁酰苯类药物能产生类似帕金森病的症状,停药后可完全消失。

④脑动脉硬化。因脑动脉硬化导致脑干和基底节发生多发性腔隙性脑梗死,影响到黑质多巴胺纹状体通路时可出现本综合征。但该类患者多伴有假性延髓性麻痹、腱反射亢进、病理症阳性,常合并明显痴呆。

(2)继发性震颤麻痹的临床特点:该病起病缓慢,呈进行性加重。

①姿势与步态。面容呆板,形若假面具;头部前倾,躯干向前

倾曲,肘关节、膝关节微屈;走路步距小,初行缓慢,越走越快,呈慌张步态,两上肢不做前后摆动。

②震颤。多见于头部和四肢,以手部最明显,手指表现为粗大的节律性震颤(呈搓丸样运动)。震颤早期常在静止时出现,做随意运动和睡眠中消失,情绪激动时加重,晚期震颤可呈持续性。

③肌肉僵硬。伸肌、屈肌张力均增高,被动运动时有齿轮样或铅管样阻力感,分别称为齿轮样强直或铅管样强直。

④运动障碍:与肌肉僵硬有关,如发音肌僵硬,引起发音困难;手指肌僵硬,使日常生活不能自理(如生活起居、洗漱、进食等都感困难)。

⑤其他症状。易激动,偶有阵发性冲动行为;出汗多,唾液、皮脂腺液等分泌增多;脑脊液量、尿中多巴胺及其代谢产物降低。

二、帕金森病的药物治疗

100. 帕金森病治疗原则是什么

帕金森病的治疗应采取综合治疗,包括药物治疗、手术治疗、康复治疗、心理治疗等,其中药物治疗是首选且是主要的治疗手段。目前应用的治疗手段,无论药物或手术,只能改善症状,不能阻止病情的发展,更无法治愈。因此,治疗不能仅顾及眼前,而不考虑将来。

应坚持"剂量滴定、细水长流、不求全效"的用药原则;用药剂量应以"最小剂量达到满意效果";治疗既应遵循一般原则,又应强调个体化特点,不同患者的用药选择不仅要考虑病情特点,而且要考虑患者的年龄、就业状况、经济承受能力等因素。药物治疗的目标是延缓疾病进展、控制症状,并尽可能延长症状控制的年限,同时尽量减少药物的不良反应和并发症。

101. 药物治疗帕金森病的机制是什么

治疗帕金森病的药物能恢复纹状体多巴胺与胆碱(Ach)递质系统平衡。

(1)金刚烷胺:促进多巴胺在神经末梢释放,阻止再摄取,并有抗胆碱能作用,是谷氨酸拮抗药,可能有神经保护作用。

(2)左旋多巴:能够通过"血脑屏障"进入脑,被黑质神经细胞或其他神经细胞摄取,在多巴脱羧酶的作用下,脱去一个羧基,变成多巴胺,从而起到补充脑内多巴胺,减轻帕金森病症状的作用。

(3)单胺氧化酶B(MAO-B)抑制药:抑制神经元内多巴胺分解,增加脑内多巴胺含量。

(4)儿茶酚-氧位-甲基转移酶(COMT)抑制药:抑制左旋多巴(L-dopa)外周代谢,维持 L-dopa 稳定血浆浓度,加速通过 BBB,阻止脑胶质细胞内多巴胺降解,增加脑内多巴胺含量。

102. 治疗帕金森病的药物分为几代和几类

(1)分代:第一代为抗胆碱能药和金刚烷胺,第二代为左旋多巴类,第三代为多巴胺受体的激动药和增强药。

(2)治疗帕金森病的药物分 8 类:①抗胆碱能药。②多巴胺促释放药。③复方左旋多巴。④多巴胺受体激动药。⑤单胺氧化酶 B 抑制药。⑥儿茶酚-氧位-甲基转移酶抑制药。⑦神经营养药。⑧中药治疗。

103. 治疗帕金森病的抗胆碱类药物有哪些

主要有苯海索,此外有丙环定、甲磺酸苯扎托品、东莨菪碱、环戊丙醇和比哌立登。主要适用于震颤明显且年轻的患者,老年患者慎用,闭角型青光眼及前列腺肥大患者禁用。

104. 如何用苯海索治疗帕金森病

(1)用法:苯海索(安坦)治疗帕金森病每次 1~2 片,每日 3 次,口服。

(2)不良反应:主要不良反应有口干、视物模糊、便秘、排尿困难、影响智能,严重者有幻觉、妄想。老年人长期应用容易促发青光眼。伴有动脉硬化者,对常用量的抗帕金森病药容易出现精神错乱、定向障碍、焦虑、幻觉及精神病样症状,应慎用。闭角型青光眼及前列腺肥大患者禁用。

(3)药物相互作用:①本药与乙醇或其他中枢神经系统抑制药合用时,可使中枢抑制作用加强。②本药与金刚烷胺、其他抗胆碱药、单胺氧化酶抑制药帕吉林及丙卡巴肼合用时,可加强抗胆碱作用,并可发生麻痹性肠梗阻。③本药与单胺氧化酶抑制药合用时,可导致高血压。④本药与制酸药或吸附性止泻药合用时,可减弱本药的效应。⑤本药与氯丙嗪合用时,后者代谢加快,可使其血药浓度降低。⑥本药与强心苷类合用可使后者在胃肠道停留时间延长,吸收增加,易中毒。

105. 如何用丙环定治疗帕金森病

(1)用法:口服作用持续时间 1～4 小时。开始每次 2.5 毫克,每日 3 次,饭后服。以后每次 5 毫克,每日 3 次,需要时睡前加 5 毫克。每日总量 20～30 毫克。

(2)不良反应:有口干、头晕、便秘、尿潴留、瞳孔散大、视物模糊,易诱发青光眼。严重过量有中毒性精神病,幻听,幻视,可产生药物依赖性。

(3)注意事项:①老年患者较敏感。②青光眼、心动过速、尿潴留患者禁用。

106. 较少应用的治疗帕金森病的抗胆碱类药有哪些

较少应用的其他治疗帕金森病的抗胆碱类药有甲磺酸苯扎托品、东莨菪碱、环戊丙醇和比哌立登。

治疗应从小剂量开始。青光眼、心动过速、尿潴留患者禁用。甲磺酸苯扎托品初始 0.5～1 毫克,以后每 5～6 日增加 0.5 毫克,有效量为每日 2～6 毫克。

107. 治疗帕金森病的多巴制剂有哪些

左旋多巴和复方左旋多巴。复方左旋多巴有标准片、控制片、水溶片等不同剂型。①复方左旋多巴标准片。多巴丝肼和卡左双多巴控制片。②复方左旋多巴控制药。有多巴丝肼液体动力平衡系统和卡左双多巴控释片。③弥散型多巴丝肼。

108. 左旋多巴治疗帕金森病的作用如何

左旋多巴是最经典的治疗用药,为拟多巴胺类抗帕金森病药,左旋多巴为体内合成多巴胺的前体物质,本身并无药理活性,通过血脑屏障进入中枢,经多巴脱羧酶作用转化成多巴胺而发挥药理作用,可改善帕金森病患者的所有临床症状。复方左旋多巴系左旋多巴和外周多巴胺脱羧酶抑制药组成。自从复方左旋多巴问世后,已完全取代了单一的左旋多巴制剂,治疗剂量仅为原来的1/44,而临床疗效相同且不良反应明显减少

开始用药每次 0.1～0.25 克,每日 2～4 次,每隔 3～4 日增加0.125～0.5 克。维持量每日 3～6 克,分 3～4 次服,一般有效剂量为每日 2～5 克,分 4～7 次服,连续用药 2～3 周后见效。在剂量递增过程中如出现恶心等,应停止增量,待症状消失后再增。

109. 左旋多巴治疗帕金森病的不良反应如何处理

左旋多巴的不良反应是多方面的,常见的消化系统不良反应有恶心、呕吐、腹部不适、肝功能变化等;心血管系统的不良反应有直立性低血压、心律失常等;泌尿系统的不良反应有尿潴留、尿失禁、加重便秘、血尿素氮升高等;神经系统可表现为头、面部、舌、上

肢和身体上部的异常不随意运动,精神抑郁、失眠、幻觉、妄想等。较少见的不良反应有高血压、溶血性贫血。

处理方法是,应用左旋多巴时要从小剂量开始。另外,复方左旋多巴可使临床不良反应明显减少。

110. 左旋多巴与其他药物的相互作用如何

(1)左旋多巴不宜与罂粟碱或维生素 B_6 合用。两药并用可明显降低左旋多巴的疗效。这可能与维生素 B_6 加速左旋多巴的脱羟作用和运转有关。

(2)左旋多巴不宜与降压药利舍平合用。利舍平能使基底神经节内多巴胺的含量减少,并与左旋多巴对基底神经节内多巴胺的贮存呈拮抗关系,从而降低左旋多巴的药效。

(3)左旋多巴不宜与降压药甲基多巴合用,否则可引起心律失常等不良反应,同时也削弱左旋多巴的抗震颤麻痹作用。

(4)单胺氧化酶抑制药可在体内阻止多巴胺的降解,增强其效应,可致急性肾上腺危象,导致心率加快及高血压危象,不宜与本药同用。在用本药前两周停用单胺氧化酶抑制药,或停用本药2天后,使用单胺氧化酶抑制药。

(5)本药与乙酰螺旋霉素合用,可显著降低本药的血药浓度,药效减弱。

(6)本药与抗精神病药物合用,因为两者互相拮抗,应避免合用。

(7)苯二氮䓬类药物和苯妥英钠可拮抗本药的抗震颤麻痹作用,同用时应注意。

(8)与卡比多巴、马多巴、金刚烷胺、丙环定同用有协同作用,可减少用量及减轻不良反应。

(9)普萘洛尔(心得安)可加强本药疗效,也增强本药诱导刺激生长激素分泌作用。

(10)本药可加强胍乙啶及甲基多巴的降压效果,同时后两者也能影响本药的抗震颤麻痹作用。

(11)全麻药与药合用,易发生心血管意外,应于全麻前至少1天停用本药。

111. 左旋多巴治疗帕金森病注意事项有哪些

(1)禁用于对本药过敏、严重心血管病、器质性脑病、内分泌失调、精神病、严重神经衰弱、2周内用过单胺氧化酶抑制药、闭角性青光眼、消化性溃疡、有惊厥史患者,以及妊娠早期孕妇、乳母、产妇及12岁以下的儿童。

(2)溶血性贫血、肝或肾病、有心肌梗死史、溃疡病、癫痫、精神异常、肺病、支气管哮喘及痛风患者慎用。

(3)本药如在进食时服用,特别是高蛋白饮食,可干扰药物由血浆至中枢神经的转移。在两顿饭之间用药及进低蛋白快餐可降低临床反应的波动。

(4)由于本药的安全度很小,应严格掌握指征,详细询问病史并做检查。用药剂量根据患者的耐受而定,从小剂量开始,逐渐增加,直至不良反应出现即减量维持。出现的不良反应要及时处理。

(5)早期治疗常有无症状的直立性低血压;也有人出现眩晕或晕厥,继续用药可好转,一般数月后可耐受。用药期间,当活动或改变体位时应动作缓慢。

(6)应注意眼压、血常规及有无过敏反应;应经常查血糖。

(7)本药对震颤麻痹的效果一般在2～3周时显示。震颤麻痹周期性的加剧,在1分钟发作持续1～3小时,并且每天在同一时间发作,表示用量太大或受情绪冲击所致。

(8)当患者出现不随意肌的异常活动时,应立即减量,否则症

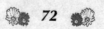

状将加剧。

(9)用药期间,应尽量避免食用富含维生素 B_6 的食物,如酵母、全麦、麸皮、动物内脏及瘦肉、绿叶菜;勿从事有危险的活动,如开车、登高等;当有情绪、智力、行为等方面的改变时,应减量。

(10)用药期间,可有假性尿糖阳性、尿酮体阳性及尿中假性尿酸升高。

112. 卡比多巴治疗帕金森病作用与应用如何

卡比多巴为外周脱羧酶抑制药,不易进入中枢,仅抑制外周左旋多巴转化为多巴胺,使循环中左旋多巴含量增加,因而进入中枢的左旋多巴的量也增多,左旋多巴在脑内经多巴胺脱羧酶作用转化为多巴胺而发挥药理作用,改善震颤麻痹症状。每次 10 毫克,每日 3~4 次,口服。每隔 1~2 日逐渐增加每日剂量,每日最大剂量可达 100 毫克。

113. 卡比多巴治疗帕金森病有哪些不良反应

常见不良反应有恶心,呕吐,直立性低血压,面部、舌、上肢和身体上部异常不随意运动,排尿困难,精神抑郁。少见不良反应有高血压,心律失常。单用时极少见。与左旋多巴合用时,可出现恶心、呕吐等。另外,两药合用时左旋多巴引起的不良反应如异常不随意运动精神障碍等趋于较早发生。

114. 卡比多巴与其他药物的相互作用如何

与左旋多巴联合应用,用于帕金森病和帕金森综合征。与左

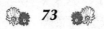

旋多巴合用,必要时可加服维生素 B$_6$。不宜和金刚烷胺、苯扎托品、丙环定、苯海索合用。

115. 卡比多巴治疗帕金森病注意事项有哪些

高血压、心律失常、糖尿病患者慎用。有骨质疏松者用本药应缓慢恢复正常活动,以减少引起骨折危险。用药期间需检查血常规,肝肾功能及心电图。严重精神病,严重心律失常,心力衰竭,青光眼,消化性溃疡,有惊厥史者禁用。

116. 苄丝肼治疗帕金森病作用与应用如何

【药理作用】 苄丝肼为外周多巴脱羧酶抑制药,作用类似卡比多巴。口服吸收快,吸收率约 58%,在肠内代谢,由尿排泄,12小时排泄约 90%。一般苄丝肼与左旋多巴按 1:4 配伍联合应用治疗震颤麻痹,可减少左旋多巴的用量,增强其疗效并减少其外周不良反应。一般不单独应用治疗帕金森病。

【适应证】 用于震颤麻痹,常与多巴胺制剂联合应用。

【用法用量】 多与左旋多巴合用。第一次苄丝肼 25 毫克加左旋多巴 100 毫克,每日 3 次,后每 2～3 日增加苄丝肼 25 毫克,增加左旋多巴 100 毫克,至苄丝肼日达 250 毫克,左旋多巴日达1 000毫克为止。

【注意事项】 ①25 岁以下,老年人,孕妇,骨质疏松者慎用。②本药单用时不良反应很少,同卡比多巴。对骨骼发育有损害。③禁与单胺氧化酶抑制药、麻黄碱等合用。④利舍平、α-甲基多巴可拮抗本药的作用。

117. 息宁治疗帕金森病作用与应用如何

息宁是一种复方左旋多巴,是左旋多巴和脑外脱羧酶抑制药卡比多巴(一种芳香氨基酸类脱羧酶抑制)的复合物,是以聚合物为基质的控释片剂,有两种剂型,即卡比多巴和左旋多巴。比例按1∶4 和 1∶10 两种控释片剂型;息宁 50/200,每片含卡比多巴 50 毫克和左旋多巴 200 毫克;息宁 25/100 每片含卡比多巴 25 毫克和左旋多巴 100 毫克。

【药理作用】 左旋多巴在脑内通过脱羧基形成多巴胺从而缓解帕金森症状。不能透过血脑屏障的卡比多巴只抑制外周左旋多巴脱胺,从而使更多的左旋多巴转运到脑内,转化成多巴胺,避免了左旋多巴在脑外被过多的消耗,提高了左旋多巴在脑内的利用度,避免了左旋多巴频繁大剂量给药,减少了左旋多巴在外周的不良反应,有助于消除胃肠道和心血管系统的不良反应。

【适应证】 本药适用于原发性帕金森病、脑炎后帕金森综合征、各种症状性帕金森综合征、服用维生素 B₆ 的维生素制剂的帕金森病或帕金森综合征的病人。

【用法用量】 初始剂量:从未接受左旋多巴治疗的病人,初始剂量为每次 1 片息宁控释片 25/100,每日 2 次。息宁控释片 50/200 在适当时亦可起始治疗时使用,用法为每次 1 片,每日 2~3 次。

已经用过普通的左旋多巴/脱羧酶抑制药如美多巴的病人,息宁控释片 50/200 的剂量应调节到每日能供给比原先剂量多 10%以上的左旋多巴,但以后需根据临床疗效加大剂量至每日能供给比原先剂量多 30%以上的左旋多巴。

单用左旋多巴治疗的病人:未用过左旋多巴治疗的病人,轻中度患者的初始推荐剂量为息宁 50/200 1 片,每日 2~3 次,初始剂量每日不得超过 600 毫克。给药间隔不能少于 6 小时,已经用过左旋多巴的病人开始服用息宁前 8 小时须停用左旋多巴。

剂量调整：治疗开始后，可根据治疗效果增加或减少剂量和给药间隔。大多数病人每日只需 2～8 片的息宁控释片 50/200，分数次服用，给药间隔为白天 4～12 小时，也有使用较大剂量（多达 12 片）和缩短间隔（少于 4 小时），但不予推荐。当息宁控释片 50/200 的给药间隔少于 4 小时，或分次服药剂量不等时，建议每天的最后一剂给予较小的剂量。调整剂量的间隔不应少于 3 日。

维持量：建议进行定期的临床评估，调整息宁控释片的给药方案。

118. 息宁治疗帕金森病的不良反应有哪些，应如何处理

息宁最常见的不良反应为运动障碍，一种异常不自主运动。其他常见的不良反应为恶心、幻觉、精神错乱、头晕、舞蹈病和口干。偶见做梦异常、肌张力障碍、嗜睡、失眠、抑郁、衰弱、呕吐和厌食，罕见头痛、便秘、定向力障碍、感觉异常、呼吸困难、疲劳、直立性低血压、心悸、消化不良、腹痛、肌痉挛、锥体外系和运动障碍、胸痛、腹泻、体重下降、激动、焦虑、跌倒、步态异常和视觉模糊。

息宁控释片潜在的与左旋多巴或左旋多巴/卡比多巴复合制剂相似的其他不良反应：①神经系统。运动失调、麻木、手颤加剧、肌肉抽搐、脸痉挛、牙关紧闭、诱发潜在的霍默综合征。②精神系统。嗜睡、欣快、类妄想狂和精神异常及痴呆。③胃肠道。苦味、流涎、咽下困难、磨牙、打呃、胃肠道出血、气胀、舌灼热感、十二指肠溃疡。④心血管系统。心律失常、高血压、静脉炎。⑤皮肤。脸部潮红、出汗增加、黑汗、皮疹、脱发。⑥泌尿生殖系统。尿潴留、尿失禁、黑尿、阴茎异常勃起。⑦特殊感觉。复视、瞳孔放大、眼球转动现象。⑧血常规。白细胞减少，溶血及非溶血性贫血，血小板减少，粒细胞缺乏症。⑨其他不良反应。虚弱、晕厥、声音嘶哑、不

适、热反射、刺激感、呼吸异常、恶性精神抑制综合征、恶性黑素瘤。抽搐,但它与左旋多巴或左旋多巴卡比多巴复合制剂的因果关系尚未确立。

【孕妇及哺乳期妇女用药】 对人类妊娠的影响尚不清楚,但左旋多巴及卡比多巴和左旋多巴的复合制剂可导致家兔内脏和骨骼发育异常,故孕妇慎用。卡比多巴和左旋多巴能否从人乳中分泌还不清楚,故应根据药物对哺乳妇女的重要性选择决定是停止哺乳还是停用本药。

【儿童用药】 对婴儿和儿童的安全性和有效性尚未确立,不推荐用于 18 岁以下的病人。

【药物过量】 急性药物过量的处理基本上与左旋多巴的急性药物过量处理方法相同,但吡哆辛对逆转息宁控释片的作用无效。

119. 息宁与其他药物的相互作用如何

(1)抗胆碱能药、多巴胺受体激动药和金刚烷胺可与息宁控释片同时服用:当这些药物加入息宁控释片治疗方案时,必须调整息宁控释片的剂量。某些严重病人如白天短时间需较多左旋多巴,可在息宁控释片治疗方案中增加息宁 10/100 或 25/100 半片或 1 片。

(2)与抗高血压药相互作用:服用某些降压药的患者在同时服用左旋多巴/脱羧酶抑制药复方制剂时,可出现症状性体位性低血压,因此开始服用息宁片治疗时需调整降压药的剂量。

(3)与抗抑郁药相互作用:三环类抗抑郁药与卡比多巴/左旋多巴制剂合用时,罕见诸如高血压和运动障碍等不良反应的报道。

(4)与单胺氧化酶抑制药相互作用:非选择性单胺氧化酶(MAO)抑制药不能与本药同时服用。

(5)与其他药物的相互作用:研究表明卡比多巴和/或左旋多巴与硫酸亚铁或葡萄糖酸亚铁同服会降低其生物利用度;司来吉

兰和卡比多巴/左旋多巴同时用药,可能会产生严重的直立性低血压,单用卡比多巴/左旋多巴制剂则不会有此不良反应;多巴胺 D 受体拮抗药(如酚噻嗪类、丁酰苯类和利培酮)和异烟肼可降低左旋多巴的疗效。有报道苯妥英钠和罂粟碱可逆转左旋多巴对帕金森病的疗效。服用这些药物的病人同时使用本药时,应仔细观察其是否有疗效降低。

(6)其他:使用单胺氧化酶抑制药者,必须停用至少 2 周后方可使用本药。对本药任何成分过敏或患有闭角型青光眼的病人、疑有皮肤癌或有黑素瘤史的病人禁用。

120. 息宁治疗帕金森病注意事项有哪些

正在接受左旋多巴单一治疗的患者,必须在停用左旋多巴至少 8 小时后,才可开始服用本药治疗(如果服用缓释的左旋多巴,至少应停药达 12 小时)。

以前使用单一左旋多巴治疗的患者可能会出现运动障碍,因为卡比多巴使更多的左旋多巴进入脑内,因而生成更多的多巴胺。出现运动障碍时应减少剂量。与左旋多巴一样,本药可能导致不自主运动和精神障碍。应细致观察所有患者,以防发生伴有自杀倾向的抑郁,既往或当前有精神病史的患者治疗时更应谨慎。有严重心血管疾病、肺部疾病、支气管哮喘、肾病、肝病、内分泌疾病,以及消化系统溃疡史或惊厥病史的患者应慎用本药。患有房性、结性或室性心律失常,近期有心肌梗死史的患者应慎用本药。对这些患者应进行心功能监测,尤其在初始服药和剂量调整时要严密监护。慢性开角型青光眼患者应慎用本药,治疗期间应很好地控制眼内压及注意眼内压的变化。

突然停用抗帕金森病药物时,可出现抗精神病药恶性综合征症候群,如肌肉强直、体温升高、精神变化和血清肌酸磷酸激酶水平升高等。因此突然减少或停用复方卡比多巴/左旋多巴制剂时应对病人进行严密监护,尤其是接受抗精神病药物治疗的患者。本药不适用于治疗药源性锥体外系症状。长期治疗时,应对肝、造血系统、心血管系统及肾功能进行定期检查。

121. 美多巴治疗帕金森病的作用与应用如何

美多巴为复方制剂,其组分为:苄丝肼和左旋多巴。本药由左旋多巴,即 3-(3,4-二羟苯基)-L-丙氨酸和脱羧酶抑制药苄丝肼,即 1-DL-丝氨酰-2-(2,3,4-三羟基苯甲基)联氨盐酸盐组成,其比率是 4∶1。有两种剂型:美多巴 125 毫克和 250 毫克。美多巴 125 毫克每片含左旋多巴 100 毫克,苄丝肼 25 毫克。美多巴 250 毫克每片含左旋多巴 200 毫克,苄丝肼 50 毫克。

【药理作用】 帕金森病是由基底神经节中缺乏多巴胺引起的。服用左旋多巴是一种替代多巴胺的手段,但左旋多巴在脑内和脑外可迅速脱羧而变成多巴胺,这导致多巴胺的浪费及不良反应频繁发生。因此,抑制左旋多巴在脑外脱羧作用特别重要。复方制剂美多巴是由左旋多巴和周围脱羧酶抑制药苄丝肼组成。苄丝肼不能透过血脑屏障,只在外周抑制左旋多巴脱胺,从而使更多的左旋多巴转运到脑内,转化成多巴胺,避免了左旋多巴在脑外被过多的消耗,提高了左旋多巴在脑内的利用度,避免了左旋多巴频繁大剂量给药,减少了左旋多巴在外周的不良反应,有助于消除胃肠道和心血管系统的不良反应。

美多巴药代动力学:大多数的左旋多巴和苄丝肼药 66%～74%在小肠的上半部被吸收。在摄入美多巴后大约 1 小时左旋多巴血浆浓度达到峰值。左旋多巴的消除半衰期大致是 45 分钟。左旋多巴和苄丝肼的组合使用可以补偿大脑中多巴胺的不足。在治疗剂量范围内,苄丝肼不能穿过"血脑屏障"。大脑脱羧酶将左旋多巴转换成多巴胺,并接着转换成少量去甲肾上腺素和较多的无活性代谢物。苄丝肼在肠黏膜和肝脏羟基化。左旋多巴和苄丝肼最终主要通过肾脏排出体外。

【适应证】 本药适用于原发性帕金森病、脑炎后帕金森综合征、各种症状性帕金森综合征、服用维生素 B_6 帕金森病或帕金森综合征的病人。

122. 美多巴治疗帕金森病的剂量与用法是什么

美多巴最适宜的日用量必须根据不同病人的情况而定。

（1）初始治疗

①以前未服用过左旋多巴类药物的患者。首次推荐量是美多巴每次 1/4 片（62.5 毫克），每日 1～2 次，随后根据病情而逐渐增加剂量，每 3 日加量 1/4 片，直至达到适合该病人的治疗量为止。大部分患者低剂量美多巴有效，一般左旋多巴的日剂量控制在 400～600 毫克，分 4～5 次服。固定每日 4～5 次服药，血药浓度相对平稳，要比每次量较大、每日服 2～3 次（即脉冲式给药）效果更好。若左旋多巴增加剂量至每日 1 000 毫克，仍然无效，应放弃抗帕金森治疗，需考虑诊断问题。

②过去服用左旋多巴现需要改用美多巴片剂的患者。改变的方法如下：每日服用美多巴的片数相当于病人现时日服左旋多巴 500 毫克/片，片剂或胶囊总数的一半减 1/2 片，分 3～4 次服用。例如，病人现服左旋多巴 2 克（每日 4 片 500 毫克左旋多巴片剂或胶囊），医生开的美多巴处方应该是每日 2－1/2＝1.5 片。对所有病人来说，最少的首次剂量每日 2 次，每次 1/2 片。病人应当被密切观察一周，如有必要，美多巴的用量应增加，每 2～3 日调整 1 次，1 个月内将剂量调整稳定，直至获得令人满意的疗效为止，如果观察到病人的临床状况恶化，增加用量的时间可提前。

（2）维持疗法：美多巴的日用量至少应分成 3 次服用，平均维持量是每日 3 次,每次 1 片。然而由于症状的改善可能有波动,因此日剂量分配(就每一病人服用的剂量和服药的时间而言)依据个别病人具体情况而定。如果病人在疗效上开始出现显著波动(如"开-关"现象),这种状况通过服用美多巴 1/4 片常可得到显著改善。原则上日用量不改变,可用 1/4 片美多巴部分或必要时全部取代原先的美多巴分配量,但要缩短间隔期:原先服用的美多巴 250 毫克 1/2 片,可 2 次服用各 1/4 来取代。原先服用的美多巴 250 毫克 1 片,可分 4 次服用各 1/4 片来取代。

123. 美多巴治疗帕金森病的不良反应是什么

用美多巴治疗可消除或减少单用左旋多巴后所引起的不良反应(即多巴胺的外周作用),特别是胃肠道的不良反应。同样,心血管方面的不良反应如心律失常、直立性低血压等也比用左旋多巴时少。然而,在治疗早期仍可发生一些不良反应,故此应劝告病人在进餐期间服美多巴,或至少辅以一些食物或饮料,并尽量避免高蛋白饮食后服药。此外,用量应慢慢地增加。可能出现诸如失眠、不安等症状,抑郁症和精神病则较罕见。舞蹈病样动作或手足徐动症的不随意运动也可出现,但通常见于治疗晚期。

124. 美多巴治疗帕金森病的禁忌证是什么

使用美多巴的禁忌证与使用拟肾上腺素药(如肾上腺素、去甲肾上腺素及其衍生物)是一样的。对于严重失代偿的内分泌、肾脏、肝脏和心脏病患者,严重的精神神经疾病患者忌用此药。25岁以下的患者或孕妇不宜服用美多巴。

125. 美多巴治疗帕金森病的注意事项有哪些

（1）一般注意事项：少数病例在治疗初期就出现了较严重的不良反应，此时就不应再进一步增加剂量，甚至应当减量，但很少需要中断治疗。当不良反应消失到可以耐受时，日剂量可重新增加，但应更缓慢，如每 2～3 周仅增加美多巴 1/2 片。当患者服用美多巴超过了平时有效剂量（如每日美多巴 3 片以上），则剂量增加的间隔期须长些，因为药物在治疗上达到充分的效果是需要一定时间。如同所有的替代法一样，用美多巴来治疗也是长期的。如果治疗 4 周后，症状有所改善，则美多巴应继续服用，以获得良好的疗效。有时需要服用美多巴 1 个月以上，才能达到最佳效果。

在用美多巴治疗期间，不应当给病人服单胺氧化酶抑制药。美多巴可加强同时服用的拟交感神经药的作用。因此，密切监视心血管系统也是必不可少的。且拟交感神经药剂量亦应减少。其他的抗帕金森药不应当在美多巴治疗一开始就突然停服，因为后者的作用至少需几天才见效。在某些病例中，其他药的用量在以后应逐渐地减少。对有心肌梗死、冠状动脉供血不足或心律失常的病人，应定期进行心血管系统检查（特别应包括心电图检查）。孕妇及哺乳期妇女不宜服用。25 岁以下不宜服用。

对患有青光眼的病人，应定期测量眼压。除急诊病例外，手术病人应在手术前 2～3 天停服美多巴。在恢复治疗后，用量可逐渐增加到手术前的水平。在紧急手术中，应避免使用环丙烷或氟烷麻醉。在手术期间，应对病人进行非常严密的观察。如同任何药的长期治疗一样，应定期检查血常规和肝、肾功能。

（2）药物过量：过量用药的最常见症状是不正常的无意识动作、精神错乱和失眠；少数有恶心、呕吐和心律失常。在过量用药发生时，建议及时胃灌洗，进行呼吸和心脏功能的监控。同时也可进行呼吸兴奋药、抗心律失常药或在合适时使用精神抑制药治疗。

（3）药物相互作用：精神抑制药、阿片类药物和抗高血压药物含有的利舍平有抑制美多巴的作用。

如果一个正在接受不可逆非选择性单胺氧化酶抑制药治疗的患者将要使用美多巴，至少应停用单胺氧化酶抑制药2周后才可使用美多巴，否则其他不良反应就会表现出来，如高血压危象。选择性单胺氧化酶B抑制药，如司来吉兰，选择性单胺氧化酶A抑制药，如吗氯贝胺，都能使用美多巴治疗。但建议根据患者情况，考虑到效力和耐受性，调整左旋多巴剂量。混合服用单胺氧化酶B抑制药和选择性单胺氧化酶A抑制药的患者与接受非选择性单胺氧化酶抑制药治疗的患者一样，所以混合服用的两种单胺氧化酶抑制药不应与美多巴一同使用。美多巴不应与拟交感神经药物一同服用，如肾上腺素、去甲肾上腺素、异丙肾上腺素和苯丙胺，这些都会激动交感神经系统，因为左旋多巴会加强它们的作用。如果伴随服用被证明是必需的话，对心血管系统的密切监测就非常重要，同时可能需要减少拟交感神经药物的剂量。盐酸抗胆碱能药和美多巴的共同服用能降低左旋多巴的吸收比率，但不降低吸收量。

美多巴的作用并不会因含少量维生素 B_6（每日剂量在50～100毫克）的多维生素制剂而被削弱。美多巴允许和其他抗帕金森病药物混合服用（抗胆碱能药物、金刚烷胺、多巴胺激动药），但其效力和不良反应都会被扩大。因此，可能需要降低美多巴或其他药物的剂量。

在使用美多巴治疗时，因为左旋多巴生效需要一段时间，所以抗胆碱能药不应立即撤回。

根据实验结果，左旋多巴可能对儿茶酚胺、肌酐、尿酸和葡萄糖产生作用。当与高蛋白质饮食一同服用会影响胃肠道对左旋多巴的吸收。

126. 金刚烷胺治疗帕金森病的作用与应用如何

【药理作用】 金刚烷胺作用机制尚不明了,在动物脑中本药能增加多巴胺(DA)的释放。抗帕金森的作用可能是因本药能促进纹状体内多巴胺能神经末梢释放 DA,并加强中枢神经系统的 DA 与儿茶酚胺的作用,以增加神经元的 DA 含量所致。

【适应证】 适用于原发性帕金森病、脑炎后的帕金森综合征、药物诱发的锥体外系反应、一氧化碳中毒后帕金森综合征及老年人合并有脑动脉硬化的帕金森综合征,也可用于预防或治疗亚洲甲-Ⅱ型流感病毒所引起的呼吸道感染。本药与灭活的甲型流感病毒疫苗合用时可促使机体产生预防性抗体。

【用法用量】 抗震颤麻痹时用法。

成人常用量:每次 100 毫克,每日 1～2 次,每日最大量为 400 毫克。肾功能障碍者应减量。小儿不用。给药说明:

(1)血药浓度不得超过 1.5～2 微克/毫升。对每日用量超过 200 毫克者,应严密观察不良反应或中毒的发生,注意监测其血压、脉搏、呼吸及体温,特别在增加剂量后数日内。一般认为每日服药 1～2 次时,可消除或减轻头晕目眩、失眠及恶心等反应。

(2)对有肾功能障碍、充血性心力衰竭、末梢性水肿、直立性低血压或老年人有肾廓清率减低者,应酌情减少或停用本药;因金刚烷胺在体内降解代谢的量极微,主要以原形随尿排出,有肾功能障碍者易致蓄积中毒,应监测其血药浓度,给予单次用量,血药浓度便有可能持续达 7～10 日之久。

(3)用于治疗帕金森病(或综合征)时应注意以下事项。①治疗数月后疗效可逐渐减弱;把每日用量增至 300 毫克,或暂时停药数周后再用药,可使疗效恢复。②对合并有严重疾病或正在应用大剂量的其他抗帕金森药物的患者,开始治疗时每日可用金刚烷胺 100 毫克,若必要,经一至数周后,用量可增加为 100 毫克,每日 2 次;若仍未达到最适剂量时,可把每日用量再增至 400 毫克,分次服用。③如最初金刚烷胺已与左旋多巴合并应用,则金刚烷胺的剂量应维持在 100 毫克,每日 1～2 次,而左旋多巴应逐渐增加至最适的疗效为止。④本药与抗胆碱型抗震颤麻痹药或左旋多巴合用时,可有增效作用,如能减少单次左旋多巴用量,使所出现的症状或不良反应有所改善或疗效不呈波动性,当疗效丧失时,若加用金刚烷胺,则疗效又可恢复。⑤对药物诱发锥体外系反应的患者,开始时金刚烷胺每次可用 100 毫克,每日 2 次,若仍未达到最佳的效应,可把每日剂量加至 300 毫克,分次服用。⑥停药时,金刚烷胺的用量应逐渐减少,以防帕金森病症状突然加重。

127. 金刚烷胺的不良反应是什么

(1)较常见的不良反应:幻觉;精神错乱,特别是老年患者,可能由于抗胆碱作用所致;情绪或其他精神改变,一般由于中枢神经系统受刺激或中毒。

(2)比较少见的不良反应:排尿困难,由于抗胆碱作用所致,以老年人为多;昏厥,常继发于直立性低血压。

(3)极少见的不良反应:语言含糊不清,或不能控制的眼球转动,一般是中枢神经系统兴奋过度或中毒的表现;咽喉炎及发热,可能因白细胞减少和(或)中性粒细胞减少所致。

(4)持续存在或比较顽固难以消失的不良反应:注意力不能集中,头晕或头晕目眩,易激动,食欲消失,恶心,神经质,皮肤出现紫红色网状斑点或网状青斑,睡眠障碍或噩梦(中枢神经系统受刺激或中毒)等为常见;视物模糊,便秘,口、鼻及咽干,头痛,皮疹,经常感疲劳或无力,呕吐为少见或极少见。

(5)长期治疗中常见的不良反应:足部或下肢肿胀,不能解释的呼吸短促,体重迅速增加。后者有可能因充血性心力衰竭所致。

128. 金刚烷胺用药过量的不良反应如何处理

（1）过量中毒的表现：过量中毒可出现惊厥，见于用4倍于常用量时；严重的情绪或其他精神改变，严重的睡眠障碍或噩梦。眩晕，嗜睡，抑郁，食欲减退，四肢皮肤青斑，踝部水肿，老年患者可出现幻觉谵妄，精神失常或错乱，个别病例有充血性心力衰竭，可引起肾损害。

（2）用药过量的处理：因金刚烷胺过量尚无特殊的解毒药，故过量只能做对症与支持疗法。支持疗法包括立即洗胃、催吐，大量补液利尿，酸化尿液以增加本药的排泄率，同时监测血压、脉搏、呼吸、体温、电解质、尿的 pH 值与排出量，必要时可导尿；并观察有无动作过多、惊厥、心律失常及低血压等情况，按需分别给镇静药、抗惊厥药、抗心律失常药，必要时可再加用其他药物。控制中枢神经系统中毒的症状，可缓慢静注毒扁豆碱，成人每间隔 1～2 小时给 1～2 毫克；小儿每间隔 5～10 分钟给 0.5 毫克，最大用量每小时甚至可达 2 毫克。

129. 金刚烷胺与其他药物的相互作用是什么

（1）本药不宜与乙醇同用，后者会加强中枢神经系统的不良作用，如头昏、头重脚轻、昏厥、精神错乱及循环障碍。

（2）其他抗震颤麻痹药、抗胆碱药、抗组胺药、吩噻嗪类或三环类抗抑郁药与本药合用，可加强阿托品样不良反应，特别在有精神错乱、幻觉及噩梦的患者，需调整这些药物或本药的用量。

（3）中枢神经兴奋药与本药同用时，可加强中枢神经的兴奋，严重者可引起惊厥或心律失常等不良反应。

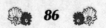

（4）抗胆碱药的外周和中枢性不良作用均可为金刚烷胺所增强。这两类药物联合应用可引起与阿托品中毒所致者完全相同的急性精神反应。如果在联合用药期间出现中枢性毒性反应的体征，应减少抗胆碱药的剂量。精神反应不常见于服用金刚烷胺和左旋多巴的病人。金刚烷胺可加重左旋多巴所致的运动障碍。

130. 服用金刚烷胺的注意事项有哪些

本药小剂量时不良反应少见，剂量较大时，能引起眩晕、易激动、失眠、共济失调等。短期或长期使用金刚烷胺，大多数病人都能耐受。中枢神经系统不良反应最常见，包括思考困难、精神错乱、眩晕、幻觉、焦虑和失眠。这些症状较轻，常在治疗后不久即产生，停药后可以逆转，即使继续用药往往症状消失。应避免进行需要精神戒备的活动（如驾车），直至有理由认为不会产生这些症状。较严重的不良反应如精神抑郁和精神病，常与剂量超过每日 200 毫克有关。较少见的不良反应有厌食、恶心、呕吐和直立性低血压。偶可见到白细胞减少和中性粒细胞减少，未见报道其他血常规异常。帕金森病病人使用金刚烷胺可偶见伴有踝部水肿的网状青斑，尤其在用药 1 个月或更久的妇女，用小剂量金刚烷胺治疗流感时，未见此种不良反应。

曾报道少数病人接受金刚烷胺后发生充血性心力衰竭。对于以往有充血性心力衰竭或外周水肿的病人，应仔细调整剂量。金刚烷胺用于肾功能不全，肝病，癫痫，以及精神病或药物不能控制的精神神经病人时亦必须谨慎。

本药可通过胎盘，Anonymous 报道动物实验发现大剂量（大鼠每日用 50 毫克/千克体重，为人类常用量的 12 倍）时，对胚胎有毒性和致畸作用。所以只有在权衡胎儿的危险与病人的利益后，才能对孕妇使用金刚烷胺（FDA 妊娠 C 类）。金刚烷胺可从乳汁泌出，故不能给予哺乳的母亲。

下列情况应慎用：①老年人（因耐受性较低）、有脑血管病或病史者。②有反复发作的湿疹样皮疹病史。③末梢性水肿。④充血性心力衰竭。⑤精神病或严重神经官能症。⑥肾功能障碍。⑦有癫痫病史者。

131. 美金刚治疗帕金森病的应用与不良反应如何

美金刚可用于治疗中重度至重度帕金森病。

【用法用量】 成人：每日最大剂量20毫克。为了减少不良反应的发生，在治疗的前3周应按每周递增5毫克剂量的方法逐渐达到维持剂量。具体如下：治疗第一周的剂量为每日5毫克（1/2片）；第二周每日10毫克，每次1/2片，；每日2次，第三周每日15毫克，早上服1片，下午服1/2片；第四周开始服用推荐的维持剂量每日20毫克，每次1片，每日2次。美金刚片剂可空腹服用，也可随食物同服。

【不良反应】 该药的不良事件总发生率与安慰剂水平相当，且所发生的不良事件通常为轻中度。本药的常见不良反应（发生率低于2%）有幻觉、意识模糊、头晕、头痛和疲倦。少见的不良反应（发生率为0.1～1%）有焦虑、肌张力增高、呕吐、膀胱炎和性欲增加。根据自发报告，有癫痫发作的报告，多发生在有惊厥病史的患者。

132. 美金刚与其他药物的相互作用是什么

根据本药的药理作用和作用机制，可能有下列相互作用。

（1）在合并使用NMDA拮抗药时，左旋多巴、多巴胺能受体激动药和抗胆碱能药物的作用可能会增强，巴比妥类和神经阻滞药的作用有可能减弱。美金刚与抗痉挛药物，如丹曲林或巴氯芬合用时,可以改变这些药物的作用效果,因此需要进行剂量调整。

(2)因为美金刚与金刚烷胺在化学结构上都是 NMDA 拮抗剂,因此应避免合用,以免发生药物中毒性精神病。同样道理,也不应将美金刚与氯胺酮或右美沙芬合用。在已发表的一个报道中,美金刚与苯妥英钠合用可能风险增加。

(3)由于其他药物(如西咪替丁、雷尼替丁、普鲁卡因胺、奎尼丁、奎宁及尼古丁)与金刚烷胺共用相同的肾脏阳离子转运系统,因此也有可能与美金刚产生相互作用,导致血浆水平升高的潜在风险。

(4)美金刚与氢氯噻嗪或任何一个含氢氯噻嗪的复方制剂合并应用时有可能使氢氯噻嗪的血清水平降低。美金刚在离体条件下不抑制细胞色素酶(CYP1A2、2A6、2C9、2D6、2E1、3A)、环氧化物水解酶和硫酸化,以及含单胺氧化酶的黄素的活性。

133. 美金刚治疗帕金森病的注意事项有哪些

(1)对于帕金森病肾功能轻度损害(血清肌酐水平不超过 130 微摩/升)患者,无须调整剂量。对于中度肾功能损害(肌酐清除率 40～60 毫升/分钟/1.73 平方米)患者不推荐使用本药。

(2)目前尚无美金刚应用于肝功能损害患者的资料。癫痫患者、有惊厥病史,或癫痫易感体质的患者应用美金刚时应慎重。尿液 pH 值升高的患者服用本药时,必须进行密切监测。

(3)心肌梗死、失代偿性充血性心力衰竭和未有效控制的高血压患者应用美金刚的资料有限,因此这些患者服用本药时应密切观察。

(4)中度至重度帕金森病通常会导致驾驶和机械操作能力的损害,而且本药可能改变患者的反应能力,因此服用本药的患者在驾车或操作机械时要特别小心。

（5）妊娠哺乳期，目前尚无本药用于妊娠患者的临床资料。动物实验显示，在给予相当于或略高于人体用药剂量水平的美金刚时可能导致胎儿宫内发育迟缓。对人体的潜在危险性尚不清楚。除非明确需要，在妊娠期不应服用本药。尚不明确美金刚是否能够从母乳中泌出，但是考虑到美金刚的亲脂性，这种可能性是存在的，因此哺乳期妇女服用本药时应停止哺乳。

（6）尚无本药用于儿童和青少年的疗效和安全性资料。65 岁以上患者的推荐剂量为每日 20 毫克（每次 10 毫克，每日 2 次）。

134. 多巴胺受体激动药的应用情况如何

自 60 年代后期，左旋多巴引入帕金森病的治疗，帕金森病患者的生活质量得到显著改善，延长了患者寿命，降低了死亡率，迄今为止，左旋多巴特别是复方左旋多巴，仍是治疗帕金森病的最有效药物。但在左旋多巴使用的过程中发现，2～5 年后出现了疗效减退，以及远期的不良反应，如运动波动，包括剂末现象、开关现象和冻结现象；异动症包括剂峰异动症、双相异动症和肌张力障碍等。给患者造成了很大程度上的痛苦。

多巴胺受体激动药是一类具有不同物理和化学性质的药物，但可能是由于其分子构型中都含有类似多巴胺的部分，因此都具有直接激活多巴胺受体的能力，这类药物具有抗帕金森症状的潜能，同时又可以避免产生与左旋多巴相关的不良反应，最初多巴胺激动药作为左旋多巴的辅助用药，用于已经出现运动障碍的帕金森病患者，其优点在于用多巴胺受体激动药，可以减少左旋多巴长期使用诱发的运动并发症，其机制可能是长效的激动药提供了持续的多巴胺能刺激。后来越来越多的实验室和临床数据提示，将多巴胺受体激动药用于早期的对症治疗，可以降低与左旋多巴治疗相关的运动障碍出现的危险性。理论上，与左旋多巴相比，多巴胺受体激动药有多种优势。

根据病理生理机制的研究进展,人们推测长效激动药可持续而非波动性刺激多巴胺受体,能起到预防或延迟运动并发症发生和神经保护的作用。几项临床试验也显示,多巴胺受体激动药组发生运动并发症的几率低于左旋多巴组。一时间多巴胺受体激动药成为帕金森病治疗的新宠,大有取代左旋多巴而成为首选药物的势头。然而后续研究发现,麦角类多巴胺受体激动药,会导致心脏瓣膜病变和肺胸膜纤维化,现已不主张使用,如培高利特现已停用。越来越多的临床观察和研究发现,多巴胺受体激动药的非运动不良反应如幻觉、嗜睡、冲动控制障碍等,明显高于左旋多巴,且对帕金森病症状和体征的改善不及左旋多巴,在改善患者生存质量方面无优势。故在一时的兴奋之后是更多的反思:在何时何种情况下可选用多巴胺受体激动药合适,多巴胺受体激动药能否作为起始治疗用药等。

135. 如何选用多巴胺受体激动药

选择开始使用多巴胺激动药治疗的时间尚不明确,我国及欧洲指南认为,若病情影响了患者的生活就可以考虑开始用药。目前中国、美国、欧洲、英国指南都一致认为,早期帕金森病患者起始治疗左旋多巴或多巴胺受体激动药(A 级推荐),但左旋多巴仍是治疗帕金森病的"金标准";尚缺乏不同多巴胺激动药间疗效比较的临床试验。对于初诊帕金森病患者首选左旋多巴还是多巴胺受体激动药的问题,就证据级别来讲,主要应考虑两个方面:即改善症状的效果和延缓运动并发症发生的程度。然而最后的抉择依然需要个体化。老年患者对神经精神不良反应更敏感,不易出现运动并发症,可能首选左旋多巴。而年轻患者则相反,DA 受体激动药可作为治疗首选,但改善症状不及左旋多巴明显。多巴胺激动药的另一个局限是价格普遍较左旋多巴昂贵,成本-效益比是临床决策的另一个重要因素,对发展中国家来说尤其不能忽略。英国国家健康与临床优化研究所(NICE)指南指出,对于帕金森病的起始治疗不可能提供一致的一线用药,在选用药物时应该考虑患者的病情及生活方式;将药物的短期及长期的疗效及不良反应告知患者后,结合患者的意愿选药(D级推荐)。欧洲指南认为,除了药物的疗效及不良反应外,还应考虑患者的年龄、病情、期望值、经济承受能力、市场可以提供的药物及医疗保险等。对于出现运动并发症的晚期患者,各国指南均建议多巴胺受体激动药可作为添加用药之一。

综上所述,多巴胺受体激动药5年内可以延缓运动并发症的出现,但其改善帕金森病症状的效果不及左旋多巴,同时有更多的非运动不良反应及价格昂贵等局限。需注意的是,帕金森病的治疗目的是改善症状、提高生活能力和生存质量,而不单是防治运动并发症。在临床实践中,应参考当前最佳证据或指南,遵循个体化治疗原则,根据患者的具体病情及意愿选择最适宜的药物。目前,多巴胺受体激动药可作为帕金森病患者防治运动并发症的添加药物,以及某些患者早期首选的药物之一,多巴胺受体激动药用药推荐选用非麦角类多巴胺受体激动药以避免心肺纤维化的不良反应。随着新研究证据的不断出现,多巴胺受体激动药在帕金森病治疗中的作用将会越来越清晰。

136. 多巴胺受体激动药有哪些

常用的和新型多巴胺能受体激动药可分为两大组:即麦角类衍生物和非麦角类衍生物制剂。

(1)麦角类衍生物制剂:包括溴隐亭(溴麦角环肽)、甲磺酸麦角腈、麦角乙脲、培高利特(协良行)、卡麦角林,Cahaser/Dostiner。

(2)非麦角类衍生物制剂:包括阿扑吗啡、吡贝地尔(泰舒达)、米拉帕、Ropinirole、Tallpexele、Tergurldde。

我国目前市场上的多巴胺受体激动药有4种:溴隐亭、α-二氢

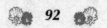

麦角隐亭(克瑞帕)、普拉克索和泰舒达。

137. 溴隐亭治疗帕金森病的作用与应用如何

【药理作用】 ①内分泌学作用。本药抑制垂体前叶激素泌乳素的分泌,而不影响其他垂体激素。可用于治疗由泌乳素过高引起的各种病症。例如,并发闭经或无排卵的乳溢患者,本药可使其排卵及月经周期正常化;抑制或缩小泌乳素瘤;恢复黄体生成素的正常分泌,从而改善多囊卵巢综合征的临床症状;减少乳房囊肿或小结的数量和体积;减轻孕激素、雌激素不平衡所致的乳房疼痛。对肢端肥大症患者,本药能降低血浆中生长激素和泌乳素水平,改善病人的临床症状和糖耐量。②神经学作用。由于溴隐亭具有多巴胺能的活性,在使用比治疗内分泌适应证高的剂量时,溴隐亭可激动多巴胺受体,使纹状体内的神经化学恢复平衡,改善震颤、僵直、活动迟缓和帕金森病的其他症状,疗效可保持多年。本药既可单独使用,也可在早期和晚期合并其他抗帕金森病药,与左旋多巴合用可加强抗帕金森病的作用。对长期使用左旋多巴发生疗效减退或产生不随意的异常运动如舞蹈病样运动障碍和(或)疼痛性张力障碍,用药末期失效和"开关"现象的患者,溴隐亭可提供特别有效的治疗。本药具有内在抗抑郁作用,可改善帕金森病患者常有的抑郁症。

【药代动力学】 ①吸收。溴隐亭口服吸收快且好,健康志愿者的吸收半衰期为 0.2~0.5 小时。②分布。血浆蛋白结合率 96%,1~3 小时内达到血浆峰浓度,服药后 1~2 小时即发挥降低泌乳素作用,5~10 小时达最大效应(血浆泌乳素降低 80% 以上),并维持 8~12 小时。③代谢。药物主要在肝脏代谢。④清除。活性成分的清除是双相的,清除半衰期约 15 小时(8~20 小时)。原型药及代谢物绝大部分经肝脏排泄,仅 6% 经肾排泄。目前尚无证据显示,在老年病人中,溴隐亭的药代动力学特性或耐受性会有改变。但在肝功能损害的患者中,其清除可能会减慢,血药浓度可能会升高,必要时需调整剂量。

【用法与用量】 主要用于治疗抗震颤麻痹,闭经或溢乳,抑制生理性泌乳、催乳激素过高引起的经前期综合征,肢端肥大症,女性不孕症和亨丁顿舞蹈病。临床用于治疗帕金森病,治疗与催乳素有关的生殖系统功能异常,如闭经、溢乳症、经前综合征、产褥期乳腺炎、纤维囊性乳腺瘤、男性阳痿或性欲减退,还可用于垂体腺瘤等。

治疗帕金森病:每日 15～30 毫克或 20～40 毫克,分 3 次口服。开始每次 1.25 毫克,每日 1～2 次,在 2 周内逐渐增加剂量,必要时每 2～4 周增加 2.5 毫克,以找到最小的满意剂量,每日剂量以 20 毫克为宜。

138. 溴隐亭的不良反应是什么

治疗的最初几天,有些患者可能出现恶心,极少数患者可能出现眩晕、疲乏、呕吐或腹泻,但不至于严重到需要停药。溴隐亭可引起直立性低血压,个别病人会出现虚脱,因此特别是在治疗最初几天应监测病人血压。如发生此类症状可对症治疗。下列不良反应亦有报道:鼻塞、便秘、嗜睡、头痛,少数病人偶有精神错乱、精神运动性兴奋、幻觉、运动障碍、口干、下肢痉挛、肌肉疼痛、皮肤过敏反应及脱发。这些不良反应大多与剂量有关,通常降低剂量即可控制。曾有报道,长期治疗期间少数病人出现感觉障碍,周围动脉障碍如肢体末梢缺血,以及由寒冷引起的手指、脚趾可逆性苍白,特别是患雷诺病的病人。偶有报道发生动脉痉挛和坏疽。曾有报道,使用溴隐亭后出现心绞痛加重,心动过缓及短暂的心律失常(束支传导阻滞)。少数病例在使用溴隐亭抑制分娩后泌乳时发生高血压、心肌梗死、癫痫发作、脑卒中及精神障碍。已有记载,长期治疗(数年)且每日剂量在 30 毫克或以上的患者出现腹膜后和胸膜纤维化,但仅限于接受溴隐亭治疗帕金森病的患者。

139. 溴隐亭与其他药物的相互作用是什么

溴隐亭经细胞色素 P450(CYP3A)酶系统代谢。使用大环内酯类抗生素(如红霉素、克拉霉素、竹桃霉素三乙酸酯、螺旋霉素、交沙霉素),唑类抗真菌药(如酮康唑、伊曲康唑)或细胞色素 P450 酶抑制药(如西咪替丁)合用,可因提高溴隐亭的血药浓度,而导致增加不良反应发生的危险性。已有报道与奥曲肽合用可提高溴隐亭的血药浓度,从而增加不良反应发生的危险性,因此应避免与奥曲肽合用。与甲基麦角新碱或其他麦角碱合用可能会增加不良反应发生的危险性,因此应避免合用。酒精可降低溴隐亭的耐受性。

140. 溴隐亭治疗帕金森病的注意事项有哪些

麦角生物碱过敏者、心脏病、周围血管病及妊娠妇女禁用溴隐亭。

如与左旋多巴合用,每加本药 10 毫克,需减少左旋多巴剂量12.5%。不良反应呈剂量依赖且有可逆性。但一些病人用任何剂量都可发生恶心、呕吐及直位性低血压。常见鼻卡他症状。大剂量时可出现精神症状。

【禁忌证】

(1)禁用:对本药任何成分或其他麦角碱过敏者,控制不满意的高血压,妊娠期(包括子痫、子痫前期及妊娠高血压)、分娩后及产褥期高血压状态,冠心病及其他严重的心血管疾病,有严重精神障碍的症状和(或)病史的病人,有脑血管意外,动脉阻塞性疾病、

Raynaud 征,尼古丁成瘾病史者。

（2）忌用:降压药物、吩噻嗪类或 H_2 受体阻滞药合用。肢端肥大伴有溃疡病或出血史者忌用。

（3）治疗期间可以妊娠,如需避孕,可使用不含雌激素的避孕药或其他措施。

141. 培高利特治疗帕金森病的作用与应用如何

为合成的麦角碱类药物,是多巴胺受体激动药,与其他多巴胺受体激动药相比,作用强、维持时间持久。对 D1、D2 受体均有作用,并能选择性地激动尾状核的多巴胺受体。可单独治疗或为左旋多巴治疗帕金森病的辅助治疗,主要用于辅助治疗。作为左旋多巴、复方左旋多巴制剂(多巴丝肼或卡比多巴-左旋多巴)的辅助药,用于帕金森病及帕金森综合征患者复方左旋多巴制剂疗效减退或出现运动功能障碍(如开关现象等),也可用于早期联合治疗。

【药理作用】

（1）药效学:本药是一种半合成的麦角碱衍生物,具有强而持久的多巴胺受体激动活性。与溴隐亭不同的是,溴隐亭只作用于多巴胺 D1 受体,而本药通过刺激黑质纹状体系统中突触后的 D1、D2 两种受体起作用,其作用比溴隐亭强,是类似阿扑吗啡及麦角乙脲(5-羟色胺抑制药)的突触后多巴胺受体激动药,与突触前的多巴胺合成及贮藏无关。

（2）药动学:本药口服吸收良好。其达峰时间为 $1\sim3$ 小时,蛋白结合率约 90%。因在血浆中检测不到母体化合物,推测本药在肝脏中经过了广泛的首过代谢。本药的代谢产物种类较多,在尿和粪便中至少可检测到 10 种代谢产物。本药主要由肾脏排泄,48 小时内肾脏的清除率为 55%,40%～50% 的药物经粪便排出,尚不清楚本药是否分泌入乳汁。母体化合物的清除半衰期为 27 小时。

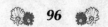

【用法用量】 仅供成人口服。

(1)作为息宁的辅助用药时,最初 2 天每日 50 毫克开始,以后每 3 日用量增加 0.1 毫克或 0.15 毫克。第 12 日后每 3 日增加 0.25 毫克,直至获得理想疗效。以上的一日用量通常分 3 次服用。调整本药用量时,合用的左旋多巴、美多巴或卡比多巴-左旋多巴的剂量应按临床反应酌情减少。

(2)作为左旋多巴的辅助治疗时,本药初始剂量为一日 0.1 毫克,每隔几日,每日用量增加 0.1~0.4 毫克,直至达到最大疗效。为避免运动障碍在本药加量过程加重,左旋多巴的用量应逐渐减少。本药的一日用量分次服用,可获得持续抗帕金森运动障碍的效果。临床研究中,培高利特的平均日剂量为每日 3 毫克,同时服用的左旋多巴/卡比多巴剂量(以左旋多巴计)为每日 650 毫克左右,超过每日 5 毫克剂量时,培高利特的效果尚未作系统评估。对儿童的安全性和效果尚未确立。其主要经肾排出。

142. 培高利特的不良反应是什么

(1)血液系统:有引起贫血的报道。

(2)心血管系统:常见直立性低血压,多在首次用药时发生。其他不良反应有心悸、心律失常、心肌梗死、周围性水肿。较少引起高血压。

(3)中枢神经系统:可引起运动障碍、肌张力障碍、眩晕、幻觉、精神错乱、失眠、焦虑、抑郁和震颤。

(4)消化系统:可出现恶心、呕吐、便秘、腹泻、消化不良、呃逆、厌食、口干、味觉障碍。尚有引起腹膜纤维化的报道。

(5)呼吸系统:常见鼻炎,也有呼吸困难、鼻出血的报道。

(6)泌尿生殖系统:可见尿路感染、血尿。

(7)眼科:可出现视觉异常、复视等。

(8)皮肤科:曾有引起红斑性肢痛病(Erythermalgia)的报道。

(9)骨骼肌肉系统:少数患者可出现关节痛、肌痛、滑囊炎或肌肉抽搐。

(10)其他:尚有停药后出现戒断综合征的报道。

2007 年 3 月 29 日,美国食品药品监测管理局要求帕金森病治疗药物培高利特从美国市场上撤除,因为该药可能引起严重的不良反应,包括对心脏瓣膜致命性的损害。

143. 培高利特与其他药物的相互作用是什么

因为培高利特(PM)90%与蛋白结合,如本药与其他已知的影响蛋白结合的药物同时使用,应予注意。

(1)本药与降压药合用可增强其降压的作用。

(2)与其他中枢神经系统抑制药合用时镇静作用增强。

(3)与左旋多巴合用时,帕金森病患者的运动障碍发生率增高,减少左旋多巴的用量常可缓解。

(4)多巴胺拮抗药可减弱本药的疗效,应避免两者合用。

(5)视用量不同,下列任一药物均可与本药发生相互作用,如氟哌利多、氟哌啶醇、洛沙平、甲基多巴、甲氧氯普胺、吗茚酮、罂粟碱、吩噻嗪类药、利舍平。还没有进行 PM 和华法林同时应用的研究,当这两个药同时被处方时,应仔细鉴别抗凝情况,必要时调整剂量。因为服用 PM 的病人有体位性和/或持久性低血压,如有抗高血压药物同时使用应注意。

144. 培高利特治疗帕金森病的注意事项有哪些

(1)慎用:①心律失常者。本药可增加房性其前收缩及窦性心动过速的危险性。②精神疾病患者。本药可使原有的精神错乱及幻觉加重。

(2)药物对儿童及老年人的影响:儿童用本药的安全性与疗效尚不明确。本药对老年人无特殊影响,但用处有限。

(3)药物对妊娠及哺乳的影响:动物实验中大剂量使用本药对胚胎无不良作用。美国 FDA 妊娠分类为 B 类。本药可抑制乳汁分泌,哺乳妇女不宜使用。

(4)用药前后及用药时应当检查或监测:用药期间应随访血压。

(5)服药后可有嗜睡或眩晕等反应:一般继续治疗后症状多可自行消失,故开始服药期间不宜驾驶或从事有危险性的工作。

(6)不良反应的处理措施:开始治疗时常引起恶心、眩晕,可于睡前或卧床时服用首剂药物,以提高患者的耐受性。一般继续治疗后这些症状可消失。进餐时服药可减轻胃部刺激和恶心,也可用多潘立酮治疗。减少用量可减少或减轻某些不良反应的发生率与严重程度。睡前服药可使患者夜间翻身方便,减轻晨起少动和肌紧张的症状。

(7)药物过量的处理:可采取对症及支持疗法。①用药用炭吸附,加速胃排空。②需要时可用抗心律失常药。③用吩噻嗪类或其他安定镇静药治疗中枢神经系统的刺激症状。④监护心功能。

145. α-二氢麦角隐亭治疗帕金森病的作用与应用如何

【药理作用】 本药药理活性成分甲磺酸-α-二氢麦角隐亭为麦角碱衍生物,是新合成的多巴胺受体激动药,具有多种药理作用。可激动 5-羟色胺受体和多巴胺受体,同时又可抑制肾上腺素受体。其对神经的保护作用在药理试验中得到证实。本药对于缺血、老化、神经中毒性损伤所引起的大脑过度耗氧,继而导致的神经元损伤有抑制作用。因此,药理实验和临床试验都证明:α-二氢麦角隐亭可以激活中枢神经系统和垂体的多巴胺受体。

【药代动力学】 据文献报道:二氢麦角隐亭口服后迅速吸收,在 30~120 分钟血药浓度可达量高。由于首过效应,生物利用度在 2.4%,血浆蛋白结合率为 50%。本药 97% 由肝脏代谢,经粪便排泄,尿排泄不超过 3%,口服半衰期为 15 小时。老年患者与年轻患者之间没有明显差异。有肾功能障碍的病人几乎无必要减少剂量,因为仅有少量的药物是通过肾脏代谢的。

【适应证】 本药无论在单药治疗或与左旋多巴联合治疗,均能有效地改善帕金森病患者的总体运动能力,同时可以显著改善帕金森病(运动迟缓、震颤和强直)的 3 个主要症状;还具有抗自由基损害的神经保护作用,保护由于自由基损害而加速残余多巴胺能神经元的变性,可用于帕金森症病,头痛和偏头痛,高泌乳素血症的基础治疗。并改善由于神经功能退化、改变而造成的老年性痴呆和脑血管痴呆的各种综合症状。

【用法与用量】 须根据病人的反应调节剂量,建议最初剂量为每次 5 毫克,每日 2 次,口服;维持剂量为每日 60 毫克。最大剂量至每日 120 毫克。应逐步提高用量,每周增加 2 次,每次增加 5 毫克。如果甲磺酸-α-二氢麦角隐亭与左旋多巴同服,不论是否合用脱羧酶抑制药,都可以降低左旋多巴的剂量。但降低的剂量必须逐步进行,以能维持最佳治疗效果为宜。

146. α-二氢麦角隐亭治疗帕金森病的不良反应是什么

本药在临床试验期间,曾有患者主述恶心、呕吐、胃部烧灼感、消化不良、便秘、眩晕、直立性低血压、乏力、嗜睡、焦虑、头痛和心动过速等症状。不适症状一般出现在服药早期,为一过性,随即消失;偶发皮疹,建议先停止治疗并向医生咨询;本药与左旋多巴合用时,胃痛、胃烧灼感、血压降低、头痛等不良反应增加;偶尔有出现水肿的报告。

147. α-二氢麦角隐亭治疗帕金森病与其他药物的相互作用及注意事项是什么

【药物相互作用】 尚不明确,不能排除 α-二氢麦角隐亭与精神科药物或降压药之间发生相互作用的可能性。如使用其他麦角碱类药物或降血压药物的患者,用此药应特别小心,因有可能发生不良反应。可考虑减少降压药物的剂量。

【注意事项】

(1)本药必须在医生的监督下使用。对本药中任何成分过敏者、妊娠妇女和儿童禁用。由于本药有对泌乳功能的抑制,哺乳期妇女禁用。由于本药可以治疗溢乳、催乳素依赖性停经、月经紊乱或闭经期偏头痛及不孕症,因此育龄期妇女在服药期间应采取相应的器械避孕措施。

(2)肢端肥大症并伴有消化道溃疡史的病人,由于缺少安全性实验数据,最好用其他药物进行替代治疗。

(3)由于本药的化学结构与麦角衍生物相似,所以大剂量用于有过精神病史、严重的心血管疾病、消化道溃疡或出血的病人,应特别注意。

(4)由于一些病人在服药早期会出现低血压反应,在驾驶和操作机械时应格外小心。

148. 普拉克索治疗帕金森病的作用与应用如何

【药理作用】 普拉克索(森福罗)是一种非麦角类多巴胺激动药。体外研究显示,普拉克索对 D2 受体的特异性较高并具有完全的内在活性,对 D3 受体的亲和力高于 D2 和 D4 受体。普拉克索与 D3 受体的这种结合作用与帕金森病的相关性不明确。普拉克索治疗帕金森病的确切机制尚不清楚,目前认为与激活纹状体的多巴胺受体有关。动物电生理实验显示,普拉克索可通过激活纹状体与黑质的多巴胺受体而影响纹状体神经元放电频率。毒理研究遗传毒性普拉克索 Ames 实验、HGRRTV79 基因突变实验、CHO 细胞染色体畸变试验、小鼠微核试验结果均为阴性。生殖毒性生育力实验中,大鼠给予普拉克索 2.5 毫克/千克体重/日(按毫克/平方米推算,相当于人最大推荐剂量 1.5 毫克,每日 3 次的 5.4 倍),可见动情周期延长,着床率降低,这可能与普拉克索导致的血清催乳素水平降低有关(在大鼠早期妊娠中,胚胎的着床和维持需要催乳素,而家兔和人则不需要)。妊娠大鼠于致畸敏感期给予普拉克索 1.5 毫克/千克体重/日(按血浆 AUC 推算,相当于人最大推荐剂量时 AUC 的 4.3 倍),可总吸收胎发生率增加,这可能与普拉克索导致的血清催乳素水平降低有关。妊娠家兔于致畸敏感期给予普拉克索 10 毫克/千克体重/日(血浆 AUC 为人给予最大推荐剂量时 AUC 的 71 倍),未见异常。妊娠大鼠围产期给予普拉克索 0.5 毫克/千克体重/日(按毫克/平方米推算相当于人的最高临床推荐剂量)或更大剂量,子代大鼠出生后生长未受不良影响。致癌性小鼠与大鼠掺食法分别给予普拉克索 0.3、2、10 毫克/千克体重/日(按毫克/平方米推算,分别相当于人最大推荐剂量的 0.3、2.2 和 11 倍)或 0.3、2、8 毫克/千克体重/日(按血浆 AUC 推算,分别相当于人最大推荐剂时 AUC 的 0.3、2.5 和 12.5 倍),未见肿瘤发生率增加。

【适应证】 本药被用来治疗特发性帕金森病的体征和症状,单独用药或与左旋多巴联用。例如,在疾病后期左旋多巴的疗效逐渐减弱或者出现变化和波动时(剂末现象或"开关"波动),需要应用本药。

普拉克索(即释片剂,每日需服用 3 次)是德国勃林格殷格翰公司开发,于 1997 年及 1998 年,相继在美国和大多数欧盟国家批准上市。普拉克索对多巴胺受体的作用不同于麦角碱类多巴胺受体激动药。它对多巴胺能 D2 受体家族有高度选择性,其中对 D3 受体的亲和力最高,明显高于 D2 及 D4 受体,但它对肾上腺素及 5-羟色胺能受体的作用很小。经临床研究证实,激动 D2 受体可改善帕金森病患者的临床症状,对治疗帕金森病具有较好的疗效;对 D3 受体的高亲和力可能与改善患者的精神病样症状有关,如缓解患者的抑郁情绪。这使它可能为一种潜在的抗抑郁药物,单用或与经典抗抑郁药合用,对伴有抑郁的帕金森病患者可能更为有益。普拉克索对 α-肾上腺素能受体和 5-HT 能 1A 受体仅呈低亲和力,甚至无亲和力。这可能是普拉克索没有出现麦角胺类多巴胺受体激动药所特有的纤维化不良反应的原因,除此之外,普拉克索对多巴胺能 D1 和 D5 受体、β-肾上腺素能受体、毒蕈碱、苯二氮䓬类、腺苷、兴奋性氨基酸及其他 5-羟色胺能受体无作用。

　　与其他多巴胺受体激动药相似,普拉克索也能产生神经保护作用,如能抑制氧化应激反应和细胞凋亡,减少自由基产生,阻断兴奋性谷氨酸毒性作用所介导的多巴胺能神经元变性,调节多巴胺转运及激活神经活性营养因子等。采用单光子发射型计算机体层摄影术(SPECT)对帕金森病患者进行的长期随访研究结果证实,普拉克索能延缓黑质神经元变性的作用。因此,与其他多巴胺受体激动药比较,普拉克索对帕金森病的疗效确切甚至更优。研究证实,早期使用普拉克索治疗帕金森病患者,与早期使用左旋多巴比较,能延缓运动障碍的出现时间,并能改善患者的健康与相关生存质量。对于晚期帕金森病患者,普拉克索与左旋多巴合用,能明显减少左旋多巴的剂量以延缓左旋多巴所致不良反应的出现时间及降低其严重度,并改善患者的帕金森病统一评价量表(UP-DRS)评分。同时,普拉克索并没有麦角碱类多巴胺受体激动药特有的胸膜、后腹膜及肺纤维化及心脏瓣膜病变等不良反应。因此,它是目前美国神经病学会、运动障碍学会及各国帕金森病治疗指南推荐的一线治疗药物。

【用法用量】 口服用药,用水吞服,伴随或不伴随进食均可。每日 3 次。

(1)初始治疗:起始剂量为每日 0.375 毫克,然后每 5~7 天增加 1 次剂量。如果患者可以耐受,应逐渐增加剂量以达到最大疗效。第一周,每日 3 次,每次 0.125 毫克,总剂量每日 0.375 毫克。第二周,每日 3 次,每次 0.25 毫克,总剂量每日 0.75 毫克。第三周,每日 3 次,每次 0.5 毫克,总剂量每日 1.5 毫克。如果需要进一步增加剂量,应该以周为单位,每周加量 1 次,每次日剂量增加 0.75 毫克,每日最大剂量为 4.5 毫克。然而应该注意的是,每日剂量高于 1.5 毫克时,嗜睡发生率增加。

(2)维持治疗:个体剂量应该在每日 0.375~4.5 毫克。在剂量逐渐增加的三项重要研究中,从每日剂量为 1.5 毫克开始可以观察到药物疗效。做进一步剂量调整应根据临床反应和耐受性进行。在临床试验中有大约 5% 的患者每日服用剂量低于 1.5 毫克。当计划减少左旋多巴治疗时,每日服用剂量大于 1.5 毫克对晚期帕金森病患者可能是有效的。在本药加量和维持治疗阶段,建议根据患者的个体反应减少左旋多巴用量。

(3)治疗中止:突然中止多巴胺能治疗会导致非神经阻断性恶性综合征发生。因此,应该以每日减少 0.75 毫克的速度逐渐停止应用普拉克索,直到日剂量降至 0.75 毫克。此后,应每日减少 0.375 毫克。

(4)肾功能损害患者的用药:普拉克索的清除依靠肾功能。对于初始治疗建议应用如下剂量方案:肌酐清除率高于 50 毫升/分钟的患者无需降低日剂量。肌酐清除率介于 20~50 毫升/分钟的患者,本药的初始日剂量应分 2 次服用,每次 0.125 毫克,每日 2 次。肌酐清除率低于 20 毫升/分钟的患者,本药的日剂量应 1 次服用,从每日 0.125 毫克开始。如果在维持治疗阶段肾功能降低,

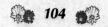

则以与肌酐清除率下降相同的百分比降低本药的日剂量,如当肌酐清除率下降30%,则本药的日剂量也减少30%。如果肌酐清除率介于20～50毫升/分钟之间,日剂量应分2次服用;如果肌酐清除率低于20毫升/分钟,日剂量应1次服用。

(5)肝功能损害患者的用药:对肝衰竭的患者可能不需要进行剂量调整,因为所吸收的药物中大约90%是通过肾脏排泄的。然而,肝功能不全对本药药代动力学的潜在影响还未被阐明。

149. 普拉克索治疗帕金森病的不良反应是什么

基于汇总的安慰剂对照试验,其中包括1351名服用本药的患者和1131名服用安慰剂的患者,分析显示两组都经常发生不良事件。88%服用本药的患者和83.6%服用安慰剂的患者至少报告过一起不良事件。当本药日剂量高于1.5毫克时嗜睡的发生率增加。与左旋多巴联用时最常见的不良反应是运动障碍。便秘、恶心和运动障碍往往随治疗进行逐渐消失。治疗初期可能发生低血压,尤其森福罗片(盐酸普拉克索片)药量增加过快时。下面是安慰剂对照试验中服用森福罗片(盐酸普拉克索片)所发生的药物不良反应(数字为高于安慰剂的发生率)。

精神障碍常见失眠、幻觉、精神错乱(1%～10%);神经系统异常常见眩晕、运动障碍、嗜睡(1%～10%);血管异常较少见,低血压(0.1%～1%);胃肠道异常常见恶心、便秘(1%～10%);全身异常常见外周水肿(1%～10%)。

150. 普拉克索治疗帕金森病与其他药物的相互作用如何

普拉克索与血浆蛋白的结合程度很低(低于20%),在男性体内几乎不发生生物转化。因此,普拉克索不可能与影响血浆蛋白结合的其他药物相互作用,也不可能通过生物转化清除。由于抗胆碱能药物主要通过生物转化清除,所以尽管普拉克索与抗胆碱能药物的相互作用还未被研究,但可推测这种相互作用的可能性非常有限。普拉克索与司来吉兰和左旋多巴没有药代动力学的相互作用。西咪替丁可以使普拉克索的肾脏清除率降低大约34%,可能是通过对肾小管阳离子分泌转运系统的抑制实现的。因此,抑制这种主动的肾脏清除途径或通过这种途径清除的药物,如西咪替丁和金刚烷胺,可能与普拉克索发生相互作用并导致任何一种或两种药物的清除率降低。当这些药物与本药同时应用时,应考虑降低普拉克索剂量。当本药与左旋多巴联用时,建议在增加本药的剂量时降低左旋多巴的剂量,而其他抗帕金森病治疗药物的剂量保持不变。由于可能的累加效应,患者在服用普拉克索的同时要慎用其他镇静药物或酒精。普拉克索应避免与抗精神病药物同时应用。

151. 普拉克索治疗帕金森病的注意事项是什么

(1)当肾功能损害的患者服用本药时,建议参照"用法用量"减少剂量。幻觉为多巴胺能受体激动药和左旋多巴治疗的不良反应。应告知患者可能会发生幻觉(多为视觉上的)。对于晚期帕金森病,联合应用左旋多巴可能会在本药的初始加量阶段发生运动障碍。如果发生上述不良反应,应该减少左旋多巴用量。

(2)本药与嗜睡和突然睡眠发作有关,尤其对于帕金森病患者。在日常活动中的突然睡眠发作,有时没有意识或预兆,但是这种情况很少被报道。必须告知患者这种不良反应,建议其在应用本药治疗的过程中要谨慎驾驶车辆或操作机器。已经发生过嗜睡和(或)突然睡眠发作不良反应的患者,必须避免驾驶或操作机器,而且应该考虑降低剂量或终止治疗。

（3）由于可能的累加效应，当患者在服用普拉克索时应慎用其他镇静类药物或酒精，有精神障碍的患者，如果潜在的益处大于风险，应单用多巴胺能受体激动药进行治疗。

（4）普拉克索应避免与抗精神病药物同时应用。应定期或在发生视觉异常时进行眼科检查。应注意伴随严重心血管疾病的患者。由于多巴胺能治疗与体位性低血压发生有关，建议监测血压，尤其在治疗初期。已报道突然终止多巴胺能治疗时会发生非神经阻断性恶性综合征的症状。

（5）没有关于药物过量的临床经验。预期的不良事件可能是与多巴胺能受体激动药药效学特点相关，包括恶心、呕吐、运动功能亢进、幻觉、激动和低血压。多巴胺能受体激动药用药过量没有明确的解毒剂。如果存在中枢神经系统兴奋症状，可能需要神经抑制类药物进行治疗。用药过量可能需要一般的支持性处理措施，以及胃灌洗、静脉输液和心电监护等措施。

152. 罗匹尼罗治疗帕金森病的作用与应用如何

罗匹尼罗属第二代多巴胺激动药，主要作用是对已经出现"开关"现象的患者进行辅助治疗。本药可直接作用于突触后受体，对其产生持续的刺激，从而缓和左旋多巴的运动波动，减轻其动作困难，减少左旋多巴的用量。与第一代多巴胺激动药的区别在于它没有麦角林结构，因而不会引起严重肺部并发症、周围水肿及红斑性肢痛。它的非麦角林结构还可说明其具有高特异性。

多巴胺受体分为 D1 和 D2 共 2 个亚型，当多巴胺激动药与 D1 受体结合时，该复合体就会活化腺苷酸环化酶，增加环磷酸腺苷的形成，从而促进神经细胞之间的信息传递，但此作用的利弊尚待进一步研究。相比之下，激动药与 D2 受体结合时，有可能抑制腺苷酸环化酶或对它无影响。D2受体位于纹状体,这被认为与多巴激动药的抗帕金森病效应有关。垂体前叶中也有D2受体存在,在这里受体介导催乳素分泌的抑制作用。

大量的临床前试验表明,不论帕金森病处于哪一阶段,罗匹尼罗都能控制其症状,适用于治疗特发性帕金森病,可单独用于治疗帕金森病。也可与左旋多巴合用可控制"开-关"现象,并可减少左旋多巴总用量。

罗匹尼罗的适应证是控制帕金森病的症状,用于帕金森病的不同阶段。临床使用罗匹尼罗的盐酸盐片剂分别为0.25毫克,0.5毫克,1毫克,2毫克和2.5毫克。无论单用或作辅助治疗,其起始剂量均为每次0.25毫克,每日3次;然后逐渐增加药量直到每次1毫克。有些患者在头4周的剂量调整期末(每日3毫克)就出现了效应。如有漏服不必补服。从最低剂量开始,缓慢增量,或进餐时服用,或同时服用多潘立酮,均有助于减轻或防止不良反应的发生。

将本药作为辅助治疗,可根据个体情况逐渐减少左旋多巴的剂量(平均可减少20%)。孕妇和哺乳期妇女禁用本药。

153. 罗匹尼罗治疗帕金森病的不良反应是什么

最常见的不良反应是恶心、嗜睡、下肢水肿、腹痛、呕吐和惊厥。偶见症状性低血压和心动过缓。轻至中度肾功能损害病人(肌酐清除率30~50毫升/分钟)或肝功能损害病人,无须调整剂量。

罗匹尼罗易于耐受,606例患者用药2年,不良反应发生率和停药率与安慰剂、溴隐亭基本相同,其典型反应与其他多巴胺激动药也相似,因它不属于麦角林衍生物,故无麦角林特有的不良反应。本药主要不良反应有恶心、头晕及嗜睡,但一般轻微,因不耐

受而停药者＜5％。近10％的患者出现呕吐、消化不良及腹痛,使
用多潘立酮可对抗消化道反应。幻觉发生率较低(7.9％),因其停
药者仅占2％。因发生晕厥(由于多巴胺激动药对心血管有影响)
而停药者仅占0.5％,直立性低血压的发生率(6.9％)稍高于对照
组(3.9％),但低于左旋多巴组(9.3％)和溴隐亭组(12.6％),因
此,心血管疾病并非罗匹尼罗的禁忌证。临床经验显示,逐渐增加
剂量可望降低不良反应发生率。

罗匹尼罗作为帕金森病治疗的辅助用药时,由于病程的进展
及左旋多巴的长期使用,最常见的不良反应是动作困难,其发生率
增高可能是用药方案欠妥,如在调整剂量时,调整罗匹尼罗的用量
而不减少左旋多巴的剂量,同样会引起过强的多巴胺能刺激作用。
本药用作辅助治疗时,恶心和嗜睡的发生率相当于单一治疗时的
1/2(分别为25.6％对47.6％和11.4％对22.3％)。超过安慰剂
的不良反应有幻觉和精神错乱,但因此而停药者罕见。

154. 罗匹尼罗治疗帕金森病与其他药物的相互作用是什么

本药用作辅助抗胆碱药与三环类抗抑郁药及苯二氮䓬类药
同时使用或与雌激素合用时均应减少用量。抗精神失常药(如氟
哌啶醇、氯丙嗪)及其他多巴胺拮抗药会降低本药疗效。环丙沙星
可降低本药清除率,因此在使用时应注意与这些药物之间的相互
作用。

(1)神经安定药和其他具有中枢活性的多巴胺拮抗剂如舒必
利或甲氧氯普胺,可降低罗匹尼罗的作用,应避免与此类药物合
用。

(2)罗匹尼罗与细胞色素P450酶CYP1A2的底物(如茶碱)
或抑制药(如环丙沙星、氟伏沙明和西咪替丁)合用时,应减少用

量;停用上述药物时,应适当增加剂量。

(3)大剂量雌激素可提高罗匹尼罗的血浆浓度,而对接受激素替代治疗(HRT)的病人,罗匹尼罗有相同的变化。因此,在罗匹尼罗治疗期间,开始或停止 HRT,均需作剂量调整。

155. 罗匹尼罗治疗帕金森病的注意事项是什么

(1)使用罗匹尼罗应从小剂量开始,初始剂量每次 250 毫克,每日 3 次,初用药 4 周内每周增加 750 毫克。此后,每周增加 1.5 毫克,增加至每日 9 毫克。常规剂量范围每日 3～9 毫克,最大剂量每日 24 毫克。

(2)罗匹尼罗需要服用一段时间后才可见到满意疗效。即使有所好转,也要继续用药。不可突然停药,否则会导致病情恶化。

(3)罗匹尼罗禁用于严重的肝、肾功能损害者。

(4)罗匹尼罗可导致进行日常活动时突然入睡,但无任何困倦的感觉。因此服药期间不要驾车或参加任何需要保持警觉性的活动。

(5)罗匹尼罗禁用于妊娠和哺乳期的妇女。

(6)罗匹尼罗应与食物同服,尽量在每天的同一时间服药,不要咀嚼、压碎或掰开药片。

(7)服药期间避免饮酒。

156. 吡贝地尔治疗帕金森病的作用与应用如何

吡贝地尔是烷氧基苯甲酸-4-(2-嘧啶基)哌嗪衍生物,是一种缓释型多巴胺受体激动药,作用于多巴胺 D2、D3 受体,提高多巴胺受体的兴奋性,从而提高受体与多巴胺结合的水平,纠正多巴胺不足。吡贝地尔吸收迅速,口服 1 小时后达最大浓度。血浆清除为双相,第一时相的特征为半衰期 1.7 小时,第二时相较慢,其特征为半衰期 6.9 小时。吡贝地尔的代谢过程剧烈,产生两种代谢产物,即羟化衍生物和双羟化衍生物。吸收的吡贝地尔有 68% 以代谢产物的形式经肾脏排出,25% 经胆汁排出。人体动力学研究表明了治疗覆盖面的扩大,其每周期可超过 24 小时。服药的第 24 小时有大约 50% 经尿液排出,在第 48 小时全部排出。

对于早期帕金森病患者,吡贝地尔可单独使用,可以改善患者的所有主要症状,尤其是对于震颤症状的改善。对于重症帕金森病患者,吡贝地尔主要用作左旋多巴的辅助用药,可以改善患者的运动功能和生活能力,减少多巴胺的用量,提高多巴胺的作用时间,有效地减少剂末症状波动及峰剂量运动障碍,可达到相对稳定的多巴胺受体刺激,有效地治疗帕金森病,患者有良好的耐受性。另外,吡贝地尔可以较好地改善早期帕金森病患者的精神、情绪和睡眠等非运动症状。治疗成人帕金森病单用吡贝地尔时每日 150~250 毫克,分次服用,与左旋多巴合用时,从每日 50 毫克开始,剂量逐渐增加,每 250 毫克左旋多巴大约需 50 毫克吡贝地尔。

但有动物实验研究发现,长期吡贝地尔治疗,可能会使帕金森病模型大鼠纹状体多巴胺能神经元突触前膜脑多巴胺转运体的数量减少。经吡贝地尔 30 毫克/千克体重/日治疗 5 周后,帕金森病大鼠双侧脑多巴胺 D2 受体的数量均较术后 9 周未治疗组进一步减少,右侧(损毁侧)脑多巴胺 D2 受体的数量明显低于左侧,为治疗后脑多巴胺 D2 受体下调所致。说明较长时间使用吡贝地尔会减少帕金森病大鼠突触后膜脑多巴胺 D2 受体的数量,也就是说吡贝地尔 30 毫克/千克体重/日对帕金森病大鼠脑多巴胺 D2 受体有影响,使其数量减少、功能降低。故在临床实践中要注意多巴胺受体激动药对帕金森病患者脑多巴胺能神经元的影响,掌握好用药时机。

国外 1997 年研究已证明,该药可作用于新皮质、新边缘叶、漏斗结节及黑质纹状体环路的多巴胺能受体,能诱发觉醒脑电图,改善情绪和帕金森病患者的症状,尤其对震颤的改善显著。法国多中心研究对 90 例帕金森病患者(平均年龄 63.1 岁,平均病程 2 年)单独应用吡贝地尔,至 3 个月末时平均剂量每日 207±6.4 毫克,显示对运动减少、震颤和肌强直的改善率分别为 47%、41% 和 31%;对 70% 应用左旋多巴制药的患者病情控制不满意时,加用本药对肌强直、静止性震颤和运动减少的改善率分别为 50%、30% 和 37%,可显著地改善患者的抑郁情绪。对应用左旋多巴剂量不足的帕金森病患者,加用本剂后全面改善率为 33%,震颤改善为 64%。单独应用有效量为每日 200 毫克;与复方左旋多巴制药合用,维持剂量为每日 150～200 毫克。但超过每日 350 毫克并无益处,与其他药物相互作用较少。

157. 吡贝地尔治疗帕金森病的不良反应是什么

(1)轻微的消化道不适如恶心、呕吐、胀气等,可在剂量个体化调整后消失。

(2)服用吡贝地尔有出现昏睡的报道,在极少个体中,日间出现过度的昏睡和突然进入睡眠状态,也可出现心理紊乱如混浊或激越,尽管比较罕见。这些症状可在停药后消失。

(3)直立性低血压或血压不稳非常少见。

(4)由于含有胭脂红,有可能引起过敏反应。

158. 吡贝地尔治疗帕金森病的注意事项是什么

(1)该药物在下列情况下禁忌使用:对本药中任何成分过敏

者;心血管性休克;心肌梗死急性期;联合应用安定类精神安定药(不包括氯氮平)者。在缺乏相关资料时,不建议在妊娠和哺乳期妇女使用。

(2)在使用吡贝地尔进行治疗的患者中,有出现昏睡和突然进入睡眠状态的情况,因此在服药治疗期间如果患者驾车或者是进行机器操作必须小心。曾经出现过昏睡或突然入睡的患者不可驾驶车辆或进行机器操作。应当考虑减少用药剂量和退出治疗。

(3)由于包含蔗糖成分,对于果糖不耐受,葡萄糖或半乳糖吸收不良或者蔗糖酶-异麦芽糖不足的患者不宜使用本药。

(4)吡贝地尔和精神安定类药品之间存在着拮抗作用,可以导致或者加重精神紊乱。如果正在使用吡贝地尔进行治疗的帕金森患者必须要使用精神安定类药品,吡贝地尔必须逐渐减少用量直到完全停药(多巴胺能药物的突然停药有可能导致"恶性综合征"的发生)。

(5)吡贝地尔治疗帕金森病过程中如果出现呕吐症状,应使用没有锥体外系作用的止吐药物。

159. 麦角乙脲治疗帕金森病的作用如何

麦角乙脲为半合成的麦角类多巴胺激动药,主要为 D2 受体激动药,对 D1 受体起轻度激动作用,并且有 5-羟色胺活性。20 世纪 80 年代后期在欧洲开始使用。本药口服吸收迅速,血浆清除半衰期为 2.2 小时,24 小时内仅有 0.05％的本药以原形从尿液排出。动物实验表明,作用强度比溴隐亭强 10～20 倍。本药可单独治疗帕金森病或在使用左旋多巴出现"开-关"现象的病人中加服。国外一项有关麦角乙脲治疗帕金森病的随机前瞻性研究,90 例早期帕金森病患者治疗 10 年,结果表明,与单独用左旋多巴比较,单独用麦角乙脲或与左旋多巴联合,可使患者运动波动减到最少或推迟发生。国内曾报道用麦角乙脲治疗左旋多巴疗效减退,并出现"开-关"现象和症状波动的帕金森病患者,有良好的效果,平均剂量为 1.7 毫克(0.2～3 毫克)。不良反应主要有精神症状、恶心、呕吐、短暂性高血压、直立性低血压、短暂性 GTP 增高及血小板减少。伴有"开-关"现象的帕金森病人使用本药可出现严重精神症状。

麦角乙脲的治疗作用与培高利特相同,但较弱,作用时间 2～3 小时。该药有水溶性制药,用时先以多潘立酮防止呕吐,再以本药 0.5～2 毫克皮下注射,能以泵纳入效果更佳。治疗开始,每晚上口服 0.1 毫克,一周后每日增加 0.2 毫克,直至每次 0.4～1 毫克,每日 3 次,取得最佳疗效。对有明显症状波动者,剂量可加至每次 0.2～0.6 毫克,每日 6 次。麦角乙脲因毒性大,常引起严重精神症状,不作常规用药。

160. 他利可索治疗帕金森病的作用与应用如何

他利可索属于非麦角碱类多巴胺受体激动药,同时具有 α_2-肾上腺素能受体和选择性多巴胺 D2 受体激动活性,通过选择性对纹状体突触后膜 D2 受体持续地刺激,产生稳定量的多巴胺,从而改善帕金森病患者症状。本药对被试者的所有主要的帕金森病症状均有效,并可有效地减轻衰竭的严重程度和改善昼夜波动现象与运动障碍等不良反应。口服本药后能够迅速吸收,1～2 小时内达到峰值浓度,药物半衰期约为 5 小时。绝对生物利用度大约为 70%,约 80% 以原形药物分泌,主要通过尿液排泄。本药少量经过胎盘屏障,微量进入乳汁中。

国内利用随机、双盲、多中心、双模拟、阳性的方法对盐酸他利可索治疗帕金森病进行临床研究,选择"开"期 Hoehn-Yahr 分期为 Ⅱ～Ⅳ级的原发性帕金森病患者,治疗 12 周,结果表明,他利可索与复方左旋多巴联合应用,可增强后者的作用,进一步提高临床疗效,特别是对服用左旋多巴时间较长、剂量较大、病情较重的中晚期患者,在加用试验和对照药物后,获得较满意的疗效。在日本的一项临床试验中,单独应用本药或与左旋多巴合用对帕金森病患者跟踪治疗 3 年,分别使 78.6％和 48.3％的患者得到中等以上程度的改善。他利可索对帕金森病引起的临床波动反应比左旋多巴少得多,同常规的多巴胺激动药相比,他利可索临床抗帕金森病的作用效能比后者略好或相当,但胃肠道不良反应比后者轻。

161. 他利可索治疗帕金森病的不良反应是什么

(1)可有胃区不适、口渴、食欲缺乏、呕吐、便秘、口腔炎。有时有门冬氨酸氨基转移酶、丙氨酸氨基转移酶升高,乳酸脱氢酶(LDH)、γ-GTP 升高,肌酐升高,磷酸肌酸激酶(CPK)升高,红细胞与白细胞减少,血红蛋白降低。

(2)有时出现谵妄、兴奋、不安、焦躁、噩梦,可有运动障碍、失眠、倦怠、疲劳、头痛、头重、发呆、下肢异常感觉等。

(3)突然减量或停药可引起高热、意识障碍、重度肌强直、不随意运动、休克等。应再给药后,渐减剂量,并行体表降温、补液等适当处置。

(4)少数患者表现为轻度直立性低血压,停药后症状缓解或消失。

162. 他利可索治疗帕金森病与其他药物的相互作用是什么

(1)酒精可使本药镇静作用加重。

(2)吩噻嗪类可减弱本药的作用。

(3)用本药加重降压药的作用。

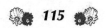

（4）合用其他抗帕金森病的左旋多巴、金刚烷胺可加重幻觉、妄想等症状。

163. 他利可索治疗帕金森病的注意事项是什么

（1）本药应从小剂量开始用药（每日 0.2～0.4 毫克），并密切观察患者，特别注意神经症状如幻觉、错觉等的发生。剂量应小心增加，直至维持剂量（每日 1.2～3.6 毫克），若需要减量或停药，剂量应逐渐减少。

（2）对本药或可乐定过敏者禁用。

（3）因本药可使注意力、反应能力降低，眩晕等，服药期间不可操作机械及驾驶车辆。

（4）有幻觉、妄想、癫痫及药物依赖既往史者，老年人或正在使用其他抗帕金森病药物的病人，雷诺病，严重心、肺、肝、肾及内分泌功能障碍的病人易出现不良反应，宜慎重给药。

（5）本药可引起低血压，故与降血压药物并用时应慎重。

（6）动物实验显示，他利可索可使新生儿体重减轻，并可见向乳汁分布。故妊娠或可能妊娠的妇女不可使用，哺乳期妇女必须使用本药时，须停止哺乳。

（7）服药期间禁止饮酒。

164. 目前正在研制的多巴胺受体激动药有哪些

目前，临床在使用的多巴胺受体激动药分两大类，一类是麦角碱类，如半合成的麦角类衍生物溴隐亭、麦角乙脲、α-二氢麦角隐亭等，主要作用于 D2 受体；培高利特（协良行）直接作用于 D1 和 D2 受体；新型麦角类长效 D2 受体激动药卡麦角林。另一类是非麦角碱类如阿扑吗啡，作用于 D1、D2 受体；罗匹尼罗，选择性多巴胺 D2 受体激动药；普拉克索，作用于多巴胺 D2、D3、D4 受体；他利克索，作用于 α_2-肾上腺素能和多巴胺 D2 受体；吡贝地尔是烷氧基苯甲酸-4-(2-嘧啶基)哌嗪衍生物，作用于多巴胺 D2、D3 受体。

溴隐亭、培高利特被称为"老一代"即第一代多巴胺受体激动药，而新型麦角类长效 D2 受体激动药卡麦角林、罗匹尼罗和普拉克索被称为新型即第二代多巴胺受体激动药。目前在全世界范围内，新型多巴胺受体激动药占处方中多巴胺受体激动药的绝大多数。

表1　常用的多巴胺受体激动药的受体特征及半衰期

药名	t1/2(h)	D1	D2	D3	D4	D5	5-HT	α_2
麦角碱类								
溴隐亭	3～8	ATG	++	+	+	+	+	++
培高利特	24	+	++++	+++	+	+	+	++
卡麦角林	＞60	0	+++	?	?	?	+	?
麦角乙脲	1～3	0	+	?	?	?	+	?
非麦角碱类								
罗匹尼罗	6～8	0	+++	++++	+	ATG	0	0
普拉克索	8～12	0	+++	+++	+	ATG	0	+
吡贝地尔	21	0	+++	++++	+	ATG	0	ATG

注：ATG＝拮抗药；＋＝激动药；0＝没有作用；？＝尚不清楚

165. 多巴胺受体激动药目前应用情况如何

(1)近年来，多巴胺受体激动药成为人们研究和治疗帕金森病的热点，它不仅克服了左旋多巴的某些缺点，还具有某些独特的优势。

①多巴胺受体激动药可以绕过变性的神经元，直接作用于纹

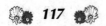

状体多巴胺受体,无需黑质细胞的多巴胺合成酶系统,可延长左旋多巴的效果。

②多巴胺受体激动药在纹状体内的半衰期比左旋多巴长,对多巴胺受体可产生较稳定的刺激作用,有利于克服症状波动。

③它可以选择性的作用于特异性类型的多巴胺受体,较少产生非特异性的效应,可减少不良反应。

④多巴胺受体激动药有不产生自由基或潜在毒性代谢产物等优点,并且可以降低多巴胺的周转率,从而减少自由基的生成,因而对神经元有保护作用。

⑤多巴胺受体激动药作用过程中不需要多巴胺能神经元进行转化、储存和释放,因而其疗效不易受到黑质多巴胺能神经元进行性丢失的影响。

⑥在肠道吸收和经过血脑屏障的过程中,不存在与蛋白质或氨基酸的竞争,也可以非肠道给药。因此多巴胺受体激动药在帕金森病的治疗中起着越来越重要的作用。目前,早期帕金森病药物治疗的一个重要新发展就是在应用多巴胺制药之前应用多巴胺受体激动药作为一线治疗。

(2)关于多巴胺受体激动药的神经保护作用也是近年来研究的热点之一。国内外研究表明,多巴胺受体激动药的神经保护作用及可能的神经挽救作用缘于它的以下特点:

①多巴胺受体激动药节省了左旋多巴的用量。左旋多巴和多巴胺都要经历氧化代谢过程,都能产生有细胞毒性的自由基,而帕金森病患者的黑质致密部处于氧化应激状态,多巴胺能神经元对于这些毒性产物的敏感性增加,而多巴胺受体激动药可以减少这种毒性产物的来源。

②多巴胺受体激动药能加速自由基的清除。体内外实验均证实,能保护神经元免受 1-甲基-4-苯基-1,2,3,6-四氢吡啶/1-甲基-4-苯基-吡啶离子(MPTP/MPP$^+$)及 6-OH 多巴胺的毒性作用,能

减少多巴胺能神经元的丢失。

③具有受体介导的抗凋亡作用。研究已经证实,帕金森病患者黑质有细胞凋亡的存在。国外的体外实验研究表明,一部分多巴胺受体激动药如 quinpirole 可以增加 SH-SY5Y 细胞抗凋亡基因 B 淋巴细胞癌-2 基因的表达,且抑制 P53 的表达及天冬氨酸蛋白水解酶-3、PRAP 的断裂,而 P53 为转录因子,天冬氨酸蛋白水解酶-3 为凋亡的关键酶。

④具有神经营养活性。多巴胺受体激动药可诱导可转移的、可溶性的营养因子的形成。国外研究发现,阿扑吗啡能促进神经生长因子(NGF)和胶质源性神经营养因子(GDNF)的合成,在鼠的黑质培养液中加入阿扑吗啡 24 小时后 NGF 和 GDNF 含量分别提高了 122 倍和 118 倍,提示阿扑吗啡提高刺激 NGF 和 GDNF 合成有神经保护作用。

第一代多巴胺受体激动药始于 20 世纪 70 年代,主要为左旋多巴的辅助药物用于晚期帕金森病患者。其疗效维持时间长,部分对溴隐亭失去反应的患者在改用培高利特后仍有效。阿扑吗啡类于 20 世纪 50 年代开始用于抗帕金森病,其作用时间短,多采用皮下注射,也可肌内注射、口服,由于阿扑吗啡常诱发给药部位的皮肤损害,在美国已停用。而溴隐亭也因为明显增加心脏瓣膜病的风险,2008 年在中国和美国已停用。

虽然第一代多巴胺受体激动药在改善左旋多巴疗效、减轻其运动不良反应方面确实起到一定作用,但远未达到理想的标准,且有明显的不良反应,限制了其临床应用,有的甚至退出了临床。

近年来,第二代多巴胺受体激动药开始应用于临床。新的多巴胺受体激动药在辅助左旋多巴治疗晚期帕金森病患者中,疗效更优于第一代多巴胺受体激动药,且不良反应更小。更为重要的是,新的多巴胺受体激动药给早期帕金森病患者用药方面带来了显著变化,一旦患者的功能障碍达到需要治疗时,目前大多数神经病学专家则可能推荐首先使用多巴胺受体激动药,在必要时再添加左旋多巴。

研究表明,帕金森病患者出现临床症状时,约有50％的黑质多巴胺能神经元死亡,因此尽早使用多巴胺受体激动药对挽救那些正在遭受毒性侵害或濒临死亡的神经元至关重要。放射性核素显像证实,在帕金森病出现症状之前有4～5年的临床前期,在此期间细胞的丢失速度和纹状体多巴胺的下降程度约为每年10％,PET和SPET成像可在出现帕金森病症状之前检测纹状体多巴胺的下降程度,这样便为在多巴胺能神经元发生不可逆损害之前,进行神经保护性的早期治疗提供时间和技术上的可能。

当然多巴胺受体激动药也存在一些不足:①单独应用控制症状不如左旋多巴类药物疗效显著。②有的药物不良反应也较多,尤其嗜睡、幻觉、精神症状等。③连续大量应用可能产生受体脱敏,使用3～5年后也会出现疗效减退。④使用费用昂贵等。

166. 如何选择多巴胺受体激动药

目前,国内外专家共同提出对帕金森病治疗的建议,对于症状轻微、未影响日常生活、Webeter评分≤10分者,可使用神经保护药物,配合功能锻炼;对轻中度患者,可使用多巴胺受体激动药和抗胆碱药,尽量采用多巴胺受体激动药;对于患病、用药在10年以上、Webeter评分≥21分者,则应调整多巴胺制药的剂量,使用多巴胺制药的控释片或联合多巴胺受体激动药。

在帕金森病早期(Hoehn-Yahr Ⅰ～Ⅱ级)单一用药。大规模前瞻性随机、双盲、安慰剂对照研究证实,多巴胺受体激动药可作为单药治疗,特别是对早期的年轻患者。早期帕金森病应用多巴胺受体激动药单药治疗,可延迟左旋多巴的应用及其并发症的发生。治疗开始时应考虑患者的年龄,65岁以前发病者,可将用多巴胺受体激动药作为一线治疗药物。首选用多巴胺受体激动药治疗,通常能够获得满意的症状控制疗效,很少甚至不出现运动并发症的危险。循证医学一级证据显示,早期使用罗匹尼罗和普拉克索都对帕金森病的症状有明显疗效,并显著推迟左旋多巴的应用。吡贝地尔单一用药对帕金森病所有的主要症状都有效。目前的临床研究显示,用多巴胺受体激动药单药治疗 5 年后仍能维持单药治疗的不足 20%,大多数患者在随后的治疗中需要接受左旋多巴的替代或联合治疗。

在帕金森病早期与左旋多巴联合用药。即指在病情稳定的患者第一个月治疗期间,就在左旋多巴的基础上加用多巴胺受体激动药。溴隐亭和吡贝地尔早期与左旋多巴联合使用已经有了明确的结果,对罗匹尼罗只是强调在左旋多巴疗效逐渐降低,"开-关"现象出现的时候才联合使用。

在中晚期帕金森病(Hoehn-Yahr Ⅲ ～ Ⅴ级)与左旋多巴联合用药。即指给已经接受多年左旋多巴治疗的已经出现运动障碍的患者加用多巴胺受体激动药。多巴胺受体激动药与小剂量的左旋多巴联合使用,通常能够有效地减少左旋多巴引起的症状波动中的"关"期,维持或增加患者每天的行动自如时间,同时又不会使运动障碍症状恶化。多巴胺受体激动药在晚期与左旋多巴联合使用已得到公认,所有多巴胺受体激动药在这一适应证上都是适宜和有效的。

治疗的个体化。多巴胺受体激动药的某些特性对某些帕金森病患者是有帮助的。例如,普拉克索因其优先作用于 D3 受体,对合并抑郁的帕金森病患者有益。普拉克索大部分不与蛋白质结合,不在肝脏代谢,而由肾脏排泄,在帕金森病治疗的常规剂量范围内呈线性的药代动力学特征,因此对服用多种需经肝脏代谢药物的老年人或肝功能障碍的患者尤其有益。反之,有肾脏疾病的患者应慎用。卡麦角林因其半衰期长,更适合于那些不愿频繁用药的患者,对改善夜间症状有帮助,并可降低异动症的发生。阿扑吗啡经皮下注射或舌下含服时迅速起效,对于缓解严重的"关"期,使其迅速转变为"开"期,以及运动不能危象的患者尤其有效。

多巴胺受体激动药的给药方法与左旋多巴类似,都应从小剂量开始,数周内慢慢增加剂量至疗效满意而由不出现不良反应为宜,遵循"剂量滴定"的原则。目前还没有两种或多种多巴胺受体激动药合用的临床资料,基于临床研究设计的复杂性和药物代谢的不同,目前不推荐两种或两种以上的多巴胺受体激动药联合应用。在不同的受体激动药之间的药物调整推荐快速调整或缓慢调整,前者即前晚最后一次服用一种多巴胺受体激动药,第二日早晨即可改用另一种多巴胺受体激动药;后者即在一周内逐渐将原有的多巴胺受体激动药减量至停用,同时改用另一种多巴胺受体激动药,并逐渐增加剂量。不同的受体激动药之间的剂量转化比例依据国内外参考文献及临床经验可按溴隐亭:吡贝地尔:α-二氢麦角隐亭:普拉克索:罗匹尼罗:卡麦角林 = 10:100:60:1:5:1.2 比例调整。但需个体化原则,切实根据患者情况调整。中止给药时,也应逐渐减少,以防发性症候群。

167. 多巴胺受体激动药的安全性如何

多巴胺受体激动药在临床应用中的优势在于,它们不仅改善帕金森病运动症状能力较强,而且能预防运动并发症的发生。几项分别以普拉克索、罗匹尼罗、卡麦角林为试验用药的大型临床试验显示,这些多巴胺受体激动药较左旋多巴发生运动并发症的几率小。这些前瞻性双盲临床试验研究结果显示:不论是否服用公开标明的左旋多巴制药,随机服用多巴胺受体激动药的患者组其运动并发症的发生率都低于服用左旋多巴的患者组。对坚持单药治疗的患者进行比较发现,左旋多巴组异动症的发生率是多巴胺受体激动药组的 15 倍。若多巴胺受体激动药与左旋多巴合用,则运动并发症的发生几率增加,但仍然比单用左旋多巴的患者组发生几率低。

所有的多巴胺受体激动药都可能产生不良反应,其严重程度因不同个体而异。大部分的不良反应是轻微的,但也有少数较严重,导致治疗的失败甚至危及生命。多巴胺受体激动药常见的不良反应主要有上消化道症状,如食欲减退、恶心、呕吐等;心动过缓、头晕、直立性低血压等,在年长或认知功能受损的患者中更容易出现。中枢的不良反应有意识模糊、幻觉及精神错乱、失眠、白天睡眠过度,甚至出现没有任何预兆的突然入睡现象。另外,麦角衍生的药物所具有的 5-羟色胺能的特性可以加剧这些症状。这些症状一般发生在治疗刚开始时,几天或几周后随着耐受性的增加而逐渐减轻。

麦角类受体激动药特有的不良反应为上下肢、面部水肿,肺、胸膜、后腹膜和心脏瓣膜的纤维化等。非麦角类多巴胺受体激动药有良好的耐受性,但也可发生周围性水肿等不良反应。近年的研究表明,麦角类多巴胺受体激动药在临床应用过程中存在对心瓣膜损害而导致其反流增加的不良反应。2002 年,Pritchett 等首次报道了 3 例服用培高利特患者发生心瓣膜病。自此,培高利特对心脏瓣膜存在损害的风险引起了世人的关注,在 2003 年已经将该药的可能风险列入美国上市产品说明书中,2006 年对此又增加了黑框警告,2008 年培高利特已经在美国撤市。对于培高利特而言,引起心瓣膜病的风险与使用的剂量有关,较大剂量(>1.5 毫克/日)的培高利特可显著增加心瓣膜病的风险性,而较小剂量(<1.5 毫克/日)的培高利特则心瓣膜病的风险性较小。而卡麦角林被认为引起心瓣膜病的风险性很小。关于麦角乙脲,临床上用的相对较少,没有关于其引起心瓣膜病的报道。

麦角碱类多巴胺受体激动药引起心脏瓣膜损害的具体机制目前还不是很清楚。5-羟色胺 2B($5\text{-}HT_{2B}$)受体广泛存在于心瓣膜上,是心脏正常发育所必需的。然而异常激动 $5\text{-}HT_{2B}$ 受体可以使正常情况下处于静止状态的心瓣膜细胞有丝分裂增加,从而导致过度增生性心瓣膜病。目前的研究认为,激动 5-HT_{2B} 受体是导致药物源性心瓣膜病的关键步骤。可能因为溴隐亭和麦角乙脲是 5-HT_{2B} 受体的拮抗剂,所以引起心瓣膜病的风险较小。作为 5-HT_{2B} 受体的激动药,培高利特和卡麦角林可能是通过激动 5-HT_{2B} 受体而导致心瓣膜损害的,但精确的信号传导通路目前还不是很清楚。因此,对于长期和(或)大剂量服用麦角碱类多巴胺受体激动药的患者,应严密监测其临床症状,及时检查红细胞沉降率和心脏彩超等,以便早期发现心脏瓣膜方面的不良反应。

近年来发现,接受多巴胺受体激动药治疗的患者可出现突发性睡眠的不良反应,各种多巴胺受体激动药的镇静效应是不同的,这种不良反应最常见的是普拉克索,最少见的是吡贝地尔。普拉克索是一种 α_2-肾上腺素能突触前受体激动药,可以抑制去甲肾上腺素能神经通路的传导,从而降低警觉性。而吡贝地尔是 α_2-肾上腺素能突触前受体拮抗剂,增加去甲肾上腺素能神经的活动,从而提高警觉性。所以自己驾车的患者使用时应引起注意。

168. 多巴胺受体激动药的疗效如何

多巴胺受体激动药可以克服左旋多巴的不足,延缓并发症的发生。在早期帕金森病,单独使用多巴胺受体激动药,可以改善患者的临床症状,推迟加用左旋多巴的时间。多巴胺受体激动药早期与复方多巴胺合用,不仅能提高疗效减少复方多巴胺的用量,而且可减少或避免症状波动或运动症状的发生,对疾病后期用复方多巴胺已产生症状波动或运动障碍的患者,加用多巴胺受体激动药的同时减少复方多巴胺的用量,也可减轻或消除这些症状。在疾病后期因黑质纹状体多巴胺能系统不能把外源性左旋多巴脱羧转化为多巴胺,此时用复方多巴胺完全无效,若用多巴胺受体激动药则有效。

多巴胺受体激动药可改善帕金森病患者的症状,其最初是辅助治疗左旋多巴引起的运动障碍及症状波动的帕金森病患者,这些患者应用多巴胺受体激动药后,左旋多巴用量减少 20%~30%,并且活动障碍明显改善。多巴胺受体激动药现已成功地单独应用于最初接受治疗的帕金森病患者,并有代替左旋多巴的趋势。目前,所有的多巴胺受体激动药在疗效方面并无明显的差异,应用主要取决于患者的耐受力、日剂量和经济承受能力等。在症状尚未完全出现之前,多巴胺受体激动药可阻滞帕金森病的发展。英国帕金森病协会认为,对于进展型帕金森病或单发帕金森病,首选左旋多巴。对于症状温和的年轻患者,多巴胺受体激动药是首选,因其比左旋多巴更有效,并发症更少。

国内对 208 例帕金森病患者进行的随机双盲双模拟、普拉克索和溴隐亭平行分组的多中心临床试验结果显示,在随机服用普拉克索(每日 4.46 毫克)或溴隐亭(每日 22.45 毫克/日)治疗 12 周后,普拉克索组和溴隐亭组受试者的帕金森病统评价量表(UPDRS)Ⅰ 总评分平均值分别下降 1.60 分和 10.01 分,UPDRSⅡ 总评分平均值分别下降 4.19 分和 3.27 分,说明普拉克索的疗效与溴隐亭相当;而根据治疗后 UPDRS 评分改善率≥30% 的受试者比例,以及研究者对药物起效时间和治疗效果等方面所进行的主观评价,普拉克索则优于溴隐亭。在不良反应方面,发生率>5% 的相关不良反应有头晕、嗜睡、恶心、便秘、厌食、视觉异常、上腹部不适及直立性低血压等,普拉克索与溴隐亭相当。提示普拉克索用于治疗我国帕金森病患者同样安全有效。国外同样观察了 247 例晚期帕金森病患者应用普拉克索和溴隐亭的临床疗效,表现为疗效减退的患者在"开"期时 Hoehn-Yahr 分级为Ⅱ~Ⅳ级,分别给予普拉克索每日 4.46 毫克或溴隐亭每日 30 毫克或安慰剂治疗,结果显示两种药物改善 UPDRSⅡ 评分程度分别达 26.67% 和 14.00%,明显高于安慰剂组的 4.79%,UPDRS 总评分分别为

34.00%和23.77%,明显高于安慰剂组的5.67%,但普拉克索和溴隐亭两种药物之间的疗效差异不显著。

169. 治疗帕金森病的单胺氧化酶抑制药有哪些

多巴胺降解需要两种酶,即单胺氧化酶(MAO)和儿茶酚-2-氧位-2-甲基转移酶(COMT)。多巴胺在脑内通过 MAO-B 氧化降解,并在其代谢过程中产生大量氧自由基损伤神经元。另外,1-甲基-4-苯基-1,2,3,6-四氢吡啶(MPTP)是通过 MAO-B 氧化为有毒的 1-甲基-4-苯基-吡啶离子(MPP^+)。因此,抑制 MAO-B 的活性既能延长多巴胺在脑内的停留时间,增强疗效,减少左旋多巴的用量及其不良反应,又能间接起到保护神经元的作用。

目前,较多的用于临床治疗帕金森病的单胺氧化酶抑制药主要是司来吉兰。司来吉兰是一种选择性单胺氧化酶-B(MAO-B)抑制药,本药口服吸收良好,容易通过血脑屏障。单独服用司来吉兰有轻微作用,可延缓致残的发生,并推迟神经功能障碍的出现,与左旋多巴合用时效果更明显,可改善50%~70%患者的症状波动。

拉扎贝胺、雷沙吉兰和 mefegiline 等是正在临床研究阶段的新的 MAO-B 抑制药。与司来吉兰相比,新的 MAO-B 抑制药选择性更强,因此有更高的活性,且不良反应较轻。有着广阔的应用前景。

170. 司来吉兰治疗帕金森病的作用与应用如何

司来吉兰为选择性不可逆的 MAO-B 抑制药,能够选择性和不可逆地抑制多巴胺降解为高香草酸,从而增加多巴胺的蓄积;同

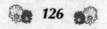

时也可减少突触前膜对多巴胺的再摄取,促进多巴胺的释放,增加多巴胺的储备。司来吉兰口服胃肠道容易吸收,生物利用度约10%。快速分布到全身各组织,可通过血脑屏障。在肝脏经历广泛首过效应,转化为 L-去甲基司来吉兰,L-N-甲基苯丙胺和 L 苯丙胺。司来吉兰主要以代谢产物的形式经尿液排泄,约 15%经粪便清除。清除半衰期约 10 小时。由于它能不可逆地抑制 MAO-B,因而其作用时间明显长于其在体内从吸收到代谢及排出体外的时间,每日口服 1 次即可获得良好的效果。司来吉兰可改善患者的生活品质,但不能治愈帕金森病。

单用司来吉兰可以治疗早期帕金森病。一项为期 7 年的双盲、安慰剂、随机对照研究显示,单用司来吉兰可改善帕金森病患者的临床症状,延缓患者早期症状的进展,U 帕金森病 RS 总分、运动和日常生活活动评分均优于安慰剂组,并且能够推迟使用左旋多巴 9 个月。国内有人用司来吉兰治疗早期帕金森病 13 个月后,分别行多巴胺转运蛋白单光子发射计算机断层扫描,显示司来吉兰不加重纹状体多巴胺能神经元的凋亡。司来吉兰可对早期帕金森病的临床疗效得到肯定。

对晚期帕金森病患者,司来吉兰辅助左旋多巴治疗帕金森病的疗效肯定。多中心临床随机对照研究显示,对有长时间"关"期的帕金森病患者,在长期应用左旋多巴治疗的基础上,添加司来吉兰,12 周后"关"期时间减少 2.2 小时,没有任何运动障碍的"开"期时间延长 1.8 小时,有 29%的患者减少左旋多巴的剂量。

司来吉兰对帕金森病患者伴发抑郁症状的治疗,相关的研究不多,也未得到肯定的结论,其有效性和安全性还有待进一步研究。

司来吉兰神经保护作用的研究近年来也日益受到关注。司来吉兰有神经保护作用,可延缓帕金森病的自然进展,相关研究提示其可能的保护机制为:能够抵抗氧自由基的氧化作用,上调超氧化物歧化酶和过氧化氢酶水平,延迟无血清条件下细胞的凋亡,阻止凋亡诱发的线粒体膜电位的下降。即司来吉兰对纹状体神经元有保护作用,对抗氧化应激并且能营养多巴胺神经元。

治疗早期帕金森病,普通司来吉兰制药,每日 10 毫克,早晨 1 次口服或分 2 次在早餐和午餐时分别口服 5 毫克。口服冻干片,初始剂量每日 1.25 毫克,如果需要,6 周后可增加至 2.5 毫克,每日 1 次。司来吉兰与其他药物合用治疗帕金森病,可增强其他治疗帕金森病的药物如左旋多巴的疗效。

171. 司来吉兰治疗帕金森病的不良反应是什么

(1)消化系统症状:口干、厌食、恶心、一过性肝酶升高等。

(2)神经精神症状:幻觉、头晕、意识混乱、焦虑、失眠、多梦、昏厥、易激惹、行为功能减退等。严重幻觉的发生与病程、Hoehn-Yahr 评分、左旋多巴的剂量和司来吉兰的剂量有关;而且发现即使在病情比较轻的患者,应用大剂量的司来吉兰和麦角类受体激动药也有较高的幻觉发生率。

(3)循环系统症状:低血压或直立性低血压、心悸、胸痛、心律失常、心绞痛等。司来吉兰对 MAO-B 的选择性较低,对心血管有毒性作用,可能增加帕金森病患者的死亡率。晚期帕金森病患者伴有自主神经功能紊乱,司来吉兰治疗可进一步扰乱心血管的自主神经功能,并对患者的血压有影响。

(4)动物研究证明药物对胚胎有危害性(致畸或胚胎死亡等),但尚无设对照的妊娠妇女的研究,本类药物只有在权衡对孕妇的益处大于对胎儿的危害之后,方可使用。

(5)与左旋多巴合用时不良反应增加。已服用复方左旋多巴最大耐受剂量的患者加入本药治疗时,可能出现异动症、激越、精神错乱、幻觉、头痛、体位性低血压及眩晕等症状,排尿困难及皮疹

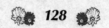

也有报道。

172. 司来吉兰治疗帕金森病与其他药物的相互作用是什么

(1)司来吉兰与金刚烷胺合用会导致血压升高,与左旋多巴合用,也有增加发生高血压的风险。

(2)司来吉兰与下列药物联合应用时,可导致毒性增加,如阿米替林、氯米帕明、氟西汀、可待因、多塞平、避孕药等。有报告本药与氟西汀同时服用可产生严重不良反应,如共济失调、震颤、高热、高/低血压、惊厥、心悸、流汗、眩晕,以及精神变化如激越、错乱、幻觉等,甚至出现谵妄及昏迷。司来吉兰应避免与 5-羟色胺再摄取抑制药合用。

(3)有哌替啶与司来吉兰合用的患者发生木僵、激越、肌肉强直、多汗和体温升高的报道。已经证实,合用阿片受体激动药(特别是哌替啶)与传统单胺氧化酶抑制药也可引发有生命危险的药物相互作用,这可能与脑内 5-羟色胺水平升高有关。司来吉兰可抑制肝药酶的活性,阻断其灭活,引起严重的低血压、呼吸停止及休克。另外,司来吉兰可抑制哌替啶 N 位脱甲基的速度,减少其水解,导致哌替啶的致惊厥代谢产物去甲哌替啶蓄积,引发中枢神经系统兴奋或抑制,导致昏迷,甚至死亡。这种作用可发生于停药数周之后。司来吉兰与吗啡之间也有类似的作用,但相互作用较轻,一般不宜合用,必须使用时,可采用非阿片类镇痛剂。

(4)司来吉兰与三环类抗抑郁药同用时要小心,曾报告有严重中枢神经症状,有几例出现高热、震颤及激越的死亡报告。关于同时服用司来吉兰和三环类抗抑郁药的不良反应,其他报告有高/低血压、眩晕、出汗增加、震颤、抽搐、行为及精神改变。由于相互作用机制尚未清楚,加进这些药物对正在服用司来吉兰的病人一定要谨慎,尽量避免同服这些药物。

(5)司来吉兰与利血平和胍乙啶合用时要慎重。利血平和胍乙啶的降压作用是通过阻断神经末梢内的去甲肾上腺素再摄取,使之排出囊泡,而神经元内单胺氧化酶将排出的去甲肾上腺素灭活,一定时间后耗竭囊泡中的去甲肾上腺素,当神经冲动到达时没有足够的去甲肾上腺素释放,外周肾上腺素能神经功能减弱,产生降压作用。司来吉兰抑制单胺氧化酶的活性,使排出的去甲肾上腺素不能迅速灭活,而与其受体大量结合,反使血压升高,引发严重后果。

(6)本药与非选择性单胺氧化酶抑制药合用可能引起严重低血压。同时与 MAO-A 抑制药吗氯贝胺服用并无耐药问题的报告,但由于本药与吗氯贝胺同时服用文献报导不详,这两种药不能同时服用。

(7)同期服用 MAO-A 或 MAO-B 抑制药及酪胺类物质(如含酪胺食品:发酵食品及饮料、芝士、香肠、腌肉类、野味、肝脏、生肉汤、咸鱼、豆类及豌豆、德国腌菜及酵母制品)会轻度增加高血压反应。

(8)司来吉兰与安定、艾司唑仑(舒乐安定)、硝西泮合用,可引起极度镇静或惊厥。

(9)司来吉兰与某些抗心律失常药合用时,如莫雷西嗪、胺碘酮等,可阻滞其代谢灭活,使其作用增强,造成心动过缓及传导阻滞。

(10)司来吉兰与右美沙芬合用,增加发生其不良反应的风险。

173. 司来吉兰治疗帕金森病的注意事项是什么

(1)司来吉兰需要服用一段时间后才可见到满意效果,即使有所好转,也要继续用药。不可突然停药,否则会导致病情恶化。

(2)由于司来吉兰能增加左旋多巴的效果,故左旋多巴不良反

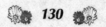

应也可能增加。所以,当加入司来吉兰治疗时,左旋多巴剂量应降低平均30%。

(3)胃及十二指肠溃疡、不稳定高血压、心律异常、严重心绞痛或精神病患者服用司来吉兰需特别注意。

(4)若服用过大剂量(超过每日 30 毫克),会消失一些抑制MAO-B 受体的选择性,抑制 MAO-A 受体开始显著增加。所以,同时服用大剂量司来吉兰及含高酪胺食品,如奶酪、香肠、大豆、酱油、蚕豆等,可能引发理论上的高血压症危险。

(5)曾报告在司来吉兰治疗期间有短暂性肝转氨酶增高。

(6)司来吉兰在怀孕及哺乳期服用的安全性文献报道不足,所以不推荐在怀孕及哺乳期服用。

(7)由于氟西汀及其代谢产物的半衰期较长,氟西汀停药最少5 周后才可开始服用司来吉兰,而司来吉兰及其代谢产物半衰期短,司来吉兰停药 2 周后即可开始服用氟西汀。

(8)司来吉兰应与早餐或午餐一起服用,避免在晚餐时服用,因为会影响睡眠。尽量在每天的同一时间服药。

(9)司来吉兰不能与哌替啶或类似的阿片类止痛药同时服用。

(10)如果正在服用治疗偏头痛的药物,如舒马普坦或那拉曲坦,不要服用司来吉兰。

(11)不要与含右美沙芬或麻黄碱的咳嗽药、感冒药或抗过敏药同服。

(12)服药期间避免饮酒。

(13)对本药中任一组分有过敏者禁用。

174. 雷沙吉兰治疗帕金森病目前应用情况如何

雷沙吉兰为不可逆的选择性单胺氧化酶(MAO)抑制药,是第二代单胺氧化酶抑制药,能阻滞神经递质多巴胺的分解,与司来吉兰(第一代单胺氧化酶抑制药,包括思吉宁、咪哆吡、金思平等)相比抑制作用强 5～10 倍,对长期应用多巴制药药效出现衰退的患者也有改善的作用。另外,雷沙吉兰的代谢产物是一种无活性的非苯丙胺物质,不良反应小,更重要的是,该药对帕金森病有一定的症状缓解作用,并有较多证据证明这类药物有一定的神经保护的作用。一项双盲随机临床研究考察了雷沙吉兰治疗早期帕金森病的有效性。研究结果发现,对早期帕金森病患者,接受雷沙吉兰(每日 1 毫克或每日 2 毫克)治疗 1 年,患者的平均 UPDRS 分值降低,患者的功能衰退程度减慢。尽管雷沙吉兰与其他抗震颤麻痹药物相似,但本药不良反应(主要包括失眠、恶心和幻觉)的发生率更低。可单独使用作为帕金森病早期治疗的一线用药或与左旋多巴联用治疗中、重度帕金森病。

另一份为期 18 周国际联合研究报告结果表明,雷沙吉兰和恩他卡朋都能明显减少运动功能的丧失量(每天分别为 1.18 小时和 1.2 小时)而延长功能期,而且其不良反应类型和发生率也相似,包括改变体位时血压下降、晕厥、便秘、恶心及腿、踝水肿。考虑到雷沙吉兰每日仅需口服 1 次,专家们普遍认为它将更适合作为常规帕金森病治疗的辅助药物。

有 3 项为期 18～26 周的随机、对照临床试验也证实了雷沙吉兰的安全性和有效性。一项纳入 404 例早期帕金森病患者的研究表明,接受雷沙吉兰治疗患者病情出现恶化的几率明显降低。另两项研究在 1 100 多例较晚期帕金森病患者中比较了雷沙吉兰联合安慰剂或左旋多巴的疗效,显示接受雷沙吉兰联合左旋多巴治疗患者,其每天的功能和活动度受限时间明显缩短。

175. 托卡朋治疗帕金森病的作用与应用如何

托卡朋是一种可逆性外周儿茶酚胺甲基转移酶(COMT)抑制

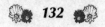

药。口服胃肠道快速吸收,2 小时内达血浆峰浓度。绝对生物利用度 65%。食物能延缓和降低其吸收。蛋白结合率＞99%(主要是白蛋白),在机体组织中分布不广泛。体内代谢途径主要转化为无活性的葡糖苷酸化合物,部分被儿茶酚-o-甲基转移酶和细胞色素 P450 同工酶 CYP3A4 和 CYP2A6 代谢。经尿液(60%)和粪便排泄,清除半衰期为 2～3 小时。

托卡朋作为左旋多巴、多巴脱羧酶抑制药的辅助用药,能增加血浆左旋多巴浓度,大大提高左旋多巴的生物利用度,用于帕金森病的对症治疗,或经历"剂末"症状恶化的患者,使症状波动患者的"开"期延长,"关"期缩短。口服复方左旋多巴(息宁)加托卡朋治疗伴有"剂末"现象的帕金森病患者,结果发现托卡朋能延长复方左旋多巴抗帕金森病疗效的 67%,不出现左旋多巴的高峰剂量反应(如严重的运动障碍),延长其半衰期,提高左旋多巴的效果。一项对帕金森病的安慰剂、双盲对照研究显示,在服左旋多巴、苄丝肼的同时分别加用托卡朋 200 毫克或 400 毫克,"开"期时间分别平均增加 61.7 分钟和 72.2 分钟。认为其临床效果是由于托卡朋增加了左旋多巴血浆生物利用度、延长其半衰期。对左旋多巴治疗反应波动严重的帕金森病患者,托卡朋是安全有效的辅助药物。

研究发现,托卡朋通过提高多巴胺、去甲肾上腺素(NA)的生物利用度,可提高帕金森病患者的认知功能。一项针对重症帕金森病患者并用托卡朋与左旋多巴的治疗,6 个月后测定其注意力、听口述的近记忆、视空间回忆、结构行为、运动症状。发现患者服托卡朋 6 个月后认知功能提高。推测其机制:COMT 可灭活儿茶酚胺神经递质,如多巴胺及去甲肾上腺素,降低内源性去甲肾上腺素的分解,提高多巴胺、去甲肾上腺素的生物利用度。而多巴胺和去甲肾上腺素系统均参与注意力的控制,已知前者改变控制水平,后者起调整作用,并保持注意力、感觉辨别力和创造功能的连接。去甲肾上腺素缺乏时将损害认知功能,如蓝斑损害后注意力、记忆、学习将出现障碍。网状结构去甲肾上腺素的神经元投射到纹状体并参与觉醒。帕金森病患者注意力缺乏可能由于上升性单胺通路的损害所致。

176. 托卡朋治疗帕金森病的不良反应是什么

托卡朋的主要不良反应有恶心、呕吐、肝脏损害、精神错乱、幻觉、焦虑不安、静坐不能、异动症、肌肉痛性痉挛、肌张力失常、晕厥、低血压等。为验证托卡朋的安全性及效果，对服用司来吉兰和复方左旋多巴的帕金森病患者采取随机对照试验，加服 4 种不同剂量（50～800 毫克）的托卡朋，常见不良反应是恶心，未见心血管不良反应。应用托卡朋治疗，对患者的生命体征、实验室指标及心电图无影响，任何剂量均能耐受，只有大剂量时有轻微胃肠道不良反应。用托卡朋治疗在某种程度上可使左旋多巴不良反应加重，可及时调整左旋多巴剂量来减轻其不良反应，不会因左旋多巴的减量而影响疗效。减少左旋多巴用量被视为托卡朋增强左旋多巴效果的标志。有报道指出，托卡朋可导致致命性肝坏死，故仅推荐在无严重的运动障碍且其他药物无效时使用，在用药过程中应注意监测肝功能。

177. 托卡朋治疗帕金森病与其他药物的相互作用是什么

非选择性 MAO-I、苄丝肼、甲基多巴、多巴酚丁胺、阿扑吗啡、肾上腺素、苯丙肾上腺素、华法林及可能影响儿茶酚胺水平的药物均可影响托卡朋作用。

178. 托卡朋治疗帕金森病的注意事项是什么

(1)中、重度肝损害者,每月检查肝功能,若丙氨酸氨基转移酶超过正常5倍,或出现黄疸则停止用该药。

(2)严重肾损害及妊娠时慎用托卡朋。儿童不宜用托卡朋,哺乳期妇女禁用。

179. 恩他卡朋治疗帕金森病的作用与应用如何

恩他卡朋为高选择性和强效儿茶酚-2-2氧位-2-甲基转移酶抑制药,甚少入脑,主要在肠道作用。

恩他卡朋为左旋多巴辅助药,长期使用可改善病人对左旋多巴重复给药的临床效果,耐受性好。

180. 恩他卡朋治疗帕金森病的不良反应是什么

恩他卡朋治疗帕金森病的不良反应包括异动症、恶心、呕吐,这些不良反应可通过减少左旋多巴的用量而减轻。该药肝损害不明显,耐受性较好。

181. 恩他卡朋治疗帕金森病的注意事项是什么

恩他卡朋不建议与非选择性单胺氧化酶抑制药并用,例如:苯乙肼、超环苯丙胺。或是经儿茶酚-O-甲基转移酶(COMT)代谢的药物,例如:异丙肾上腺素、肾上腺素、去甲肾上腺素等药物,一旦并用易引起心跳加快、心律不齐、血压改变等不良反应。

帕金森病患者应用恩他卡朋偶可发生继发于严重的运动障碍的横纹肌溶解症或恶性神经阻滞剂综合征(NMS)。在接受恩他卡朋治疗的患者中,曾有横纹肌溶解的个案报道。

应避免突然停药,以免产生不良反应。肝功能障碍者,应调整药物剂量。美国食品药品监督管理局把本药定为孕妇危险 C 级。迄今为止,未见孕妇使用本药的报道。在动物研究中,大剂量的恩他卡朋可增加对眼睛的影响。由于在乳汁中发现恩他卡朋,建议哺乳妇女慎用本药。尚未建立恩他卡朋在儿童中使用的安全性。

182. 治疗帕金森病的抗神经兴奋药-谷氨酸受体拮抗药有哪几种,具体应用情况如何

越来越多的证据表明,多巴胺减少引起的帕金森症状和治疗引起的运动并发症,与在纹状体棘状神经元中表达的谷氨酸受体功能的改变有关。选择性拮抗 N-甲基-D-天冬氨酸受体(NMDA 受体)的药物不但能减少运动并发症,还能改善帕金森症状。常用有金刚烷胺、美金刚和 MK801。但它们是一些具有微弱拮抗作用的非特异性 NMDA 受体拮抗剂,临床应用效果不佳,且不良反应多。研究开发具有特异性拮抗 AMDA 受体的药物是今后的方向。

183. 治疗帕金森病的抗氧化剂有哪几种,具体应用情况如何

主要有单胺氧化酶抑制药及维生素 E 及辅酶 Q10 等。

大量证据显示,氧化应激在多巴胺能神经元死亡中扮演了重要角色。氧化应激一般由细胞代谢过程中产生的活性氧(ROS)引发。在正常细胞中代谢产生的少量活性氧通常被及时清除,而在

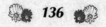

多巴胺能神经元多巴胺分解代谢产生大量的活性氧,导致多巴胺能神经元的氧化应激水平远高于其他细胞。因此,减少活性氧产生的药物对多巴胺能神经元可能具有保护作用。

维生素 E 是天然的抗氧化剂,也是体内主要的自由基清除剂,维生素 E 对不同阶段帕金森病患者的作用不一样,即对已出现症状的帕金森病患者的效果可能较无症状的临床前患者要差。目前多主张和单胺氧化酶抑制药一起使用。

辅酶 Q10 是线粒体复合体Ⅰ和Ⅱ的电子受体,也是一种有效的抗氧化剂和自由基清除剂。临床试验显示,大剂量辅酶 Q10(每日 1 200毫克)可以延缓早期帕金森病患者的病情恶化,但不能推迟左旋多巴的治疗时间。

单胺氧化酶 B(MAO-B)抑制药,MAO-B 是基底神经节主要的 MAO 亚型,在胶质细胞内表达,参与对多巴胺的降解。帕金森病患者由于脑内多巴胺能神经元变性死亡,胶质细胞增生,MAO-B 水平相应增高,导致多巴胺的降解增加。多巴胺的降解能产生有潜在毒性的醛类和 ROS。因此,选择性抑制 MAO-B 已成为帕金森病的辅助治疗之一。研究显示,MAO-B 抑制药司来吉兰和雷沙吉兰均对泛素-蛋白酶体系统功能障碍所致的黑质纹状体系统变性有保护作用,且雷沙吉兰的保护作用更强。单独服用 MAO-B 有轻微作用,可延缓致残的发生,并推迟神经功能障碍的出现。与左旋多巴合用时效果更明显,可改善 50%～70%患者的症状波动。

184. 治疗帕金森病的神经元保护剂有哪些,应用情况如何

神经元保护剂包括:①抗氧化剂,如维生素 C 及维生素 E,辅酶 Q10 等。②单胺氧化酶抑制药,如司来吉兰和雷沙吉兰等。③神经营养因子,如胶质细胞源性神经营养因子(GDNF)、Neurturin

（NTN）、保守的多巴胺神经营养因子（CDNF）等。④尼古丁。⑤钙通道拮抗剂。

尽管这些年来在帕金森病的神经保护治疗方面进行了大量的探索，基础研究也取得一定成果，然而临床试验中的结果却往往不尽一致。基础研究中的帕金森病模型发病机制单一且明确，而临床帕金森病患者的发病机制复杂且不清可能是其中的一个重要原因。目前，帕金森病神经保护研究中亟待解决的问题：①帕金森病中细胞死亡的确切原因及药物治疗的靶点的确定。②准确反映帕金森病发病机制，模拟多巴胺能和非多巴胺能病理特征，慢性进展性动物模型的建立。③临床试验中药物合适剂量的确定。④准确反映神经保护效应而又不与症状改善效应相混淆的临床观察终点的选择。帕金森病病因研究、合适动物模型、临床试验方法等方面的进展，或许将有助于上述问题的解决。

185. 治疗帕金森病的其他药物有哪些

（1）谷氨酸受体拮抗药：越来越多的证据表明，多巴胺减少引起的帕金森症状和治疗引起的运动并发症与在纹状体棘状神经元中表达的谷氨酸受体功能的改变有关。选择性拮抗 NMDA 受体的药物不但能减少运动并发症，还能改善帕金森症状。常用有金刚烷胺、美金刚和 MK801。但它们是一些具有微弱拮抗作用的非特异性 NMDA 受体拮抗药，临床应用效果不佳，且不良反应多。研究开发具有特异性拮抗 AMDA 受体的药物是以后的方向。

（2）腺苷 A_{2a} 受体拮抗药：腺苷受体在纹状体中浓度较高，被定位于含有 r-GABA 和内啡肽的神经元，这些神经元同时含有多巴胺受体。腺苷受体兴奋对于运动功能有抑制作用，而拮抗剂（如咖啡因）可增加运动功能，特别是多巴胺受体减少或受到抑制时。研究发现，咖啡因的摄取有利于预防帕金森病的发展，因此安全有效的腺苷受体拮抗药也可用于帕金森病的治疗。例如，腺苷受体拮抗药 KF17837 能缓解 INPIP 诱发的帕金森病模型猴的症状。目前,处于评估中的同类型药物还有 SCH-58261 和 KW-60020。

(3)其他:①铁螯合剂。如 212 氨基类固醇和去铁胺。铁可加速氧化反应,使多巴胺更新率加快,自由基积聚。给予铁螯合剂可降低铁浓度,减慢氧化反应。②抗氧化剂。维生素 E、维生素 C 和 β_2 胡萝卜素。③非典型的抗精神病药。氯氮平、奥氮平和喹噻平。非典型的抗精神病药物对左旋多巴引起的神经方面的毒性有确切的疗效。④作用于 52HT 的药物(抗抑郁药)。52 羟色胺再摄取抑制药氟西汀,能改善运动障碍;选择性 D2 受体和 52HT2 受体拮抗剂;52HT3 受体拮抗剂昂丹司琼;52HT 的前体 52 羟色氨酸。⑤雌激素。可改善绝经后妇女的帕金森病症状。⑥茶碱类药。如烟酰胺腺嘌呤二核苷酸。⑦改善生物能量代谢的药物。维生素 B_1,维生素 B_2 和辅酶 Q_{10} 等。

186. 帕金森病药物治疗的一般原则是什么

药物治疗的一般原则:帕金森病药物治疗应以最小剂量达到最佳疗效。几乎所有的抗帕金森病均须从小剂量开始,应坚持"剂量滴定""细水长流、不求全效"的用药原则,缓慢递增,根据病情和个体需要进行剂量调整。治疗过程中以症状改善、能自理生活为基准,不要求症状完全缓解,尽量保持药物在最低维持量。权衡利弊、选用适当药物联合应用,以增强多巴胺的疗效,降低多巴胺的用药剂量,减少多巴胺长期应用出现的症状波动等不良反应。突出个体化治疗,根据病人的年龄、症状类型、严重程度、不良反应和药物价格、经济承受能力等选择药物。

(1)选择抗胆碱能药:主要用于以震颤为主的早期帕金森病人,有认知障碍的病人慎用。药物如苯海索等,每次 1～2 毫克,每日 3 次。

（2）多巴胺替代疗法：作为帕金森病治疗的"金标准"，包括左旋多巴，以及多巴脱羧酶抑制药与左旋多巴的混合制药（复方多巴胺），对强直、运动障碍、流涎、皮脂溢出等症状效果更好。

（3）多巴胺能受体激动药：疾病早期或年轻的帕金森病人可作为首选治疗，多数作为左旋多巴的加强剂。药物如溴隐亭，初期服半片（1.25 毫克），一周后每晚服 1 片，共一周。以后每周增加 1 片，直至每日 10～20 毫克的最适剂量。泰舒达为控释剂，每日 150～200 毫克，对静止性震颤更有帮助。药物还有协良行，最初两天应从每日 50 微克开始，其后 12 天每隔 2 天剂量增加 100～150 微克，然后每隔 2 天增加 250 微克至理想治疗剂量，分 3 次服用。

（4）B 型单胺氧化酶抑制药（MAO-BI）：作为左旋多巴的加强剂，可能有神经保护作用。药物有司来吉兰，开始剂量为 5 毫克，早晨服用。以后可增至每日 10 毫克（早晨 1 次或分 2 次服用）。

（5）儿茶酚-O-甲基转移酶抑制药：可同时与多巴制药和 MAO-BI 合用，能治疗左旋多巴治疗中伴发的"开-关"现象、药效衰退和剂末现象。

（6）金刚烷胺：用于早期患者，能改善少动、强直症状。药效一般仅维持数月。

（7）其他：药物疗法如兴奋性氨基酸受体拮抗药和释放抑制药、神经营养因子等。

187. 帕金森病早、中期无运动波动症状时如何选择药物治疗

【早期帕金森病治疗】

（1）何时开始用药：疾病早期若病情未对患者造成心理或生理影响，应鼓励患者坚持工作，参与社会活动和医学体疗。可适当暂缓用药。若疾病影响患者的日常生活和工作能力，则应开始症状

性治疗。

(2)首选药物原则

①老年前期(<65 岁),且不伴认知障碍患者,可选择多巴胺受体激动药;司来吉兰,或加用维生素 E;复方左旋多巴＋儿茶酚氧位甲基转移酶(COMT)抑制药;金刚烷胺和(或)抗胆碱能药;震颤明显而其他抗帕金森病药物效果不佳时,选用抗胆碱能药;复方左旋多巴,一般在前 3 种方案治疗效果不佳时可加用。但在某些患者,如果出现认知功能减退,或因特殊工作之需,需要显著改善运动症状,复方左旋多巴也可作为首选。

②老年(≥65 岁)患者,或伴认知障碍,首选复方左旋多巴,必要时可加用 DR 激动药、MAO2B 抑制药或 COMT 抑制药。尤其老年男性患者尽可能不用苯海索,除非是有严重震颤并明显影响日常生活能力的患者。

(3)治疗药物

①抗胆碱能药。主要药物有苯海索(安坦),用法每次 1～2 毫克,每日 3 次。此外,有丙环定、甲磺酸苯扎托品、东莨菪碱、环戊丙醇和比哌立登。主要适用于有震颤的患者,对无震颤的患者一般不用,尤其老年患者慎用,闭角型青光眼及前列腺肥大患者禁用。

②金刚烷胺。用法 50～100 毫克,每日总剂量不要超过每次 200 毫克,每日 2～3 次,末次应在下午 4 时前服用。对少动、强直、震颤均有改善作用,对伴异动症患者可能有帮助。肾功能不全、癫痫、严重胃溃疡、肝病患者慎用,哺乳期妇女禁用。

③复方左旋多巴(苄丝肼左旋多巴、卡比多巴左旋多巴)。初始用量每次 62.5～125 毫克,每日 2～3 次,根据病情而渐增剂量至疗效满意和不出现不良反应为止,餐前 1 小时或餐后 1.5 小时服药。活动性消化道溃疡者慎用,闭角型青光眼、精神病患者禁用。

④多巴胺受体激动药。目前大多推崇多巴胺受体激动药为首选药物,尤其对于早期的年轻患者。因为这类长半衰期制药能避免对纹状体突触后膜多巴胺受体产生"脉冲"样刺激,从而预防或减少运动并发症的发生。激动药均应从小剂量开始,渐增剂量至获得满意疗效而不出现不良反应为止。不良反应与复方左旋多巴相似,不同之处是症状波动和异动症发生率低,而直立性低血压和精神症状发生率较高。目前国内有以下药物。

●溴隐亭:初始剂量 0.625 毫克,每日 1 次,每隔 5 天增加 0.625 毫克,有效剂量每日 2.5～15 毫克,分 2～3 次口服。

●培高利特:初始剂量 0.025 毫克,每日 1 次,每隔 5 天增加 0.025 毫克,逐渐增量,有效剂量每日 0.375～1.5 毫克,分 3 次口服。

●吡贝地尔缓释片:初始剂量 50 毫克,每日 1 次,必要时每周增加 50 毫克,有效剂量 50～250 毫克,需用大剂量治疗时可分 3 次口服。

●α-二氢麦角隐亭:每次 2.5 毫克,每日 2 次,每隔 5 天增加 2.5 毫克,有效剂量每日 30～50 毫克,分 3 次口服。

上述 4 种药物之间的剂量转换顺序为 10：1：100：60,可作参考。国内尚未上市的药物有卡麦角林、罗匹尼罗、普拉克索、罗替戈汀、麦角乙脲和阿扑吗啡。

⑤MAO-B 抑制药:目前国内有司来吉兰,用法为每次 2.5～5 毫克,每日 2 次,应早晨、中午服用,勿在傍晚应用,以免引起失眠。胃溃疡者慎用,禁与 5-羟色胺再摄取抑制药(SSRI)合用。国内尚未上市的药物有拉扎贝胺和雷沙吉兰。

⑥COMT 抑制药:恩托卡朋或托卡朋。前者每次 100～200 毫克,随左旋多巴制药同时服用,每日最多 1 600 毫克;后者每次 100～200 毫克,每日 3 次口服,须与复方左旋多巴合用,单用无效。不良反应有腹泻、头痛、多汗、口干、丙氨酸氨基转移酶升高、

腹痛、尿色变黄等。托卡朋有可能导致肝功能损害,故须严密监测肝功能。若从治疗之初就合用复方左旋多巴和COMT抑制药,有可能预防或延迟运动并发症的发生,目前这一观点正在临床验证之中。

【中期帕金森病治疗】 若在早期阶段首选多巴胺激动药、司来吉兰或金刚烷胺/抗胆碱能药治疗的患者,发展至中期阶段时,则症状改善往往已不明显,此时应添加复方左旋多巴治疗;若在早期阶段选低剂量复方左旋多巴治疗的患者,症状改善往往也不明显,此时应适当加大剂量或添加多巴胺激动药、司来吉兰或金刚烷胺,或COMT抑制药。

188. 晚期帕金森病病人多巴胺衰竭如何治疗

晚期帕金森病的临床表现极其复杂,其中有药物的不良反应,也有疾病本身进展因素参与。晚期帕金森病患者的治疗,一方面继续力求改善运动症状,另一方面处理一些可能产生的运动并发症和非运动症状。

(1)运动并发症的治疗:运动并发症(症状波动和异动症)是晚期患者在治疗中最棘手的不良反应,治疗包括药物剂量、用法等治疗方案调整和手术治疗(主要是脑深部电刺激术)。

①症状波动的治疗。症状波动包括剂末现象、延迟"开"或无"开"反应、不可预测的"关期"发作。其处理原则为:在复方左旋多巴应用的同时,首选增加半衰期长的多巴胺激动药,或增加对纹状体产生持续性多巴胺能刺激(CDS)的COMT抑制药,或增加MAO-B抑制药;也可以维持总剂量不变,增加左旋多巴的次数,减少每次服药剂量;也可改用控释片或缓释剂以延长左旋多巴的作用时间,但剂量要增加20%~30%。避免饮食(含蛋白质)对左旋多巴吸收及通过血脑屏障的影响,餐前1小时或餐后1.5小时

服用,减少全天蛋白摄入量或重新分配蛋白饮食可能有效。严重"关期"患者可采用皮下注射阿扑吗啡。持续性多巴胺能刺激即微泵持续给予左旋多巴或多巴胺受体激动药,不仅能减少"关期",而且不会恶化异动症,甚至还能减少其发生,但由于实施有困难,目前主要用于研究。无计可施时再考虑手术治疗。

②异动症的治疗。异动症包括剂峰异动症、双向异动症和肌张力障碍。其治疗首先考虑减少左旋多巴的用量。如果患者是左旋多巴单药治疗,那么先考虑合用多巴胺受体激动药,并逐渐减少左旋多巴剂量;也可加用 COMT 抑制药,但要注意加药后的头两天异动症会加重,这时需要减少左旋多巴的用量。如果患者对左旋多巴的剂量很敏感,可以考虑应用水溶性制药。最好停用控释片,避免累积效应。已有研究显示持续输注多巴胺受体激动药或左旋多巴可以同时改善异动症和症状波动,现正在试验口服制药是否能达到同样效果。其他抗异动症的药物也在研究之中,文献曾报道金刚烷胺有抗异动症的效果。非典型镇静药和各种作用于基底节非 DA 能的药物也正在研发之中。手术治疗是最后的考虑。

(2)非运动症状的治疗:帕金森病的非运动症状包括神经精神障碍、自主神经功能紊乱、摔跤和睡眠障碍等。对它们的治疗必须遵循一定的原则。

①神经精神障碍的治疗。出现精神症状时,先停用最后应用的药物或首先考虑依次逐减或停用如下抗帕金森病药物:抗胆碱能药、金刚烷胺、司来吉兰、多巴胺受体激动药。若采取以上措施患者仍有症状,则将左旋多巴逐步减量。如果药物调整效果不理想或必须以加重帕金森病症状为代价,就要考虑对症下药。对于认知障碍和痴呆,可应用胆碱酯酶抑制药,如石杉碱甲、多奈哌齐、利伐斯明或加兰他敏。对于幻觉和谵妄,可选用氯氮平、奥氮平等,因可能有骨髓抑制作用,应定时做血常规检查。对于抑郁,可

考虑选择性 5-羟色胺再摄取抑制药。对于易激惹状态,劳拉西泮和地西泮比较有效。

②自主神经功能障碍的治疗。最常见的自主神经功能障碍包括便秘、泌尿障碍和位置性低血压等。对于便秘,增加饮水量和高纤维含量的食物对大部分患者行之有效。可以考虑停用抗胆碱能药。乳果糖、龙荟丸、大黄片、番泻叶等治疗有效。有泌尿障碍的患者需减少晚餐后的摄水量,也可试用奥昔布宁、溴丙胺太林、托特罗定和莨菪碱等外周抗胆碱能药。直立性低血压患者应增加盐和水的摄入量;睡眠时抬高头位,不要平躺;可穿弹力裤;不要快速地从卧位起来;α_2 肾上腺素能激动药米多君治疗有效。教育患者和家属认识到食物、高温和用力会降低血压也是项必需措施。

③姿势反射障碍、冻结和慌张步态的治疗。姿势反射障碍、冻结和慌张步态是帕金森病患者摔跤的最常见原因,目前缺乏有效的治疗措施。姿势反射障碍容易在变换体位,如转身、起身和弯腰时发生,关键是做好预防工作。对于冻结和慌张步态,药物治疗通常无效,调整左旋多巴或多巴胺激动药剂量偶尔会有效。主动调整重心、摇摆身体走路、踏步走、大步走、听口令、听音乐或合着拍子行走及跨越物体(真实的或假想的)等可能有所帮助。必要时使用拐杖、三脚架,甚至轮椅,做好防护。

④睡眠障碍的治疗。睡眠障碍主要包括失眠、不宁腿综合征(RLS)和周期性肢体运动病(PLMS)。失眠如果与夜间的帕金森病症状相关,加用左旋多巴控释片、多巴胺受体激动药或 COMT 抑制药会有效。但如果是异动症引起的,需将睡前服用的抗帕金森病药物减量。如果患者正在服用司来吉兰或金刚烷胺,考虑减量或停用。特发性失眠患者可以选用短效的镇静安眠药。多数患者多巴胺受体激动药治疗 RLS 和 PLMS 有效,增加睡前左旋多巴控释片的剂量也可奏效。其他治疗包括服用小剂量氯硝西泮。

189. 帕金森病直立性低血压如何治疗

帕金森病患者直立性低血压（OH）的治疗：应建议帕金森病患者改变体位时要缓慢，进行有规律有节制的运动，避免长时间站立。当 OH 严重到出现明显的临床症状和体征，或站立后血压低于 90/60 毫米汞柱时，需要进行治疗。

（1）非药物疗法：对于轻度自主神经功能不良的患者，可以使用非药物疗法，包括减少可能导致 OH 的药物，如利尿药、扩血管药、抗高血压药、三环类抗抑郁药和多巴胺类制药，以及多巴胺受体激动药。增加水盐的摄入，少食多餐，戒酒也是有效的方法。睡眠时高枕卧位可以促进钠潴留和减少夜尿也能缓解症状。另外，使用弹力袜可以减少血液淤滞，增加静脉回流量。

（2）药物治疗：非药物疗法效果不好时可以使用药物治疗。可应用的药物包括周围肾上腺能药物，如麻黄素和苯丙醇胺；糖皮质激素（氢化可的松）；前列腺素合成酶抑制药（吲哚美辛）；造血前期药（促红细胞生成素）和直接的血管收缩药（盐酸米多君）。但是这些药物都有潜在的副作用，其中以仰卧位高血压最常见，这是由于它们的非选择性升压作用引起的。乙酰胆碱酯酶抑制药通过增加交感神经节的传出冲动，可以升高站立位血压，同时对仰卧位血压的影响较小。发现溴吡斯的明对神经源性 OH 有明显的治疗作用，同时改善直立位时的症状，而对仰卧位血压的影响是适宜的，特别适用于伴有仰卧位高血压的患者。但是应进行更进一步研究以探讨乙酰胆碱酯酶抑制药的最佳剂量，及长期使用的不良反应等。

190. 帕金森病动作性震颤如何治疗

在帕金森病病人中，动作性震颤也如静止性震颤一样常见，特别是双手。其治疗上与静止性震颤类似。心电图无房室结传导阻滞者,可用普萘洛尔。扑米酮可于睡前服用。苯二氮䓬类特别是地西泮也可应用。

191. 帕金森病抑郁症状如何治疗

对帕金森病抑郁患者,目前普遍的观点是首先使用行为治疗。对新发的帕金森病患者,特别是较为年轻的患者,行为治疗可以帮助患者适应疾病的慢性过程,同时对患者的运动及抑郁症状也有帮助。

对行为治疗无效者,可考虑使用抗抑郁药物治疗。临床常用选择性 5-羟色胺再摄取抑制药(SSRIs)和三环类抗抑郁剂(TCAs 类药物)来改善帕金森病患者伴发的抑郁,但二者的有效性仍没有得到可靠的评价,哪一类可以作为治疗帕金森病抑郁的一线用药,还没有足够可靠的临床证据。目前的研究表明,在治疗帕金森病抑郁时,SSRIs 类药物在耐受性、不良反应和安全性方面优于 TCAs 类药物。选择 TCAs 类药物的最常见理由是,该类药物具有镇静成分,且医生较为熟悉。而选择 SSRIs 类药物的最常见理由则为不良反应较小,且可以察觉到更好的疗效。尽管普遍认为 TCAs 类药物的不良反应大于 SSRIs 类药物,但在美国神经学会发表的有关帕金森病抑郁、精神病和痴呆的评估和治疗指南中,阿米替林是惟一被推荐用于帕金森病抑郁的治疗药物。有报道认为,多巴胺受体激动药对帕金森病抑郁和非抑郁症状均有潜在的益处。其中,普拉克索对 D3 受体具有完全的亲和力,这对控制帕金森病的精神症状可能有益,可能为一种潜在的抗抑郁药物,单用或与经典抗抑郁药物合用,对伴发抑郁的帕金森病患者更为有益。

192. 帕金森病病人的疼痛如何治疗

帕金森病可产生各种疼痛,如骨骼肌疼痛、神经根性疼痛、运动障碍性疼痛、静坐不能或坐立不安感导致的疼痛及其他疼痛等,局部的肌肉僵直是其主要原因。治疗帕金森病肌肉僵直引起的疼痛，补充左旋多巴有很好的疗效，多数病人在药物起效时随着肌肉僵直的缓解而疼痛缓解。但在用药的后期，少数患者在左旋多巴起效的高峰期反而会出现下肢，尤其是足趾的痉挛性疼痛。出现这种情况往往比较难处理，因为这显然是左旋多巴的不良反应，减少剂量往往可以减轻痛性痉挛的症状，但同时又使帕金森病的症状不能很好缓解。遇到这种情况，医生往往是采用减少每次左旋多巴的用量，但增加给药的次数，或者增加多巴胺受体激动药的药量。如果不能奏效，可以尝试局部注射肉毒素方法，以起到缓解的作用。也可给予止痛药来解决。

193. 帕金森病病人的流涎如何治疗

对流涎的病人可建议使用吸管或让病人细嚼慢咽，如有吞咽困难可给予留置胃管。对年轻的患者，应用抗胆碱药物如苯海索可抑制唾液的分泌，但对 70 岁以上患者不主张用。最近的研究报道，对严重的患者在其唾液腺的局部注射少量肉毒素，对减轻流涎症状有帮助。

194. 帕金森病病人的便秘如何治疗

目前，帕金森病患者便秘的治疗多为对症治疗。非药物治疗包括饮食调节、体育锻炼和积极地生活方式。早期治疗是增加液体食物量和普通灌肠，但仅对轻型有效，对严重便秘的患者无效。因此，多数便秘的帕金森病患者需要轻型泻药或促胃肠动力药等。持续空肠内给左旋多巴可改善严重的便秘。促胃肠动力药治疗便秘可能有效，包括不能通过血脑屏障的多巴胺拮抗剂。但多潘立酮的有利作用仅限于上消化道，至今没有证明多潘立酮可改善帕金森病便秘。莫沙必利不影响 D2 受体功能，可促进帕金森病下消化道运动，因此临床应用较多，但在帕金森病便秘的应用也有争议。容积性泻药是现在惟一证明有效的药物,其中聚乙二醇(PEG)是目前研究证实最有效的剂型。若便秘是肛门括约肌的异常收缩引起的,可向骨盆底横纹肌内注射肉毒素或阿扑吗啡,它能可逆地减弱外括约肌收缩力,促进直肠排空。尽管肉毒素会导致大便失禁,但与其他治疗如外侧括约肌切开术相比是暂时、少见的。养成定时排便的习惯,强化排便反射。

如果采取以上方法还不能克服便秘的话,如粪便停滞时间过长,粪块硬结并滞留在直肠内近肛门口处,此时口服泻药、润滑剂均可能无效,必须戴手套以手指将干结的大便逐块抠出,可立即解除病人的痛苦。我国的中医药对治疗便秘有很多优势,可以用中医辨证施治,吃一些汤药,或者服用一些润肠通便的中成药。最简单、价廉而且有效的单味中药就是番泻叶,就像茶叶一样泡水喝,效果是很好的。最后要强调的是治疗便秘要综合治理,一定要先改变不良习惯、合理安排饮食、饮水充足和坚持适量的运动,效果不好时再辅以泻药。

195. 帕金森病病人的尿频症状如何治疗

部分帕金森病患者还有一种难言之隐,就是膀胱刺激症状。患者往往一天中要上洗手间数次,尤其是晚上夜尿的次数多,并因此导致失眠。尿意有时是不可遏制的,加上患者本身行动缓慢,很容易导致尿湿裤子。出现上述现象,往往与帕金森病的症状控制不好有关,抗帕金森病的治疗在减轻帕金森病症状的同时,尿频的症状也随之得到改善。值得一提的是,多巴胺受体激动药甲磺酸培高利特片(协良行)对改善帕金森病患者的尿频症状有较好的作用。如果通过抗帕金森病的治疗,症状不见好转,则应考虑是否合并有其他疾病,如是否有泌尿系的炎症、男性患者是否有前列腺肥大等,可以让泌尿科的医生检查一下,采取对症治疗。如无其他泌尿系疾患,严重尿频症状长期不缓解者可行导尿或膀胱造口。

196. 基因治疗帕金森病的策略是什么

基因治疗帕金森病的原理是通过在分子、基因水平上的操作，提高脑内多巴胺的浓度，达到治疗目的。多巴胺是酪氨酸经酪氨酸羟化酶（TH）作用生成左旋多巴，再经氨基酸脱羧酶（AADC）催化而成。TH 需四氢生物蝶呤（BH4）作为辅酶才能正常工作，而 GTP 环水解酶 1（GTPCH）又是 BH4 生物合成的必需酶。因此，提高 TH、AADC 和 GTPCH 活性可望增加多巴胺的水平。基因治疗帕金森病的策略之一是将 TH、AADC 或 GTPCH 基因直接或间接地导入脑内以增加多巴胺的合成，或导入神经营养因子基因，保护多巴胺能神经元，减慢或防止纹状体区多巴胺能神经元的进行性变性。最近，灵长类动物的研究中显示，利用 GDNF 基因施行基因疗，可有效地保护神经元，促进帕金森病痊愈。

197. 基因治疗帕金森病的方法是什么

近年来，基因治疗帕金森病显示了良好的潜力和发展前景，其主要从 3 条途径入手：一是转染多巴胺合成途径的相关基因，如酪氨酸羟化酶基因、芳香左旋氨基酸脱羧酶基因、GTP 环水解酶Ⅰ基因等；二是转染合成神经营养因子的基因，如神经胶质源性神经营养因子基因、脑源性神经营养因子基因等；三是转染基因表达的调节基因，如 Parkin 基因。将上述基因转染体外细胞后进行脑内移植或通过质粒及病毒载体直接转染在黑质纹状体区细胞，使其表达神经保护性蛋白质，从而起到抗帕金森病的作用。

198. 基因治疗帕金森病的展望如何

帕金森病的基因治疗在目前仍是尚不成熟的治疗手段，有许多问题亟待解决，比如基因治疗持续表达的时间不长、疗效还不稳定、对移植部位微环境的影响大小还不明确，以及神经胶质 siR-

NA 的表达可能增加癌变的可能性,故真正应用于人体尚需相当长的时间。而且,对于疾病进展的延缓,而不是疾病逆转的研究,可能需要更长的时间才能在临床上实施和被人们所接受,这还需要有一套成熟的对疾病延缓的具体的评估指标。但是,随着人类基因组计划的完成,基因表达调控机制更深入的阐明,以及转基因技术的发展和方法的完善,我们完全有理由相信基因治疗必将成为帕金森病最重要的治疗方法之一。

199. 中医学对帕金森病的辨证论治及治则要点是什么

(1)辨证要点:颤证首先要辨清标本虚实。肝肾阴虚、气血不足为本,属虚;风、火、痰、瘀等病理因素为标,属实。一般震颤较剧,肢体僵硬,烦躁不宁,胸闷体胖,遇郁怒而发者,多为实证;颤抖无力,缠绵难愈,腰膝酸软,体瘦眩晕,遇烦劳而加重者多为虚证。但病久常标本虚实夹杂,临证需仔细辨别其主次偏重。

(2)治疗原则:颤证属"风病"范畴,颤证病在筋脉,与肝、脾、肾关系密切,肝风内动,筋脉失养是其基本病机。肝藏血主筋,脾胃为气血生化之源,主肌肉,肾藏精生髓,肝脾肾亏虚,则阴精不足,筋脉失养而致肢体震颤,因此养肝健脾益肾是治本之法。痰浊瘀血阻滞经脉,气血不畅,筋脉失养者,据"血行风自灭"之理,临证当用养血活血、化痰祛瘀通脉之品,对提高治疗效果具有重要意义。

本病初期,本虚之象并不明显,常见风火相煽、痰热壅阻之标实证,治疗当以清热、化痰、熄风为主;病程较长,年老体弱,其肝肾亏虚、气血不足等本虚之象逐渐突出,治疗当滋补肝肾,益气养血,调补阴阳为主,兼以熄风通络。由于本病多发于中老年人,多在本虚的基础上导致标实,因此治疗更应重视补益肝肾,治病求本。治疗缓者以治本为主,急者以治标为主。治本予以滋补肝肾,益气养血,调补阴阳;治标予以熄风、豁痰、化瘀。临床各种证型均可适用熄风止颤之品。风阳内动者,易潜阳;痰热动风者,宜清热化痰熄风;气滞血瘀者,宜行气活血;气血亏虚者,宜补益气血;肝肾亏损者,宜滋补肝肾,填精益髓;阳气虚衰者,宜补肾温阳。对本虚标实、虚实夹杂者,宜标本兼顾,灵活变通。本病为疑难病症,部分患者呈逐年加重倾向,因此除药物以外,还应重视调摄。

临床上对各证型的治疗均可在辨证的基础上配合熄风之法,而清热、平肝、滋阴、潜阳等也常与熄风配伍,常用药物有钩藤、白蒺藜、天麻、珍珠母、生龙骨、生牡蛎、全蝎、蜈蚣、白僵蚕等。其中虫类药不但熄风止颤,且有搜风通络之功。正如叶天士所言:"久病邪正混处其间,草木不能见效,当以虫蚁疏通逐邪。"运用虫类药物,以焙研为末吞服为佳,入煎剂效逊。临床证明,羚羊角粉在治疗颤证方面有肯定的疗效,久颤不愈者可配伍应用,但价格较贵,临证可用山羊角、水牛角代替。

年高病久,治宜缓图。因老年体衰,加之震颤日久,脏腑气血失调,病理变化复杂,往往难以迅速收效,欲过分求速反易招致诸多变证,故治疗之意缓缓图之,慎用耗伤气血阴阳等攻伐之品。如能减轻症状,控制发展,则应坚持治疗。

200. 中医学对帕金森病的常见辨证有哪些

颤证病在筋脉,与肝、脾、肾等脏关系密切。以上各种原因导致气血阴精亏虚,不能濡养经脉;或痰浊、瘀血壅阻经脉,气血运行不畅,筋脉失养;或热盛动风,扰动筋脉,而致肢体拘急颤动。

本病的基本病机为肝风内动,筋脉失养。"肝主身之筋膜",为风木之脏,肝风内动筋脉不能任持自主,随风而动,牵动肢体及头颈颤抖摇动。其中又有肝阳化风、血虚生风、阴虚风动、瘀血风动、痰热风动等病机。

肝肾乙癸同源,若水不涵木,肝肾交亏,肾虚髓减,脑髓不充,下虚而高摇。入脾胃受损，痰湿内生，土不栽木，亦可致风木内动。

本病的病理性质总属本虚标实。本为气血阴阳亏虚，其中以阴津精血亏虚为主；标为风、火、痰、瘀为患。标本之间密切联系，风、火、痰、瘀可因虚而生，诸邪又进一步耗伤阴津气血，风、火、痰、瘀之间相互联系，甚至也可以相互转化，如阳虚、气虚可转为阴虚，气滞痰湿也可化热等。颤证日久可导致气血不足，络脉瘀阻，出现肢体僵硬，动作迟滞乏力现象。

颤证的病理因素为风、火、痰、瘀。风以阴虚生风为主，也有阳亢风动或痰热化风者。痰或因脾虚不能运化水湿而成，或热邪煎熬津液所致。痰邪多与肝风或热邪兼夹为患，闭阻气机，致使肌肉筋脉失养，或化热生风致颤。火有实火、虚火之分。虚火为阴虚生热化火，实火为五志过极化火，火热耗灼阴津，扰动筋脉不宁。久病多瘀，瘀血常与痰浊并病，阻滞经脉，影响气血运行，致筋脉肌肉失养而病颤。常见辨证分型有：肝肾不足型、气血亏虚型、气滞血瘀型、痰热风动型、肝阳化风型、阳气虚衰型。

201. 肝肾不足型帕金森病如何辨证和用药

肝肾不足型主症：头摇肢颤，持物不稳，腰膝酸软，失眠心烦，头晕耳鸣，健忘，老年患者常兼有神呆、痴傻。舌质红，舌苔薄白，或红绛无苔，脉象细数。

辨证：肝肾不足，髓海失养肢体筋脉失主。

治法：补益肝肾，填精补髓，育阴熄风。

代表方：龟鹿二仙膏合大定风珠加减。前方重在补肾益精、填补精髓，适用于肾精亏损，神机失用，肢体震颤伴有智能障碍者；后方养肝育阴，增液熄风，用于肝肾阴虚，筋脉失养，虚风内动，或热盛耗伤阴津，筋脉失养者。

常用药：龟版、鳖甲、生牡蛎、钩藤、鸡子黄、阿胶，以育阴潜阳，平肝熄风;枸杞子、鹿角、熟地黄、生地黄、白芍、麦冬、麻仁,以补益肝肾,滋阴养血润燥;人参、山药、茯苓,健脾益气,化生气血;五味子、甘草,以酸甘化阴以安神。肝风甚者,肢体颤抖,眩晕较著者,加天麻、全蝎、石决明;阴虚火旺,兼见五心烦热、躁动失眠、便秘溲赤者,加黄柏、知母、牡丹皮、玄参;肢体麻木,拘急强直者,加木瓜、白僵蚕、地龙、防风、乌蛇,重用白芍、甘草以舒筋缓急。

202. 气血亏虚型帕金森病如何辨证和用药

气血亏虚型主症:头摇肢颤,面色㿠白,表情淡漠,神疲乏力,动则气短,心悸健忘,眩晕,纳呆。舌体胖大,舌质淡红,舌苔薄白滑,脉沉濡无力或沉细弱。

辨证:气血两虚,筋脉失养,虚风内动。

治法:益气养血,濡养筋脉。

代表方:人参养荣汤加减。本方益气养血,补益心脾,用于气血不足,心脾两虚,虚风内动之颤证。

常用药:熟地黄、当归、白芍、人参、白术、黄芪、茯苓、炙甘草健脾益气养血;肉桂助阳,鼓舞气血生长;天麻、钩藤、珍珠母平肝熄风止颤;五味子、远志养心安神。气虚运化无力,湿聚成痰者,应化痰通络止颤,加半夏、白芥子、胆南星;血虚心神失养,心悸,失眠,健忘者,加炒枣仁、柏子仁;气虚血滞,肢体颤抖,疼痛麻木者,加鸡血藤、丹参、桃仁、红花。

203. 气滞血瘀型帕金森病如何辨证和用药

气滞血瘀型主症:头摇肢颤,持物不稳,胸闷,善太息,遇情志不遂容易诱发或加重,见脘腹胀闷,胸胁胀痛。舌质紫暗有瘀斑,苔薄或薄腻,脉弦细或涩。

辨证:肝郁气滞,瘀血阻络,筋脉不利。

治法:疏肝理气,活血通络,柔筋和络。

代表方:柴胡疏肝散或血府逐瘀汤加减。柴胡疏肝散可疏肝理气,调畅气机;血府逐瘀汤可活血化瘀,行气止痛,使筋脉通畅,肌肤得养。

常用药:柴胡、枳壳、香附理气解郁;川芎、赤芍、红花、桃仁、川牛膝行气活血化瘀,柔筋活络。胸闷胁痛者,加郁金、川楝子、延胡索;善太息,嗝气则舒者,加旋覆花、佛手、香橼;震颤较重者,加龙齿、珍珠母、龙骨、牡蛎。

204. 痰热风动型帕金森病如何辨证和用药

痰热风动型主症:头摇不止,肢麻震颤,重则手不能持物,头晕目眩,胸脘痞闷,口苦口黏,甚则口吐痰涎。舌体胖大,有齿痕,舌质红,舌苔黄腻,脉弦滑数。

辨证:痰热内蕴,热极生风,筋脉失约。

治法:清热化痰,平肝熄风。

代表方:导痰汤合羚羊钩藤汤加减。前方祛痰行气,后方清热平肝熄风,二方合用,清热化痰,平肝熄风,适用于痰热内蕴,扰动肝风之颤证。

常用药:半夏、胆南星、竹茹、川贝母、黄芩,以清热化痰;羚羊角、桑叶、钩藤、菊花,以平肝熄风止颤;生地黄、生白芍、甘草,以育阴清热,缓急止颤;橘红、茯苓、枳实,以健脾理气。痰湿内聚,症见胸闷恶心,咳吐痰涎,苔厚腻,脉滑者,加煨皂角、白芥子以燥湿豁痰;震颤较重者,加珍珠母、生石决明、全蝎;心烦易怒者,加天竺黄、牡丹皮、郁金;胸闷脘痞者,加瓜蒌皮、厚朴、苍术;肌肤麻木不仁者,加地龙、丝瓜络、竹沥;神志呆滞者,加石菖蒲、远志。

205. 肝阳化风型帕金森病如何辨证和用药

肝阳化风型主症：肢体颤动粗大，程度较重，不能自制，眩晕耳鸣，面赤烦躁，易激动，心情紧张时颤动加重，伴有肢体麻木，口苦而干，语言迟缓不清，流涎，尿赤，大便干。舌质红，苔黄，脉弦。

辨证：肝郁阳亢，化火生风，扰动筋脉。

治法：镇肝熄风，舒筋止颤。

代表方：天麻钩藤饮合镇肝熄风汤加减。前方具有平肝熄风，清热安神作用，适用于肝阳上亢，震颤，烦躁，眩晕者；后方具有镇肝熄风，育阴潜阳舒筋止颤作用，适用于水不涵木，肝阳化风风阳扰动筋脉之颤证。

常用药物：天麻、钩藤、石决明、代赭石、生龙骨、生牡蛎，以镇肝熄风止颤；生地黄、白芍、玄参、龟版、天门冬，以阴清热，潜阳熄风；怀牛膝、杜仲、桑寄生，滋补肝肾；黄芩、栀子以清热泻火；夜交藤、茯神以宁心安神。

206. 阳气虚衰型帕金森病如何辨证和用药

阳气虚衰型主症：头摇肢颤，筋脉拘挛，畏寒肢冷，四肢麻木，心悸懒言，动则气短，自汗，小便清长或自遗，大便溏泄。舌质淡，舌苔薄白，脉沉迟无力。

辨证：阳气虚衰，失于温煦，筋脉不用。

治法：补肾助阳，温煦筋脉。

代表方：地黄饮子加减。本方主要补肾助阳，以温煦筋脉，用于肾阳衰微，筋脉拘挛，颤抖不止。

常用药：附子、肉桂、巴戟天以补肾温阳；山茱萸、熟地黄以补

 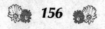

肾填精;党参、白术、茯苓、生姜以补气健脾,祛痰除湿;白芍、甘草以缓急止颤。大便稀者,加干姜、肉豆蔻以温中健脾;心悸者,加远志、柏子仁以养心安神。

207. 治疗帕金森病的中药验方

病例 1:李某,男,85 岁。

震颤,四肢失灵活,右重,形胖痰甚,颜面青黄微浮,饮食尚可,二便调和。壮年饮酒过多,湿甚生痰,隧道寒凝痹而不通,筋脉失养,以致震颤,手足运动不灵。六脉皆沉,是为六阴之脉,素为寒湿之体。舌质淡而不红,苔白而滑腻,也属痰湿之证。治以温运中州,化痰柔筋,用导痰汤加减。季秋之后,合苓桂术甘汤、四斤丸加减味丸,则痰消筋柔,隧道畅通,营卫调和,震颤之患减轻。

处方:茯苓 6 克,半夏 6 克,橘红 4.5 克,炙甘草 3 克,姜制南星 4.5 克,炒白芥子 6 克,天麻 6 克,钩藤 6 克,远志 3 克,生姜 3 片。

丸方药:天麻 120 克,肉苁蓉 120 克,木瓜 120 克,川牛膝 120 克。上 4 味用米醋 250 毫升浸一宿暴干,法半夏 60 克,云苓 60 克,橘红 30 克,白芥子(炒香,研细)30 克,姜南星 30 克,熟附子 15 克,虎胫骨(另为细末)15 克,沉香(另为细末,勿用火烘)15 克,桂枝(去皮)30 克,生白术 30 克,甘草 15 克。共研为细末,合匀,炼蜜为丸,每丸重 6 克,早晚各服 1 丸,细嚼白汤下。

病例 2:李某,女,68 岁.2009 年 10 月 24 日来诊。四肢震颤 3 年,不能自主,紧张时加重,表情淡漠,睡眠差,头晕,曾发作晕厥 1 次。患者 6 年前曾患脑血栓,因治疗不及时,留有严重的后遗症。血压 150/70 毫米汞柱,舌质暗红,苔薄白,脉弦细。诊为肝肾阴虚型颤证。

拟方如下:当归 15 克,生地黄 15 克,川芎 10 克,天麻 15 克,龙骨 15 克,透骨草 10 克,伸筋草 10 克,鸡血藤 15 克,白芍 30 克,黄芪 10 克,麦冬 10 克,天冬 15 克,墨旱莲 10 克,怀牛膝 15 克。

本方运用大量培补肝肾药物的同时,考虑患者为老年女性,病程日久。肝肾气血均有不足,既往有脑血栓病史,在补益肝肾的基础上加用活血化瘀,益气生血药物,以达益精补脑之目的。应用培补肝肾法治疗帕金森病的研究用药治疗过程中,应标本兼治,补益精血,益精补脑,取效很好。用药半月后,症状开始改善,本案随访3年基本痊愈,未再复发。

208. 体针针灸治疗帕金森病的处方

【颤证针灸治疗】

(1)基本治疗

治则:柔肝熄风,宁神定颤。取督脉穴为主。

主穴:百会、四神聪、风池、合谷、太冲、阳陵泉。

配穴:风阳内动者,配肝俞、三阴交;痰热风动者,配丰隆、阴陵泉;气血亏虚者,配气海、血海;肝亏肾虚者,配悬钟、肾俞;阳气虚衰者,配大椎、关元。

操作:毫针常规刺。气血亏虚、肝肾亏虚及阳气虚衰可加灸法。

方义:本病病位在脑,百会、四神聪穴均位于巅顶处,通过督脉络脑,可醒脑、宁神、定颤;风池穴为足少阳胆经,位近大脑,可祛风定颤;合谷、太冲为"四关"穴,可熄风止痉;阳陵泉为筋之会穴,可柔肝止颤。

(2)其他治疗

①耳针。取肝、皮质下、缘中、神门、枕、颈、肘、腕、指、膝。每次选用3～5穴,毫针刺法或压子法。

②穴位注射。取天柱、大椎、曲池、手三里、阳陵泉、足三里、三阴交、风池穴。每次选用2～3穴,选当归注射液、丹参注射液、黄芪注射液、芍药甘草注射液、10%葡萄糖注射液等,每穴注入1～2毫升。

本病治疗中,病程短者疗效好,但仍必须坚持长期治疗。保持

 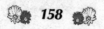

心情愉快,起居有节,饮食清淡,劳逸结合。避免一氧化碳、锰、汞、氰化物侵害,和抗抑郁药、利舍平等药物的使用。

【颤证伴发痴呆针灸治疗】

(1)基本治疗

治则:填精益髓,醒脑调神。取督脉穴为主。

主穴:百会、四神聪、风府、太溪、悬钟、足三里。

配穴:髓海不足者,配肾俞;脾肾两虚者,配脾俞、肾俞;痰浊蒙窍者,配丰隆;瘀血内阻者,配膈俞、内关。

操作:毫针常规刺,百会穴针后加灸。

方义:本病病位在脑,"脑为髓之海",百会、四神聪穴均位于巅顶,风府穴接近大脑,通过督脉络于脑,乃局部取穴,以醒脑宁神;肾主骨生髓,太溪穴可补肾养髓,悬钟穴为髓之会,补之亦可不养脑髓,髓海得充可健脑益智;足三里穴补益后天、化生气血以助生髓之源。诸穴合用,共奏益肾补髓、健脑醒神之效。

(2)其他疗法:耳针:取心、肝、肾、枕、缘中、神门、肾上腺穴。每次选用3~5穴毫针刺法或压子法。

【颤证伴发抑郁针灸疗法】

(1)基本治疗

治则:疏肝解郁,养心调神。取督脉和手足厥阴、手少阴经穴为主。

主穴:百会、印堂、太冲、神门、内关、膻中。

配穴:肝气郁结者,配期门;气郁化火者,配行间;痰气郁结者,配丰隆、中脘;心神失养者,配心俞、少海;心脾两虚者,配心俞、脾俞;心肾阴虚者,配肾俞、太溪。

操作:毫针常规刺。

方义:脑为元神之府,督脉络于脑,故百会穴配印堂穴可安神解郁;肝之原穴太冲,可疏肝理气解郁;心主神志,故取心之原穴神门可宁心安神;内关为心包络的络穴,与气之会膻中穴合用,可疏理气机,宽胸解郁。

（2）其他疗法

①耳针。取心、枕、缘中、肝、内分泌、神门穴。每次选 3～5 穴,毫针刺法或埋针法、压子法。

②穴位注射,取风池、心俞、脾俞、足三里穴。选用丹参注射液或参麦注射液,每穴注射 0.3～0.5 毫升。

209. 头针针灸治疗帕金森病的处方

（1）头针:取顶中线、顶颞后斜线、顶旁 1 线,顶旁 2 线。头针常规操作。

（2）头针:取顶中线、额中线、颞前线、颞后线。每次选 2～3 穴,毫针刺法。

210. 如何用按摩疗法治疗帕金森病

颤证日久,运动减少,肢体僵硬,肌肉萎缩,生活不能自理。早期即可采取运动疗法,每天做按摩疗法,有助于减缓疾病的进展。

（1）治疗原则:健脾补肾,益气养血,舒筋活络,活血化瘀。推拿治疗能促进人体经络气血运行,增强机体代谢功能,增加肢体的营养供应,缓解肌张力过高导致的面部肌肉、四肢肌肉僵硬而致张嘴困难,吞咽障碍,饮食及活动受限。

（2）基本操作

①上肢部操作。患者取仰卧位,肩及上肢 2～3 分钟,同时配合患肢的被动运动;按揉肩髃、臂臑、曲池、尺泽、手三里、外关、合谷等穴各 1 分钟;推抹腕关节 1 分钟;捻掌指、指间关节 2 分钟;擦上肢部,以透热为度;搓上肢 2 分钟;抖上肢 1 分钟。

②胸腹部操作。患者取仰卧位,一指禅推或拇指按揉中府、云门、膻中、中脘、下脘、气海、关元等穴各 1 分钟;分推胁肋 1 分钟、摩腹 2 分钟。

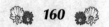

③下肢部操作。患者取仰卧位,搎下肢前侧、内侧、外侧3～5分钟,同时配合下肢的被动运动;拿揉下肢2～3分钟;按揉阳陵泉、足三里、上巨虚、下巨虚、解溪等穴0.5～1分钟。患者俯卧位,搎下肢后侧、外侧、内侧3～5分钟,同时配合下肢的被动运动;拿揉下肢部2～3分钟;按揉环跳、居髎、承扶、殷门、风市、委中、承山等穴0.5～1分钟;推下肢1～2分钟;抖下肢1分钟。

④腰背部操作。患者俯卧位,按揉肺俞、肝俞、胆俞、脾俞、胃俞、肾俞、命门等穴各0.5～1分钟;推背部膀胱经1～2分钟;拍打腰骶部1～2分钟;擦背部督脉与膀胱经,以透热为度。

211. 治疗帕金森病的食疗方

(1)阿胶大补膏:阿胶500克,大枣250克,核桃仁250克,黑芝麻250克,枸杞子250克,桂圆肉250克,黄酒500毫升,蜂蜜250克。将阿胶打碎,倒入黄酒250毫升,放入搪瓷盆搅拌加热化开;将大枣去核,切碎;核桃仁切碎,芝麻炒熟压碎。将大枣、核桃仁、黑芝麻、枸杞子、桂圆肉倒入化好的阿胶中,上笼蒸1小时,出锅后倒入剩余的250毫升黄酒和蜂蜜,拌匀即可,放入冰箱保鲜,每天晨起空腹喝一大勺。本方适用于气血大亏,后天失养,髓海空虚之人,长期服用增神益智,气血调和,不但治病,还可延缓衰老之功效。

(2)补肾健脑膏:枸杞子250克,桑葚250克,核桃仁500克,菟丝子200克,鹿角胶或胎鹿膏500克,龟版胶300克,桂圆肉200克,黑芝麻250克,山药200克,蜂蜜250克,黄酒500毫升。将鹿角胶或胎鹿膏、龟版胶打碎倒入黄酒250毫升,放入搪瓷盆搅拌加热化开;将核桃仁切碎,芝麻、菟丝子炒熟压碎,山药蒸熟捣碎。将山药、核桃仁、黑芝麻、枸杞子、桂圆肉、菟丝子、桑葚,倒入化好的鹿角胶或胎鹿膏中,上笼蒸1小时,出锅后倒入剩余的250毫升黄酒和蜂蜜,拌匀即可,放入冰箱保鲜,每天晨起空腹喝一大勺。本方适用于肝肾亏虚,髓海不足之人,长期服用补益肝肾,增神益智,延缓衰老,养阴除颤之功效。

212. 帕金森病抑郁症状如何治疗

目前,较为公认的帕金森病抑郁的发生率为 40%～50%。帕金森病主要临床表现为运动障碍,而其抑郁、焦虑、认知和睡眠障碍等非运动障碍症状同样对患者有重要影响,并严重影响其生活质量与生存年限,其中抑郁症状最常见。随着对帕金森病伴发抑郁症研究的深入,目前认为,帕金森病伴发抑郁症是多种因素共同作用的结果,包括生物化学、神经病理学改变及社会心理学因素。本病临床表现主要为情绪低落、思维迟缓、悲观失望、自信心不足、对生活失去兴趣;其次还有焦虑、睡眠障碍表现,有的有自杀念头。抑郁情绪的存在不仅降低了患者的生活质量,也与躯体症状相互作用,严重影响着治疗效果和预后。帕金森病伴发抑郁症的患者颇为常见。多数患者随着帕金森病的病情改善而抑郁症的表现可以好转,甚至消失,大部分患者不需要抗抑郁药物治疗。约有20%的患者需要抗抑郁药物治疗。

(1)抑郁症的治疗包括心理社会治疗及药物治疗,患者需要周围环境和人们予以更多的关心、理解和支持,鼓励他们树立战胜疾病的信心,积极配合治疗。药物治疗中以往首选三环类和四环类抗抑郁药,如多塞平、阿米替林、马普替林等。多塞平的心血管系统不良反应较轻,以往在老年人中应用较广,也取得较好疗效。但上述药物共同的不良反应为口干、便秘、视物模糊、头昏、嗜睡,而且可能发生直立性低血压,对心脏亦有一定不良反应,故在老年患者中的使用受到限制。近年有多种新型抗抑郁药应用于临床,大多属于 5-羟色胺再摄取抑制药(SSRIs)。

(2)临床试验结果表明,SSRIs 及三环类抗抑郁药对老年抑郁症的疗效相仿,但老年人对 SSRIs 的耐受力远较三环类强。SS-

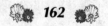

RIs 最大的优点在于其抗胆碱能及心血管系统不良反应轻微,老年患者易耐受,可长期坚持治疗,故更适用于老年抑郁症的治疗。目前可选用的 SSRIs 药物中,有的药物对细胞色素 P450 酶几乎无抑制作用,故不会影响其他药物代谢,从而避免药物间相互作用。因老年人常同时服用多种药物,因此应用这类药物有较高的安全性。同时,SSRIs 类药物不加重帕金森病的主要症状。

(3)抗抑郁药物主要以高选择性 5-羟色胺摄取抑制药为首选,常用的包括氟伏沙明、百忧解(氟西汀)、帕罗西汀、西酞普兰(喜普妙)、舍曲林(郁乐复)等。而三、四环类药物不良反应较大,已逐渐被上述药物替代。只要合理用药,即可使抑郁症状很好改善,明显提高生活质量。上述药物的剂量应遵照说明书的要求应用。

经研究显示,在添加普拉克索后,治疗组 1 个月和 3 个月 HAMD 评分较对照组明显改善,说明普拉克索有治疗抑郁的作用。普拉克索是新型非麦角碱类多巴胺受体激动药,高选择性地作用于多巴胺能受体 D,使得帕金森伴抑郁的患者多重受益。普拉克索抗抑郁作用可能是与皮质-额叶及边缘系统 D3 受体的激活有关,并作用于新皮质、新边缘叶、漏斗结节,以及黑质-纹状体通路的多巴能受体。可避免因长期使用左旋多巴造成的神经损害,延缓需要左旋多巴治疗的时间,减少左旋多巴的剂量。

普拉克索起始剂量为每日 0.375 毫克,口服用药,用水吞服,伴随或不伴随进食均可,每日 3 次。如果需要进一步增加剂量,应该以周为单位,每周加量 1 次,每次日剂量增加 0.75 毫克,每日最大剂量为 4.5 毫克。

普拉克索不良反应:常出现失眠、幻觉、精神错乱、眩晕、运动障碍、嗜睡等不良反应;另可能出现低血压、恶心、便秘,外周水肿等不良反应。临床研究表明,普拉克索不良反应主要是胃肠道反应、精神症状、直立性低血压,但发生率明显低于溴隐亭。

（4）中医中药治疗：在抗抑郁治疗方面，属中医学"郁证"的范畴。可在各辨证分型的基础上，配合疏肝解郁，养心安神，调气和血之品，在临床治疗中取得较好的疗效。

213. 帕金森病性痴呆如何治疗

帕金森病属于慢性进展性疾病，因运动功能及精神障碍使患者生活质量下降，如进展到帕金森病性痴呆则更为严重，如不及时治疗，帕金森患者生存期明显缩短，晚期因长期卧床极易罹患各种慢性躯体疾病及继发各系统感染或衰竭。无特效药物治疗。

中医中药：在各辨证分型的基础上，加用补肾填精，增髓益智之品，如熟地黄、益智仁、女贞子、菟丝子、核桃仁、桑葚、枸杞子等。

三、帕金森病的外科治疗

214. 早期帕金森病的外科治疗情况是怎样的

1817 年,Parkinson 提出该病,帕金森病的问题已经困扰了神经科专家及临床医生将近一个世纪。早期以抗胆碱能制药类药物治疗,对于缓解进行性震颤、僵直、运动不能、姿势障碍的作用是非常有限的。帕金森病外科治疗的历程是一个科技进步、经验积累、意外发现相结合的复杂过程。1909 年,Victor 女神 Horsley 给病人施行运动神经根切断术,结果震颤消失。外科手术治疗帕金森病的第一个高潮始于 50 年代立体定向技术的引进,人们开始尝试毁损基底节本身,Meyers 是最早毁损尾状核和豆状核袢的人。1950 年,Fenelon 采用相对安全的额下入路,使用电凝探针,经视束上方穿刺,毁损豆状核袢,而且这种手术方式很快被大家接受。

20 世纪 50 年代初,Cooper 在一次大脑脚横断术治疗震颤麻痹过程中,被迫电凝了脉络膜前动脉,而病人对侧肢体震颤却消失了。他又进行了一系列脉络膜前动脉电凝手术,病人震颤消失,但个别病人出现对侧偏瘫。解剖研究发现,脉络膜前动脉供血给苍白球内侧部,偶尔发出分支到内囊后肢。Cooper 开始毁损苍白球内侧部,先用球囊,然后用化学方法,最后用有立体定向架做导向的外科穿刺冷冻技术。

早期世界各地的神经外科专家都把靶点集中在豆状核袢、丘脑传导束、苍白球内侧部等,所有报告阐明了苍白球毁损治疗僵硬的良好效果,而震颤效果欠佳。当 Cooper 在给一个帕金森病病人做丘脑毁损术时,偶然发现这种手术可完全缓解帕金森病的震颤,而当时那些选择苍白球作为靶点的医生,这时开始把注意力转向丘脑,随后带动了帕金森病外科治疗的兴起。

215. 帕金森病外科治疗的高潮是什么年代

1965～1968 年,这个时期代表了立体定向技术的黄金岁月,没有哪项手术比立体定向丘脑毁损术更吸引神经外科医生的兴趣,更能将神经解剖知识、神经生理学和医生帮助病人的天性结合在一起。在丘脑毁损过程中,医生根据神经解剖和神经放射照片及立体定向图谱计算靶点,并由神经电生理技术得到验证,再将毁损探针插入靶点,有时仅仅是探针插入时的机械性创伤,就会令病人的震颤突然完全停止,产生令病人和医生都激动的效果。

在 20 世纪 50～60 年代,他们共进行了上千例此类手术。但神经内科医生通常对此类手术印象并不十分看好,因为虽然术后病人的震颤和僵直消失了,但仍然活动不灵活。临床医生逐渐认识到,运动不能才是引起帕金森病病人致残的主要原因,而丘脑切开术对此并没有太大的作用。

216. 历史上帕金森病外科治疗为什么会出现低潮

20 世纪 60 年代初,科学家发现,帕金森病是由于黑质 Lewy 小体的变性使得纹状体内多巴胺缺乏而引起的。这一重大发现激起神经科科学家对帕金森病和基底节的浓厚兴趣。1968 年,一种神奇的药物左旋多巴问世了,它不但可消除帕金森病的震颤、僵直,而且对运动迟缓症也有较好的疗效。自此,几乎再没有病人要求行丘脑毁损术,进行手术治疗的病人数急剧下降,主要针对左旋多巴无效或由于胃肠道疾病不能口服药物的病人及精神病病人或药物诱发的运动障碍病人。帕金森病及其他运动障碍疾病都归神经内科医生治疗,受这种药物治疗的冲击,立体定向手术数量迅速下降,立体定向外科治疗几乎丧失了其在帕金森病治疗的优势地位。

217. 历史上帕金森病外科治疗的复兴是什么年代

20世纪60年代,左旋多巴的问世,使许多帕金森病病人获益,它不但控制震颤有效,还能改善僵硬和运动迟缓。许多病人多年保持较好的生活质量。但随着大量病人用药时间的延长,临床神经科科学家开始面对使用左旋多巴治疗的帕金森病的大量问题。一是病人对左旋多巴的波动反应(即开-关现象),二是全身出现异常不随意运动,称为异动症。左旋多巴引起的异动症是非常明显的,这种异动症随着服用左旋多巴的时间而变化,而更多的异动症发生在左旋多巴起作用或作用消失之时的紧张状态,也有的两者都有,即表现为双向异动症。20世纪60年代,神经科专家一直在努力寻找药物控制异动症和克服"开-关"现象的方法,包括多巴胺受体激动药、长效多巴制药及新的多巴胺制药连续给药的复杂技术都曾被采用,但没有一种方法能很好地控制帕金森病病人最显著的症状。这种异动症及伴有的精神问题严重地困扰着帕金森病病人。20世纪80年代,CT尤其是MRI在立体定向手术中的应用,使原本复杂繁琐的立体定向手术变得简洁,且更精确了,脑室及脑血管造影逐渐被淘汰,CT尤其是MRI清楚地显示了丘脑-内囊、苍白球-内囊的边界,也使颅内原来的不可见靶点成为可视靶点,大大提高了手术的精确性及效果,也明显地缩短了手术的时间。这不但被新一代的神经外科医生接受,也逐渐得到了很多神经内科医生的认可。所以,帕金森外科治疗得以复兴。

218. 帕金森病外科治疗的发展方向是什么

纵观帕金森病外科治疗的历史,我们会发现,帕金森病的外科治疗朝着以下几个方向发展:①立体定向神经核团毁损术。②脑深部刺激术。③神经组织(细胞)移植术。④立体定向放射外科。⑤基因治疗。

219. 丘脑神经核团毁损术治疗帕金森病的现状如何

自 20 世纪 50 年代,立体定向手术开展以来,人们普遍采用丘脑为靶点,射频毁损治疗帕金森病,可以减轻帕金森病的震颤及其他不随意运动障碍症状,取得了非常明显的临床效果。80 年代以后,随着 CT 及 MRI 的临床应用,立体定向外科取得了迅猛的发展。尤其是在 MRI 定位的基础上,结合微电极记录验证靶点的准确性,明显地提高了手术的疗效,降低了手术并发症的发生率。手术成功率达 95% 以上,并发症发生率降至 1% 以下。术后服药量可以减少到术前的一半。丘脑腹中间核(Vim)毁损术,能有效控制震颤和肌强直,但是其对运动迟缓无效。目前,人们正在探索新的治疗靶点和手术方法。近年研究报道,丘脑底核与帕金森运动症状密切相关。还有研究提示,在帕金森病患者中,以肌强直为主要症状的患者,选取丘脑前腹侧核为靶点毁损,术后肌强直可消失,而且由于肌强直造成的运动减少术后也随之逐渐消失。因此提示我们,寻找新的丘脑手术靶点也许会带来更好的手术效果。

220. 苍白球神经核团毁损术治疗帕金森病的现状如何

20世纪中期,苍白球毁损术曾风靡一时,但随后 Vim 核毁损术对帕金森病震颤的良好效果使得苍白球毁损术陷入低谷,逐渐被 Vim 核毁损术所取代。左旋多巴药物的问世及应用,使得帕金森病的手术治疗几乎停顿下来。但随着左旋多巴的长期应用,其疗效逐渐下降,而且出现非常严重的异动症,因此人们又重新认识手术治疗的重要性。Laitinen 对 46 例帕金森病病人进行苍白球内侧部毁损治疗,成功率为 91%,取得了非常满意的效果。该手术对异动症和运动迟缓效果明显,对震颤也有一定的效果。此后,苍白球毁损术又引起人们的广泛关注和应用。

221. 深部脑电刺激术治疗帕金森病的现状如何

脑深部电刺激术(DBS)是指采用立体定向技术,将高频刺激电极植入帕金森病病人的脑深部神经核团,通过刺激发生器产生电脉冲,对核团进行慢性刺激,用于改善帕金森病病人的临床症状。目前,DBS 常用的靶点亦为丘脑 Vim 核、内侧苍白球腹后部(Gpi)和丘脑底核(STN),应用最多的是 STN。刺激电极植入前的靶点定位方法与毁损术相同,一般应用 MRI 定位、微电极记录验证靶点、再经术中电极预刺激证实。刺激电极植入并与一个临时电刺激器相连接,用双极导联的方式以最小的刺激电压,从最远端的两个触点开始给予电刺激,观察刺激对病人症状的改善情况,同时观察产生不良反应的阈值,不良反应包括:身体或头面部麻木、眼球及口舌的异常运动、语言功能障碍、复视等。当确认电极位置理想后将刺激电极固定在颅骨上,同期或Ⅱ期手术植入刺激器。一个有趣的现象是：在 DBS 术后刺激器未打开、也未服药的情况下，大部分病人的症状会有不同程度的改善，这可能与刺激电极植入后的微毁损效应有关，这种效应一般可持续 2 周左右。这种现象的出现，往往预示着手术效果良好，当然，术后症状的长期改善应当依靠刺激器安装开机后的随访调整。一般术后 3 周左右打开刺激器，用 DBS 程控仪在体外调整刺激参数。可以选择 4 个触点中的任意一个（单极刺激）或两个（双极刺激）任意组合。刺激频率一般为 145～185 赫兹，脉宽为 60～90 毫秒，电压为 1～4 伏。刺激参数的选择原则上是在不产生明显不良反应的情况下，达到最佳的控制效果。一般术后 1～3 个月可能需多次调整刺激参数，以后根据情况半年或 1 年调整 1 次。

DBS 手术并发症包括与手术操作有关的并发症及与 DBS 器械本身有关的并发症。前者包括与其他立体定向手术相同的并发症，如脑内血肿、局部缺血损害、术后癫痫、点刺激参数不适当、手术中定位出现偏差、穿刺或埋藏电极不当等；后者包括电极移位、皮肤侵蚀感染及植入装置断裂等机械故障。

222. 立体定向放射外科治疗帕金森病的现状如何

立体定向放射外科概念的提出及该学科的建立始于瑞典的 Leksell 教授。然而，Leksell 为功能神经外科所设计的第一代伽马刀，由于机器性能和对颅内靶点定位的准确性差，其颅内毁损靶点需经气脑造影术来确定，在 1968～1970 年间仅治疗了 5 例帕金森病人，而且疗效并不尽如人意。直到 1986 年，斯德哥尔摩的 Karolinska 学院研制出了适合 MRI 立体定位用的头架，才大大改进了帕金森病放射外科治疗的方法。尤其是 CT 和 MRI 图像的融合，大大提高了靶点定位的准确率及治疗效果。加之第三代伽马刀无论从钴源的数量、准直器的配置、剂量计算计划系统、控制安全系统均较第一代伽马刀有了明显的改进,许多学者又重新开始对伽马刀治疗帕金森病产生了浓厚的兴趣。1991 年,Lindquist 采用改进后的新方法对 2 例帕金森病病人进行了 3 次伽马刀治疗,取得了较为理想的治疗效果,并得出以下启示:①放射外科可以在脑内制作治疗功能性疾病的毁损灶,且可以避免开颅手术可能出现的并发症。②采用无创性的 MRI 和 CT 扫描方法定位,可以避免因开颅脑脊液流失所致的靶点移位,使靶点的解剖学定位更加准确。③虽然靶点的无创性解剖学定位,从技术上讲已不再是限制放射外科治疗功能性疾病的主要因素,但靶点的无创性解剖定位方法尚待探索和研究。④毁损灶的容积与所用准直器的直径和剂量最为有关,用 4 毫米直径的准直器制造的毁损灶的容积,若部位准确,即可达到产生临床治疗作用的要求。⑤伽马刀照射后,毁损灶的出现需经过 2~3 个月的潜伏期。⑥MRI 对于放射外科毁损灶的随访有着重要的参考价值,不仅可以观察毁损灶的位置是否准确,而且还可以了解毁损出现的时间、容积及邻近组织的水肿情况。

Lindquist 的创造性工作,引起世界神经外科的极大重视。为进一步探索伽马刀在治疗帕金森病中的作用,世界上许多伽马刀中心相继开展了这方面的基础与临床研究。目前,全世界范围内伽马刀治疗的帕金森病病人已达数千例,为大量的帕金森病病人带来了福音。

223. 神经组织(细胞)移植治疗帕金森病的现状如何

1979 年,Bjorklund 等首先报道了应用胚胎中脑腹侧多巴胺能神经组织移植,可使大鼠帕金森病模型中逆转多巴胺耗竭的症状。此后,陆续出现了针对帕金森病多种类型的神经移植研究。

目前,已应用于临床的移植方法有同种胚胎中脑多巴胺能神经元、肾上腺髓质嗜铬细胞、交感神经节等细胞,这些方法均可产生程度、持续时间不等的疗效。颈动脉体球细胞移植、异种胚胎神经组织移植、胶囊化细胞移植、基因修饰细胞移植、营养支持细胞移植等也均已在啮齿类及灵长类实验动物中进行了研究。

虽然已发现胚胎神经组织和颈动脉体球细胞等细胞来源是较好的移植物来源,但尚未找到最理想的移植细胞来源。最佳的移植细胞应满足以下要求:是神经元细胞来源;来源容易、数量足够;可进行细胞分裂;细胞均一性和递质特异性;可形成无孔的毛细血管网;不致引起免疫反应;能在移植后长期存活;能产生长期的功能恢复;费用合理。随着研究的深入,有理由相信,神经移植治疗帕金森病能够在不远的将来获得突破性进展。

神经移植治疗帕金森病的良好效果,预示着有可能从根本上治愈帕金森病。但目前不论是同种移植还是异种移植还都存在着不少的问题,因此现在仍不能将其视为最佳的治疗手段。

224. 基因治疗帕金森病的现状如何

帕金森病是中老年人常见的神经系统变性疾病。其主要病因是中脑黑质多巴胺(DA)神经元损伤,表达的酪氨酸羟化酶(TH)减少或者活性降低,造成脑内 DA 含量明显减少。研究表明,帕金森病病人纹状体内 DA 含量的显著降低与其震颤、强直、运动障碍等症状密切相关。基因治疗的原理就是通过在分子、基因水平上的操作,提高脑内 DA 的浓度,从而达到治疗帕金森病的目的。由于帕金森病的病理机制较为清楚,其病理变化主要集中在黑质部位,范围相对比较局限,相关基因也已克隆,且已有恰当的动物模型。因此,在所有的中枢神经系统疾病中,帕金森病被认为是进行基因治疗的最佳候选病种之一。

20 世纪 80 年代末,随着基因治疗概念的不断深入,基因治疗技术日趋成熟,人们开始了对帕金森病基因治疗的尝试。研究表明,脑源性神经因子基因工程成肌细胞脑内纹状体移植,可明显改善动物的旋转行为,并可促进黑质神经元的存活,为帕金森病的治疗提供了一种新的有效的治疗方法。

帕金森病的基因治疗有一定的发展前景,但目前仍处于实验探索阶段,在实用性、安全性、社会伦理学、长期疗效等方面还有很长的路要走,但相信不久的将来,基因治疗会给帕金森病病人带来新的希望。

225. 外科治疗帕金森病的适应证是什么

作为一位立体定向与功能神经外科专业医生,决定一位帕金森病病人是否适合手术,要考虑到许多方面的问题。一是该病人的运动障碍病情发展到什么程度,既往的药物治疗效果如何,还有哪些可能有效的药物可供选择;二是手术能给该位帕金森病病人带来哪些帮助,能改善哪些症状;三是该位帕金森病病人对手术的期望值是什么;是否对帕金森病本身及手术大致情况有个适当的了解。这些问题值得神经外科医生与神经内科医生,在决定手术前进行详细地沟通与交流,以使病人能从该手术获得最大的益处。

一般来讲,帕金森病病人外科手术的适应证包括:

(1)原发性帕金森病,静止性震颤、运动迟缓、齿轮样肌张力增高、姿势平衡障碍,以上 4 个主要症状中必须具备 2 个,而且静止性震颤和运动迟缓必须具备一项。

(2)经过全面系统的药物治疗,左旋多巴或复方左旋多巴治疗有效,但目前疗效明显减退,并出现症状波动或运动障碍等不良反应。一般要求病程在 2 年以上。

(3)已经不能独立生活,中或重度帕金森病,病情主要属于 Horn 和 Yahrn 分级 II～IV期。

(4)无明显痴呆或精神症状,CT、MRI 检查示无严重脑萎缩。

(5)术中能配合手术者的指令。

226. 外科治疗帕金森病的禁忌证是什么

(1)非典型帕金森病或帕金森病综合征。

(2)伴有帕金森病叠加症状,如进行性核上性麻痹及多系统萎缩。

(3)有明显智能障碍或精神症状,术中不能与医生合作或因其他疾病不能耐受手术者。

(4)有直立性低血压或难以控制的高血压。

(5)CT 或 MRI 发现严重脑萎缩或其他脑内器质性病变。

(6)近半年内应用过多巴胺受体阻滞药。

(7)年龄超过 75 岁者不宜手术。但是身体状况良好者,可视为非手术禁忌。

227. 同期同侧苍白球及丘脑双靶点毁损术的适应证是什么

丘脑腹中间核(Vim)毁损术对震颤消除较彻底且对僵直也有一定作用,疗效肯定、持久,但术后易引起肌张力过低,而且对运动迟缓无效甚至有加重可能。苍白球毁损术虽然对震颤、僵直、行动迟缓等均有良好的疗效,但其对严重震颤者震颤的消除率仅有83.3%。所以对混合型帕金森病的手术治疗,采用单一靶点可能难以缓解帕金森病病人的主要症状和体征。而同期同侧苍白球和丘脑腹中间核双靶点毁损的结合,取得了比单一靶点更好的手术效果。其适应证包括:

(1)以震颤为主要症状伴有中度以上行动迟缓及僵直,严重影响病人的日常生活。

(2)曾服用左旋多巴类药物无效或曾经有效,但后来疗效逐渐

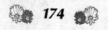

减低及出现严重药物不良反应者。

（3）年龄相对较轻（一般指 60 岁以下），体质较好，无严重心肺疾病，能耐受较长时间手术者。

（4）手术当中根据苍白球毁损术后病人症状的改善情况决定，如果病人仍有较为严重的震颤，则选择联合同侧丘脑腹中间核毁损。

228. 目前立体定向手术治疗帕金森病的常用靶点有哪些，如何选择

在帕金森病立体定向手术历史中，苍白球-丘脑径路上的许多位置都曾被选为靶点进行毁损，如苍白球前背部、豆状核袢、苍白球的中间部、下丘脑的后侧区等。由于毁损上述靶点的疗效不确定，加之易造成重要的毗邻结构如内囊、视束等的损害，多数学者们逐渐废弃了上述靶点。

（1）常用靶点：目前，下述解剖结构以其疗效肯定、并发症少而被用来作为立体定向手术治疗帕金森病的常用靶点。

①丘脑腹外侧核（VL），包括三部分：腹嘴前核（Voa）、腹嘴后核（Vop）和腹内侧中间核（Vim）。

②苍白球，主要靶点有苍白球内侧部（Gpi）及苍白球外侧部（Gpe）。

③丘脑底核（STN）及毗邻丘脑底核的结构、未定带、福雷区。

④丘脑腹后外侧核（VPL）及丘脑躯体感觉核。

（2）靶点选择原则：靶点的选择应根据病人的临床症状、将要治疗的主要临床症状和严重程度，结合手术者的临床经验，灵活地、个性化选择。

①以单纯震颤为主要症状，包括小脑性震颤、特发性震颤及姿势性震颤而不伴有行动迟缓的患者，应以丘脑腹中间核为最佳靶点。

②以僵直、行动迟缓为主要症状,无震颤或伴有轻中度震颤者,则以苍白球内侧部为最佳靶点。

③对震颤、僵直均较为严重的患者,则根据具体情况选择单靶点或双靶点,即 Gpi＋Vim 核。

④以震颤为主要症状且伴有中度以上行动迟缓及僵直,严重影响日常生活,而且年龄相对较轻、体质好、能耐受较长手术时间的帕金森病患者,可选择双靶点治疗。

⑤对于双侧症状均严重者,早期采用两侧分期手术。现在随着 MRI 的应用及术中微电极记录技术的应用,使得靶点的定位越来越精确,临床上一期施行双侧苍白球毁损手术已被常用,但相应并发症也会增加,如认知障碍、性格改变等。同期双侧丘脑手术目前仍不主张,否则可能会带来意想不到的并发症,严重者昏迷。

229. 目前立体定向手术治疗帕金森病的手术方式如何选择

帕金森病的手术治疗方式有 2 种:①靶点毁损术。②深部脑电刺激术(DBS)。前者是永久性破坏,后者具有非破坏性、可调节性的特点。目前临床上,DBS 有逐渐取代毁损术的趋势。

(1)靶点毁损术:靶点毁损术的手段很多,包括化学毁损、机械毁损、电容毁损、冷热毁损、超声波毁损、电离辐射毁损等。目前临床上多采用电热凝固术毁损。

电热凝固术造成靶点毁损范围的大小依赖于电流强度及作用时间。一般来讲,电热毁损术前应先行 65℃30 秒或 45℃60 秒的试验性毁损(即可逆的毁损),根据对术中症状改善情况的评估,再做进一步的调整或进行不可逆性毁损;如毁损范围不够大,可再重复上述毁损过程一次,或者退出射频针 1～2 毫米再毁损一次。靶点毁损的最佳范围应该与具有靶点功能的神经核团的范围一致。靶点毁损的形态学改变可通过 CT 及 MRI 来评价。早期 CT 及

MRI 可显示毁损灶周围水肿，该水肿具有短暂的治疗效果。但 2～3 个月后随着毁损灶周围水肿的消失，不自主运动可部分性复发。一般地讲，MRI 信号于毁损术后 7 个月后不再发生改变，如果在此时间内，不自主运动症状不再复发，那么将来复发的几率就极小。最近，有学者报道了应用伽马刀进行丘脑毁损，单次照射 160 戈瑞（Gy）（100～200Gy）的剂量即可在预定靶点处形成直径约 4 毫米的毁损灶。

（2）深部脑电刺激术（DBS）：DBS 是目前治疗帕金森病的第二种手段。该技术最初主要用于治疗精神性疾病，后来被进一步用于某些慢性顽固性疼痛的治疗。现在 DBS 已被广泛用于治疗帕金森病、特发性震颤及其他运动障碍性疾病，包括运动障碍和肌张力障碍及运动不能和僵直。它是将一刺激电极通过立体定向技术植入脑内靶点核团，通过导线与胸前皮下的脉冲发生器相连接，即可对选定的靶点进行可调节性的功能刺激。该治疗方法具有安全性高、疗效稳定及作用强度可调节的优点，现已被临床广泛应用。而且使双侧同期手术成为可能。该手术疗效持久，大约保持在 10 年以上。

帕金森病的 DBS 治疗，标志着立体定向手术由破坏性向功能修复性手术方式的进步。与毁损术相比较，DBS 的主要优点是：①靶点核团不受或仅受到很轻微的解剖损伤，不引起组织结构的改变。②定向刺激特殊靶点能对帕金森病的特殊症状产生特殊的效果，如对丘脑胶中间核能完全消除震颤，但对其他症状效果较差。③提供丰富的脉冲宽度、刺激频率、电流强度及刺激点的组合方式选择，通过调整刺激参数灵活调整靶点的刺激强度及位置，以达到最佳治疗效果和最小的不良反应。④能使变性轴突发芽的数量及功能性重组最小化，减少某些运动症状复发的可能性。

230. 同期多靶点联合手术治疗帕金森病如何选择

脑内不同靶点的毁损或刺激对帕金森病的症状产生不同的治疗作用。丘脑腹中间核(Vim)毁损术已被证明是消除帕金森病病人震颤非常有效的靶点。苍白球内侧部(Gpi)毁损术对于帕金森病病人的肌僵直、运动迟缓、运动不能及由于长期使用多巴胺引起的异动症疗效显著。Vim 核毁损术对帕金森病的运动迟缓无效,甚至还有加重的可能,Gpi 毁损对震颤消除不完全,而联合这 2 个靶点手术,显然对帕金森病具有显著的互补作用。

现常用的多靶点联合手术主要有以下几种:

(1)同侧 Gpi＋Vim:首先行 Gpi 毁损术,术中观察如毁损灶制造完成后仍有上肢或下肢的震颤,此时可增加同侧 Vim 毁损术,以进一步消除对侧肢体的震颤。Gpi 毁损术对帕金森病的三大主症均有效,但对震颤的缓解有时不完全,因此采用该种靶点联合手术方法较安全、有效。

(2)同侧 Vim＋Gpi:先行 Vim 毁损术,如病人的肌僵直、运动不能缓解不明显,可考虑加行同侧 Gpi 毁损术,以进一步缓解病人的肌僵直等症状。但这种联合较少用,因为大部分病人 Vim 毁损后,对侧肢体的震颤及肌僵直可同时消失。

(3)双侧 Gpi 毁损:对于双侧症状均明显的帕金森病患者,在严格掌握手术适应证的基础上,可同期行双侧 Gpi 毁损术。先行症状重侧的 Gpi 毁损术,根据病人的反应情况,如果病人状态良好,能耐受较长的手术时间,则可选择加行对侧 Gpi 毁损。

国内外许多学者报道了同期联合多靶点手术的疗效及安全性问题。Iacono 等报道了 29 例应用微电极导向同侧 PVP 及 Vim/Vop 联合靶点毁损治疗帕金森病,认为该种联合靶点毁损在取得满意疗效的同时,并没有增加手术的风险。国内刘成勇报道了 25

例同期双侧 Gpi 毁损术治疗帕金森病的结果,其中有一例出现了短期的认知功能障碍,该病人于术后 1 个月后突然恢复,考虑可能与旁路代偿机制有关。另有少数病人表现为性格改变。因此,对于年龄小于 65 岁,无严重脑萎缩的病人,经 MRI 或 CT 精确定位,在微电极导向电生理监测下,联合毁损同侧的 Gpi+Vim 一般来说是安全有效的,但同期行双侧 Gpi 毁损则要慎重(图 1)。

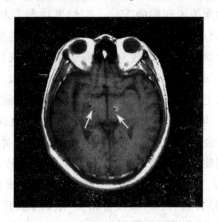

图 1　右侧苍白球内侧(Gpi),
左侧丘脑腹中间核(Vim)毁损后图像

231. 帕金森病人再次手术靶点如何选择

帕金森病病人再次手术有两种情况,一是双侧症状,第一次手术后疗效满意,病人要求行对侧手术;二是初次术后症状复发,甚至加重,病人要求再次手术。根据国内外文献报道,不论哪种情况,二次手术的风险都比初次手术大很多,所以一般要求再次手术的时间间隔是 3～6 个月。

再次手术靶点选择的原则:①如果初次手术是一侧 Vim 毁损

术,手术靶点对侧肢体的症状复发,再次手术选择手术同侧的Gpi。②如果初次手术是一侧Vim毁损术,手术靶点的同侧肢体出现以僵直为主的症状,再次手术选择初次手术对侧的Gpi。③如果初次手术是一侧Vim毁损术,手术靶点同侧出现以震颤为主的症状,再次手术选择初次手术对侧的Vop。④如果初次手术是一侧的Gpi毁损术,手术靶点的对侧出现以震颤为主的症状,再次手术选择初次手术同侧的Vop。⑤如果初次手术是一侧的Gpi毁损术,手术靶点的同侧肢体出现以肌僵直为主的症状,再次手术选择初次手术对侧的Voa或Gpi。⑥禁止同期双侧Vim核毁损术。再手术时如果确实需要行对侧Vim核毁损术,两次手术时间要求6个月以上,而且毁损灶要尽可能小,以消除震颤为主。

另外近十几年来,全国各地逐渐开展了脑深部电刺激术(DBS)治疗帕金森病,而且取得了越来越好的手术效果和经验。因此对于双侧症状明显者,可考虑同期行双侧DBS手术,或一侧毁损另侧DBS。对于复发者或对侧症状明显要求再行手术治疗者,DBS也应是首选,但DBS设备昂贵,限制了其广泛应用。可喜的是目前国产DBS设备的研制已进入三期临床阶段,而且显示出很好的临床疗效,相信不久的将来,民族品牌的DBS设备将为无数备受病痛折磨的帕金森病患者带来福音。

232. 什么是靶点的解剖定位

立体定向技术指通过定向仪确定手术靶点,进而将手术器械导入靶点实施手术的方法。其核心问题是通过间接手段来确定手术靶点的位置及范围,从而对所确定的靶点进行手术治疗。

确定靶点的依据有两点,立体定向脑结构图谱和微电极记录。在临床工作中,前者根据影像学检查确认,如早期的X线拍片和脑室造影以及目前的CT、MRI扫描定位。CT、MRI扫描定位是立体定向手术的一场革命,这种方法不仅能准确定位靶点,而且可将靶点周围的脑组织结构清晰地显示出来。手术医生根据 CT、MRI 片子直接测量靶点,称为靶点的解剖定位。

233. 什么是靶点的电生理功能定位

尽管 CT、MRI 能显示脑组织结构,但也只能提供核团解剖的"轮廓"位置,同时因为病人在解剖和功能上存在着不可忽视的变异。解剖定位难以实现更精确。脑的不同结构各有不同的电信号类型,根据电生理信号容易区别。这种通过特定的电极记录不同神经结构的放电来判定靶点、进行更加精确的靶点定位,称为电生理功能定位。

234. 什么是微电极

微电极是一种顶端尖细的电极,大致分为玻璃毛细管电极和金属微电极。前者是在加热拉长后的玻璃管中灌满氯化钾(通常为 3 米)或其他溶液,顶端外径细到 0.5 微米以下者可用来插入神经细胞或肌细胞中,从细胞内记录电位变化。金属电极是把用电解研磨方法而使钨、白金、不锈钢等变尖的金属丝用绝缘漆等涂盖,只露出尖端,它常用在中枢神经等的研究中,用于记录单个神经元的活动。

微电极的推出将帕金森病的治疗带入一个更新的领域。运用 CT 或 MRI 扫描寻找靶点区域,通过立体定向技术,用极小的微电极将脑定位的精确度从传统手术的厘米量级提高到了百微米数量级,从细胞水平确定帕金森病、精神障碍、癫痫等患者的特定部位,是历史上一种非常先进的电生理功能定位设备。它可准确地寻找病变部位作为靶点,用射频电凝加热的方法,就像手术刀一样准确地一次摧毁病灶,毁掉异常活动的细胞群,阻断神经的活动来达到彻底治愈的目的。此时患者肢体震颤、关节僵硬、行动困难等症状即可消失,可以达到立竿见影的效果,且创伤很小。

235. 微电极系统的组成有哪些

微电极系统包括微电极、前置放大器和液压推进器、电生理仪、立体定向头架。微电极用钨或铂-铱制成,尖端极其纤细达2～4微米,微电极与头架的前置放大器和液压推进器相连。微电极记录到的单个细胞或细胞团信号经放大器放大 2 万倍后,在示波器上显示和分析。

236. 什么是微电极记录技术

微电极细胞电生理记录技术在帕金森病立体定向手术中所提供的精确定位是传统定位术所无法比拟的,它通过对帕金森病患者脑内核团细胞特异性放电的识别,在细胞水平进行靶点的确定,克服了个体在解剖和功能上的变异,从而使手术更为安全、可靠和有效。

很多学者通过苍白球毁损术中对苍白球进行微电极细胞电生理记录发现,苍白球内不同部位具有明显不同的放电特性。例如,苍白球外侧部具有相对不规律或短暂爆发式自发放电,而内侧苍白球具有相对持续的高频放电,苍白球内部还存在着震颤细胞和运动相关细胞,与帕金森病症状具有一定的相关性,在丘脑腹中间核及其周围结构中亦存在明显不同的电生理特征,通过对这些不同结构的辨认,勾画出相关核团的轮廓,即微电极制图,通过它来指导定位。

微电极记录技术应用于帕金森病手术中可以明显降低手术并发症,达到生理靶点破坏,提高手术效果。

237. 什么是微电极刺激技术

帕金森病的微电极刺激技术是采用立体定向手术,将微电极植入帕金森病人的病灶靶点,通过高频电刺激对靶点细胞功能产生抑制作用,用于改善帕金森病、原发性震颤等锥体外系疾病的临床症状的一种治疗方法。

脑深部电刺激术(DBS)的临床应用已有近30年的历史,最先只是应用于顽固性疼痛的治疗。在50年代脑立体定向神经外科开展的初期,神经外科医师就在术中采用电刺激技术对脑深部结构进行电生理学定位,以避免毁损时伤及脑重要结构,同时也获得了电刺激对病人影响的临床资料,他们发现对伴有震颤的运动障碍性疾病,低频刺激可诱发或加重震颤,当刺激频率超过100赫兹时则可抑制震颤及运动障碍。60年代后,脑深部组织电极埋藏刺激系统研制成功。法国Benabid医师在做丘脑切开术前用高频刺激(100~180t/s)来测定手术毁损范围时发现,高频刺激可使帕金森病症状改善,而无需做永久性的破坏。最初,他只用于治疗震颤,至1992年已治疗了100例帕金森病及原发性震颤患者,其中80%以上的患者震颤得到了良好控制,仅5%左右出现了轻度的不良反应,其中大部分均无丘脑切开术后出现的神经元损害的症状,且疗效持久。1972~1975年Bechereva等先后报道了他们应用电刺激术治疗帕金森病等运动障碍性疾病的研究结果,表明DBS能有效地控制帕金森病的震颤症状。

脑深部电刺激术治疗帕金森病的作用机制目前尚难肯定,一般认为,在术后几天内由于电极的直接干扰(可能是暂时性脑组织水肿致轻微毁损作用)抑制了核团的电生理活动。以后由于高频电刺激,局部脑组织兴奋性改变,神经传导受抑制,切断了导致帕金森病震颤的神经传导环路,因而很好地抑制了帕金森病症状。

238. 微电极记录技术在丘脑手术中的应用情况如何

微电极细胞电生理记录技术在帕金森病立体定向手术中所提供的精确定位是传统定位术所无法比拟的,它通过对帕金森病患者脑内核团细胞特异性放电的识别,在细胞水平进行靶点的确定,克服了个体在解剖和功能上的变异,从而使手术更为安全、可靠和有效。

在丘脑腹中间核及其周围结构中亦存在明显不同的电生理特征,通过对这些不同结构的辨认,勾画出相关核团的轮廓,即微电极制图,通过它来指导定位。丘脑腹外侧核(VL)包括 Voa、Vop 和 Vim 3 个从前到后相邻的核团。毁损或慢性脑深部刺激(DBS)VL 至今仍然是各种顽固性震颤症状的首选术式。微电极从 MRI 靶点上 10 毫米处开始记录,首先记录到的是位于 Vim 前方的 Vop,有时也可能是 Voa。二者的细胞电活动颇为相似:较高的背景噪声和密集、活跃的细胞电活动。Vim 的背景噪声更高,细胞放电更加密集,放电的幅度更大,而且越接近后部这种特征越明显。因此,如果说 Voa 和 Vop 不易分辨,则可以通过 Vim 的确认,解剖上反推认定 Voa 和 Vop。具有更大反推认定价值的是 Vc 前边界的定位。从运动丘脑进入感觉核团,背景噪声急剧降低,细胞放电的频率、幅度、波程也都有显著降低。特别是触觉细胞的发现,明确无误地表明微电极的尖端已经进入 Vc。Vc 前边界亦即 Vim 的后边界,前推3~4毫米即为 Vop 的后边界,依此类推。Vim 的运动反应与 Vc 的触觉反应没有重叠,运动反应也必然位于触觉反应的前方。震颤症状是丘脑 VL 手术最主要的适应证,不同疾病的震颤节律不同,帕金森病性震颤的节律在 4~6 赫兹。研究表明,VL 中有些细胞呈震颤节律样簇状放电,与手术对侧肢体肌电图的活动节律有着显著的同步化,从而被确认为震颤细胞,占记录到的细胞总数的 44%。震颤细胞的确认和定位在丘脑手术中意义重大,尽管在 Voa、Vop 和 Vim 中都能记录到震颤细胞,但 66% 位于 Vim 之内,特别是 Vim 的底部和 Vc 的前方。对震颤细胞的毁损导致震颤的即刻消失,而在震颤细胞的密集区准确地埋植 DBS 电极,可以用最小的刺激强度达到抑制震颤的目的。运动相关细胞存在于 GPi 和 STN,VL 中运动相关细胞的存在,表明它与肢体运动功能的调节密切关联,其影响可以是兴奋性的,亦可是抑制性的,参与运动的协调和精细活动(图 2)。

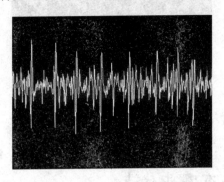

图 2　丘脑底核(STN)的微电极记录

239. 微电极记录技术在苍白球手术中的应用情况如何

很多学者通过苍白球毁损术中对苍白球进行微电极细胞电生理记录发现,苍白球内不同部位具有明显不同的放电特性。例如:苍白球外侧部具有相对不规律或短暂爆发式自发放电,而内侧苍白球具有相对持续的高频放电,苍白球内部还存在着震颤细胞和运动相关细胞,与帕金森病症状具有一定的相关性。

在苍白球毁损术中应当满足两个条件:①通过相关运动神经元电活动的识别对苍白球内侧部(Gpi)中相应躯体区域定位。②确定苍白球下边界以保证内囊及视束不受损伤。对于丘脑腹外侧 Vim 核毁损术则必须找到 Vim 与 Vc 核分界线,才能确保较理想的手术效果(图 3)。

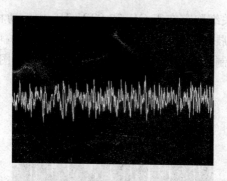

图3　丘脑腹中间核(Vim)的微电极记录

240. 微电极刺激技术与传统的粗电极刺激相比有哪些优点

与其他术式相比较,微电极刺激技术的突出优点是疗效的长期维持。帕金森病的核团毁损术的结果是造成靶点毁损,随着毁损灶的瘢痕形成和胶质增生,疗效将逐渐降低,故长期疗效不如近期疗效显著。深部脑电刺激技术是将高频微电极刺激装置经立体定向手术植入帕金森病病人的手术靶点,高频电刺激所产生的电压和频率远远高于病变神经元所产生的,故其电信号不能被目标神经元所理解,从而起到抑制作用。该技术取得了理想的近期及长期疗效,目前正在许多国家开展应用。植入微电极后不久震颤可能再次出现,此时可以开动脉冲发生器以抑制震颤发生。微电极刺激技术的优点显而易见,它定位准确,损伤范围极小,其作用方式可调节,通过改变刺激参数可增加治疗效果,该技术并发症少,主要是感觉异常,这些并发症可随刺激参数的改变而减轻或消失,故微电极刺激技术的安全性更高。

241. 微电极刺激的基本方法是什么

脑深部电刺激术(DBS)分为刺激电极的植入和刺激发生器的

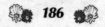

植入。

刺激电极的植入要用立体定向手术来完成：首先在患者的头上安装立体定向头架，患者连同立体定向头架做 MRI 扫描，在高分辨磁共振图像下，确定手术所需要的神经核团和苍白球及丘脑底核，然后算出手术所需要的头架三维坐标。完成定位后进入手术室，患者在完全清醒的状态（局部麻醉）接受手术：在头顶部位钻一个直径为 14 毫米的圆孔（双侧手术要钻 2 个孔），通过这个孔插入电生理记录或刺激系统，目的是要验证手术靶点的准确性。然后插入 DBS 电极并做一系列的刺激试验，来观察刺激所带来的效果如肌张力的改善、肢体活动的改善等，同时也可以观察刺激是否带来不良反应如异常的感觉、肌肉抽动、说话困难、视物模糊等，在这个过程中，患者需要保持良好的状态配合刺激试验并体会刺激带来的细微变化，这对手术疗效及避免产生手术并发症起到关键的作用。当刺激电极植入后，可以立即植入或改天再改植入刺激发生器。

等确定疗效后再植入刺激发生器。刺激发生器的植入一般在全麻下进行，在锁骨下切开皮肤约 10 厘米长，将刺激发生器植入皮下并用连接导线与刺激电极在皮下相连。整个手术过程对于熟悉的医生仅需要 2～3 小时。

242. 微电极的丘脑刺激术怎么做

微电极的丘脑刺激术根据病情常选用丘脑底核和丘脑腹中间核进行。手术分两阶段进行，即脑深部电极的植入和脉冲发生器（IPG）的埋藏。

（1）靶点定位、电极植入：手术在局麻下进行，安装 Leksell 定向仪，行 MRI 薄层扫描，确定 Vim 的靶点位置，取三脑室中心线旁开 14.5 毫米（X），AC-PC 线中点后 4.5 毫米（Y）及深度为 AC-PC 平面（z＝0），计算框架坐标。在左额眉弓后 11.5 厘米旁开

2.5厘米处做一弧形小切口,钻孔。用亚微电极进行电生理刺激确认靶点后,将植入电极植入靶点用试验刺激器连接电极进行术中刺激,出现右侧肢体震颤消失,僵直改善,确定靶点无需改变后,摄X片(作为以后电极位置核实用)。取出电极内的导芯,固定电极,再次摄片了解电极有无移动,外接的连接导线与电极尾部相接,从头皮另一处穿孔引出,缝合切口。

(2)植入性脉冲发生器的埋藏电极植入后第二天,将试验刺激器与外接边接导线连接进行2天的试验刺激,效果肯定后,就将脉冲发生器(IPG)埋入前胸的皮下,用延长线接在脑深部刺激用的导线上。IPG分体内式和体外式,体外式在入浴时等必须关闭电源,天线位置移位会使症状恶化,所以现在绝大多数病例选用体内式。体内式是与心脏起搏器相同的电池脉冲发生器,埋入皮下。可以在体外通过程序随时调节脉冲幅度、刺激强度、刺激频率和活性点等,刺激开关在患者身上。

243. 微电极的苍白球刺激术怎么做

微电极的苍白球刺激术手术方法大致同丘脑刺激术。电极留置部位是苍白球的内侧部(Gpi)。与丘脑毁损术一样,术中的细胞外微电极记录有助于确定神经活动亢进的GPi。从前额部插入的电极依次通过额叶皮质下白质、尾状核、壳核、苍白球外侧部(GPe)到达苍白球内侧部(GPi)。GPe的电活动没有一致的类型。之后,电极进入GPi,能记录到高频高波幅的射频活动,若推进电极后突然背景活动下降,推测电极的前端到达视束或内囊。然后通过微电极刺激进行低-高频刺激,确认对内囊和视束无影响后,在X线下将刺激电极插入靶点,固定于颅骨。固定导线和缝合皮肤时电极前端可能移动,所以必须反复行X线透视确定电极位置。

手术后,刺激用的导线露在体外,大约进行1周的试验性刺

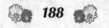

激,观察刺激效果和程度,决定最佳刺激条件。刺激用的导线是前端 10.6 毫米每隔 1.5 毫米有 4 级活性点,直径为 1.27 毫米的柔软的电极线,通过改变活性点的组合来微调刺激部位和方法(单极或双极刺激)。刺激条件的可变参数有频率(60～185 赫兹)、刺激强度(0.5～4.0 伏)、脉冲幅度(60～450μsec)。若试验性刺激有效,就将脉冲发生器(IPG)埋入前胸的皮下,用延长线接在脑深部刺激用的导线上。IPG 分体内式和体外式,体外式在入浴时等必须关闭电源,天线位置移位会使症状恶化,所以现在绝大多数病例选用体内式。体内式是与心脏起搏器相同的电池脉冲发生器,埋入皮下。可以在体外通过程序随时调节脉冲幅度、刺激强度、刺激频率和活性点等,刺激开关在患者身上。这种调节性和可变性是脑深部电刺激术的重要优点(图 4)。

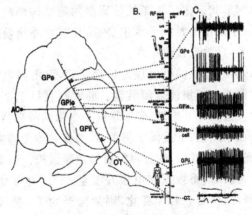

图 4　苍白球不同部位放电特征微电极记录

244. 现代立体定向仪及其附属设备都有哪些

　　脑立体定向仪是根据几何学原理设计出来的三维坐标定向系

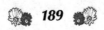

统，现代立体定向仪基本结构包括定位器、导向器、脑内操作器械。①定位器。其功能好比"手枪"定位装置，包括定位框架、定位尺、固定螺钉。②导向器。包括弧形弓和载物器。③脑内操作器械。器械种类根据手术目的而不同，如温控射频热凝仪、毁损电极、刺激电极、活检针、活检钳、异物钳、血肿排空器、超声吸引器。

245. 毁损术的基本方法有哪些

在立体定向领域，制成脑内毁损灶的方法很多，如药物、同位素植入近距离照射、X-刀、伽马刀、液氮冷冻和射频热凝等。目前为止，最常用的、最为专家认可的是射频热凝法。

毁损灶形成应遵循下述主要原则：①按照病情需要，达到对脑内某一特定部位精确的毁损。②通过一定器械，可以直接控制毁损灶的大小和形状。③对于毁损灶周围的脑结构影响小，并发症少。目前，临床常用的毁损手术主要有：丘脑腹外侧核毁损术，苍白球毁损手术，丘脑底核毁损术。

靶点的毁损：靶点的电生理定位确定后，取出微电极，代之以毁损电极和温差电偶温度监测装置。前者有直径 1.1 纳米、尖端暴露 3 毫米及直径 1.6 纳米、尖端暴露 2 毫米两种规格。毁损前，用毁损电极在靶点上、下极做电刺激，若对侧肢体无感觉异常或肌肉活动，无视野异常或暗点，方可行射频热凝毁损。内囊等重要结构界限确定无误后，将毁损在电极升温至 42℃，并在此期间检查病人肌力、语言、视野。若无变化，则加温至 60℃，持续 60 秒，并反复检查患者。若无异常则再升温到 75℃，毁损灶为圆柱体，直径约 3 毫米，长为 4～7 毫米。用 75℃、60 秒，电极每退出 1 毫米或 2 毫米制作一个毁损灶，在 1 个或 2 个针道上共作 3～5 个不连续毁损灶。一般 GPi 毁损点为 3～5 个，温度为 65℃～80℃，时间 60～90 秒。丘脑 Vim 毁损点为 2～3 个，温度为 65℃～70℃，时间 60～70 秒。

246. 电流制作毁损灶的历史情况如何

20 世纪 90 年代初期,左旋多巴的缺点逐渐暴露出来;疗效随病情发展逐渐降低,可引起严重的不良反应,常使病人难以忍受。目前,随着神经生理和解剖学对基底节组成结构和功能的新发现,为外科手术治疗帕金森病提供了科学的依据。而神经影像与电生理技术和立体定向外科技术的发展进步,极大地提高了靶点的定位精度,手术更加安全可靠。神经核团毁损术成功的关键在于靶点定位的准确性。CT 与 MRI 的出现极大地推动了核团切开术影像定位技术的发展。

247. 帕金森病外科治疗怎样选择麻醉

要根据患者及手术需要情况合理选择麻醉方法。局麻显然要优于全麻,因为它不需要使用许多掩盖震颤的全麻药物和神经肌肉阻断药,减少因药物间可能存在的相互作用而加重患者病情的可能。而且局麻术后恶心呕吐很少发生,可很快恢复口服用药。如果必须用全麻,应注意合理选用麻醉药物,术中术后可经胃管给予左旋多巴。

248. 帕金森病手术常用配套设备和手术室要求是什么

特殊器械的准备。电生理监测微电极电生理监测是将脑深部核团的细胞放电放大 2 万倍进行记录,容易受到电磁波的干扰,术中微电极记录要求有电磁屏蔽的环境,C 型臂、X 线机透视要求有防射线功能,放在可透视立体定向框架原点位置,以便术中准确地观察电极位置。

做好立体定向、吸引器、标准钻头等的准备,并检查其功能,确保其能在术中正常使用。

立体定向仪器的保养。立体定向仪器贵重且精细,每次手术完毕后要及时清洁干净,要有专人保管、保养和存放。

249. CT 图像为基础的立体定向要求是什么

CT 引导立体定向手术的优点:不必单纯依靠脑室造影,减少了脑室造影发生并发症的危险,并且提高了立体定向手术的精度;具有一系列 CT 扫描片,供术者利用计算机精确地判断手术靶点和入路。

CT 扫描的厚度和扫描的层面,对决定 Z 坐标有意义,借助薄层 CT 扫描和计算机技术,定位精度可以达到 1 毫米以下。为提高定位精度和减少伪影,实际操作要求:①固定框架的诗歌钢钉位置要根据病变部位而定,尽量将固定装置远离病变平面。②为使病变显示清晰,应静脉注射增强剂。③CT 扫描的直径越小,定位精度就越高,实际工作中,CT 扫描的层厚根据病变或靶点的大小决定,4~8 毫米层厚可以满足一般病灶的立体定向手术;3 毫米层厚能够满足小病灶定位,1~2 毫米层厚用于功能性神经外科疾病。

250. MRI 图像为基础的立体定向要求是什么

MRI 扫描较 X 线检查方法具有许多优点,在立体定向手术中,有利于避免误伤内囊等重要结构,可以清晰地显现各个神经核团,使得功能性疾病的脑内靶点更加直观。

MRI 引导的立体定向手术基本同 CT 引导的手术,仅在固定钉上有些不同。MRI 框架的固定钉材料为钛合金或玻璃纤维,长度必需短。立体定向仪及 MRI 适配器应为非磁性材料。RF 线圈直径应大于 30 厘米。

251. 立体定向手术前安装头架应注意什么

（1）一般病人采取坐位安装头架。

（2）注意头环的方向，"anterior"字样放在病人的鼻子部位，头架尽可能不与头皮接触。

（3）头环放置于靶点的下方5毫米，头环横杆上缘尽可能与AC-PC线平行，前后横杆的中点与病人头颅中线要一致，左右要在同一水平。

（4）固定螺丝钉最好不要放在与靶点同一平面内，以防止CT扫描时出现靶点平面伪影。

（5）头环的位置略靠前，颅脑的基底节应在UCLF框架中心位置。

252. 丘脑切开术治疗帕金森病的适应证是什么

（1）原发性帕金森病

①诊断明确的帕金森病以震颤为主，一侧或两侧具有临床症状，严重影响生活和工作能力。

②病程在1年以上，服药无效或不能继续接受药物治疗者。

③年龄在75岁以下，无重要器官严重功能障碍。但年龄并非绝对因素。

④已有严重致残和长期卧床的病人，经慎重选择仍可考虑手术，以缓解震颤、减轻病人痛苦为目的。

⑤无手术禁忌证。

（2）特发性震颤

①帕金森病原发性震颤，致残的意向性震颤，四肢震颤频率为

4～12赫兹。

②患有意向性震颤，又称"良性震颤"，无僵直或运动迟缓。

③半数以上的病人有家族史，无头部外伤或脑炎病史。

④药物治疗无效。

253. 丘脑切开术治疗帕金森病的禁忌证是什么

(1)主要表现中线症状及纯粹的运动不能者。

(2)症状轻微,生活及工作无明显影响者。

(3)严重的动脉硬化、心肾疾病、严重高血压、糖尿病、血液系统疾病及全身情况很差者。

(4)严重的精神、智能障碍,严重的自主神经功能障碍及有假性延髓性麻痹者。

(5)痴呆、认知能力下降、言语障碍、吞咽困难、严重的全身性疾病及年龄较大也应视为手术禁忌证。

254. 丘脑切开术治疗帕金森病在选择手术侧别上应遵循什么原则

如果一侧症状明显重于另一侧,则应解决较重的一侧;如果两侧症状不对称,但相差不大,则应根据病人情况而定,多数医生喜欢做优势侧。

255. 丘脑切开术手术切口及骨孔什么样

头皮切口位于冠状缝前中线旁开2.5厘米,平行于矢状窦,长约3厘米。颅骨钻孔后,电灼硬脑膜表面,"十"字切开,避开血管,电灼软脑膜,形成直径约2毫米的软膜缺损,用脑穿刺针试穿,确定无阻力,以使电极探针能顺利通过(图5)。

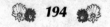

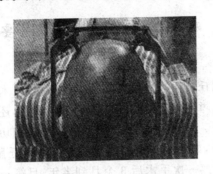

图 5　丘脑切开术的手术切口

256. 丘脑切开术术中靶点毁损灶怎样制作

（1）先对靶点进行可逆性的实验性毁损，即加热至 45℃ 持续 60 秒，并密切观察患者对侧肢体震颤是否减轻，有无运动、感觉及语言障碍。

（2）若病人症状明显改善，而又未出现神经功能障碍，则进行 75℃ 持续 60 秒的永久性毁损。在毁损开始至毁损的前 20 秒左右，可以观察到病人震颤明显消失，这表明所选择的靶点非常正确，临床效果好、可靠、持久；反之效果可能不理想。

（3）毁损期间仍要密切注意病人肢体活动，感觉及语言情况。一旦出现损害症状，立即终止加热。

（4）如果毁损后症状未完全消失，可根据电生理检测结果，稍微扩大毁损范围，可给予 80℃ 60 秒或退针 3～4 毫米再毁损 1 次（75℃ 30 秒）。

（5）毁损完毕，严密观察病人的语言、智力、肢体运动和感觉等变化，一般观察 5～10 分钟，如果无不良反应，拔除电极针，拆除定向弓形架，冲洗净术野，骨孔用吸收性明胶海绵封闭，分层缝合头皮。

257. 双侧丘脑切开术中间要间隔多长时间

通常双侧丘脑切开术的并发症发生率很高,术后急性期内构音困难和认知障碍的发生率可高达30%～60%,还可能发生昏迷或神志模糊等。因此,一般禁止同期做双侧丘脑切开术。一般建议做对侧DBS,如果因经济原因等确需做对侧丘脑切开手术,第二次手术要在第一次手术后3个月到半年,且第一次手术效果稳定的情况下进行,以降低手术风险。

258. 丘脑切开术术后处理应注意什么

(1)常规手术后处理

①手术结束后,在手术室内观察30分钟,若无异常情况,将病人送回病房或入住监护病房一晚。

②病人可取侧卧或仰卧位,无呕吐反应者可取头高位。

③术后应将血压控制在正常范围,以防颅内出血。

④手术当日即可进食,有呕吐反应者给予适当处理并暂禁食。

⑤最初24～72小时内,进行心电监护,并观察病人瞳孔、神志及肢体活动情况,直至病情稳定为止。

⑥常规在术后次日行头颅MRI检查,已验证毁损灶的位置及大小是否合适。

⑦部分病人术后可有发热,可用冰袋、酒精擦浴等进行物理降温。

⑧运动障碍较重的病人每2小时协助翻身1次。

⑨老年病人有前列腺肥大者,术后常有小便困难,必要时留置导尿。

⑩注意口腔卫生,鼓励咳嗽,预防肺部感染。

⑪术后反应较重,出现嗜睡、意识模糊、血压升高及其他神经

 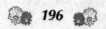

系统症状时,适量应用甘露醇或呋塞米(速尿)脱水,以减轻脑水肿,必要时做颅脑 CT 扫描,以排除颅内血肿。

⑫为减轻术后反应,可少量给予激素,根据病情适当应用抗生素对预防感染。

⑬切口 5～7 天拆线,病人一般术后 7～10 天出院。

(2)术后用药问题:关于抗帕金森病药物的应用问题目前尚无一致的观点,多数学者认为,由于手术并不能解决脑内缺乏多巴胺的问题,术后还需要继续服用左旋多巴类药物,如美多巴或息宁等。

术后是否服药应根据具体情况,若手术效果满意,病人本人认为不服药已经可达到满意效果,即使另一侧仍有轻微症状,也可不服药或小剂量服用非多巴类制药。如果另一侧症状仍很明显,严重影响病人生活,则需继续服用抗帕金森病药物,其服药原则是以最小剂量达到最佳效果。术后即可服用左旋多巴类药物,初始剂量为术前一半,次日即可服用术前剂量。总之,左旋多巴类药物的总剂量应维持不变或仅作小的调整。术前难以耐受一次性大剂量,需多次服用小剂量的患者,术后可加大每次的剂量并延长间隔时间,但总剂量应基本不变。

259. 丘脑切开术治疗帕金森病的效果如何

丘脑切开术对于帕金森病患者的震颤是一种有效的治疗手段,早期的有效率可达 90％,改善率为 86％,5 年有效率为 57％;对缓解对侧肢体的僵直亦有效,早期有效率为 88％,10 年有效率为 55％。虽然单侧手术的有效率较高,但双侧手术的有效率仅为 50％～75％。对于帕金森病引起的运动障碍、智力减退、步态不稳、言语或自主神经功能障碍或情感功能障碍等无改善。

260. 丘脑切开术治疗帕金森病术后常见并发症有哪些

(1)颅内出血,以脑内血肿最为常见,发生率约2%。

(2)对侧肢体偏瘫,多一过性或轻微肌力降低,发生率为1%～3%。

(3)感觉异常,多为面部或上肢远端、指尖麻木,痛觉和温觉减退,触觉存在,发生率为1%～5%。

(4)构音困难,声音低沉,单侧手术发生率约10%,双侧发生率为30%。

(5)精神呆滞、表情淡漠、性格改变等,发生率为1%～5%。

丘脑切开术导致死亡或严重致残的并发症主要是颅内出血,动脉硬化、高血压等全身性因素是引起出血的诱发因素。出血多呈急性,有时呈亚急性或慢性。如病人术后逐渐出现偏瘫、意识障碍及颅内压增高,病情进行恶化,应考虑出血的可能,CT 扫描可以确定诊断。根据病情、血肿大小及部位进行相应处理。

261. 丘脑切开术术后毁损灶 CT 有什么改变

(1)术后 1 周内,轴位片表现为丘脑内看到一个圆形低密度灶,大小约为 0.8 毫米×0.8 毫米,边界不清楚,周围轻微水肿。

(2)术后 3 周以后,轴位片表现为丘脑内看到一个圆形低密度灶,大小约 0.5 毫米×0.5 毫米,边界清楚,周围无水肿。

262. 丘脑切开术术后毁损灶 MRI 有什么改变

早期 MRI 扫描可以观察毁损灶的大小、位置、病灶周围的水

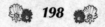

肿等情况。在丘脑内毁损灶表现为 3 层同心圆结构,内层是电极损伤区;中间层是电凝坏死区,体积为 60～80 立方毫米中间层是判断毁损灶大小的合适标志;外层为水肿区。

术后采用 MRI 对毁损灶进行检测,观察毁损灶位置、大小和水肿等改变与电极直径、裸露端长度、毁损时间和温度之间的关系(图 6)。

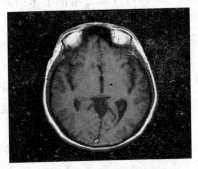

图 6　丘脑切开术后 MRI 改变

263. 苍白球切开术治疗帕金森病的适应证是什么

(1)临床诊断的原发性帕金森病病人,以肌强直和运动不能为主要症状,曾对多巴胺类药物反应良好。

(2)"关"状态下,Hoehn-Yahr 分级Ⅲ级以上。

(3)严重的运动波动现象(开-关现象、异动症、僵直)难以控制。

(4)尽管给予各种抗帕金森病药物治疗,临床反应很差。

(5)无明显痴呆和精神症状,CT 扫描和磁共振成像检查无明显脑萎缩。

264. 苍白球切开术治疗帕金森病的禁忌证是什么

(1)严重的痴呆或抑郁和精神症状,有明显的精神和智能障碍。

(2)严重的全身性疾病,可能会增加手术的并发症,如严重的心肺疾病、糖尿病、难以控制的高血压等。

(3)有帕金森病症状继发于其他疾病的证据或为典型的帕金森综合征。

①有脑卒中、药物中毒、脑炎、服用抗精神病等病史。

②有上运动神经元及小脑损害的证据、假性延髓性麻痹、直立性低血压。

③MRI 提示,可能是帕金森综合征,如出现腔隙性脑梗死、脑桥及小脑萎缩。

④明显的痴呆或抑郁。

⑤难以控制的高血压,严重的吞咽困难。

265. 同期双侧苍白球切开术治疗帕金森病可以吗

对于患双侧症状的帕金森病患者,单侧手术不能解决双侧症状,传统做法是分 2 次进行手术,时间间隔 3 个月以上。这不仅增加了病人由于 2 次手术所带来的痛苦和并发症,而且增加了经济负担。临床研究资料表明,微电极技术引导下的 PVP 手术的安全性、有效性大大提高,永久性并发症的发生率不超过 1%。这是因为解剖学定位和生理定位相结合,使得手术定位达到个体化,术中可以明确视束及内囊等重要结构的边界,故毁损范围更具有针对性。由此可见,微电极技术为双侧同期 PVP 手术提供了技术保证。

选择同期双侧苍白球切开术的原则。

(1)晚期双侧症状帕金森病的病人,以严重僵直、运动减少和运动不能为主要症状和体征,Ⅲ～Ⅳ级。

(2)曾经用过多巴胺类药物治疗并取得过良好效果,现在疗效下降或出现长期服用左旋多巴引起的综合征,如出现晨僵直、异动症和开-关现象等。

(3)年龄以不超过 65 岁为宜,身体状况良好,无严重心、肺疾病史,能耐受较长手术时间。

(4)术前无精神症状、性格改变及认知能力和智力障碍者。

266. 苍白球切开术手术切口什么样

头皮切口部位在眶上 7～9 厘米,以中线旁开 3～4 厘米为中心,平行于矢状线,长约 4 厘米左右。

267. 苍白球切开术治疗帕金森病靶点选择原则是什么

目前,神经外科比较一致的意见是,毁损灶位于苍白球内侧部(Gpi)的后腹部是最有效的。苍白球感觉运动区的排列是有定位的,下肢代表区偏上偏内,而上肢代表区偏下偏外。熟悉苍白球内侧部的体表代表区非常重要,手术中可以观察到在苍白球内侧部偏外侧制造的毁损灶,上肢功能改善程度高于下肢,而偏内侧制造的毁损灶则相反。因此,准确地在苍白球内侧部制造包括响应区域的毁损灶,就能达到满意的临床效果。

268. 苍白球切开术治疗帕金森病靶点如何定位

标准的苍白球内侧部的靶点位置位于 AC-PC 线中点前方 2

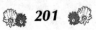

毫米,中线旁开 17～22 毫米,AC-PC 平面下 6 毫米,大约在三脑室底下方 1 毫米,乳头体和视束的后下方。靶点在冠状位及水平位上至少与内囊之间保留 2 毫米的距离。其定位一是要经过解剖的定位,二是要求微电极记录技术的保驾护航,最后还要有射频电极电生理的刺激技术验证。只有这几关均准确无误了,才能保证手术效果达到满意。

269. 苍白球切开术治疗帕金森病靶点毁损灶怎样制作

毁损灶位置的确认需要谨慎,需要手术组的医生多方考虑、反复认证、共同确认最优化方案。在制作最终毁损灶前一般先进行"实验性毁损",即电极温度为 45℃,时间为 10～60 秒。一旦确定靶点,先进行可逆性毁损 45℃ 60 秒,或给予 75℃ 10 秒制造一个小毁损灶,然后检查病肢体活动,有无感觉障碍、视觉障碍或语言障碍。如果无精神功能缺损症状,便可制造永久性毁损灶,加热至 75℃,持续 60 秒,然后分别在靶底上 2 厘米和 4 厘米进行不可逆毁损。如果出现神经损害症状,应立即终止手术,毁损过程中应重复检查神经功能,一旦病人出现意识混乱或不合作也应终止手术。在制造毁损灶时,进行肢体的肌电图监测,如果靶点正确有效的话,在毁损开始后 10～20 秒时,震颤逐渐消失,肌电图提示对侧肢体震颤消失,肌张力下降,协调动作完成良好。

苍白球和苍白球下方的纤维结构并没有一个非常清晰的分界。毁损灶的部位应在苍白球内侧部(Gpi)外侧份、腹侧边界内 1 毫米处,其精确定位需依赖微电极监测。如术中病人能充分配合,可将电极的尖端深入该部位下方 0.5 毫米处,验证电刺激阈值及阻抗测定等,电刺激的阈值一定不能低于 2V。如病人不能配合或术中全麻,毁损灶的位置应稍偏上一些。制作毁损灶的温度为 75℃,时间为 60 秒。在统一穿刺道上间隔 3 毫米制作 2～3 个毁损点,亦可间隔1.5～2毫米,形成一串珠样的毁损灶。在制作毁损灶期间,应嘱患者不断伸展和运动对侧肢体、不断地讲话并检查视野,以便尽早发现可能的并发症。一旦有并发症发生,应立即终止射频毁损。

在制作毁损灶期间或稍后,部分病人可能会表现出一过性的不自主运动。这一征象通常仅局限于毁损灶对侧的肢体。最常见的是运动抑制征象,偶见肌张力不良和多动症。一般这些征象持续数分钟至30分钟,极个别病人可持续数小时。在制作苍白球毁损灶时,如出现不自主运动往往预示治疗效果较好。

苍白球感觉运动区的排列是有躯体定位的,下肢代表区偏上偏内,而上肢代表区偏外偏下。熟悉Gpi的体表代表区十分重要,手术中可以观察到在Gpi偏外侧制造的毁损灶,上肢功能改善程度高于下肢,而在偏内侧制造毁损灶则相反。因此准确地在Gpi制造包括响应区域的毁损灶,就能达到满意的临床效果。

毁损灶制造完后,观察10～15分钟,如果病人无不良反应及症状再出现,表明手术成功。然后,缓慢、旋转拔出射频针,并观察针尖是否带有血块或凝固脑组织,如果有这种情况,要注意观察是否有脑内出血。

270. 苍白球切开术治疗帕金森病效果如何

(1)苍白球切开术可使帕金森病病人"开"状态下对侧肢体异动症明显改善,有效率达到90%～100%。

(2)每天"关"状态下的时间减少,"关"状态下的症状也得以改善,大多数病人出现关状态的时间缩短了。

(3)90%以上的病人肌僵直及运动缓慢症状减轻,对震颤改善约80%。

(4)其他症状如步态障碍和语音过低,也得到不同程度的改善。

(5)尽管长期疗效有待于进一步研究,苍白球切开术的疗效至少可维持 2 年以上。

271. 苍白球切开术治疗帕金森病术后并发症有哪些

包括急性并发症及迟发性并发症。

(1)急性并发症包括出血、癫痫、视觉障碍、术后语言困难,或构音障碍、意识模糊、感觉丧失、偏瘫、认知障碍等。

(2)迟发性并发症很难预测,需定期随访和仔细询问。术后仔细检查即对急性并发症做出诊断。

272. 苍白球切开术术后 CT 及 MRI 改变是什么样

(1)术后 CT 的改变

①术后 1 周左右,早期表现为轴位片可在苍白球的内侧视束上方看到一个圆形低密度灶,大小约 0.8 毫米×0.8 毫米,周围轻微水肿,边界不清楚,术中毁损灶越大水肿越重。

②术后 3 周即晚期,在轴位片苍白球内侧部可以看到一个圆形低密度灶,大小约为 0.6 毫米×0.6 毫米,周围无水肿,边界清楚,冠状位片可见一低密度灶,下端紧靠视束。

(2)术后 MRI 改变:在苍白球内毁损灶表现为三层同心圆结构。

①内侧为毁损灶中心,即电极损伤区,在 T1 像为低信号,T2 像为高信号。

②中间层为电凝坏死区,在 T1 像为等信号,T2 像为高信号,是判断毁损灶大小的合适标志。

③外侧为水肿区,T1 和 T2 都是高信号,术后采用 MRI 对毁

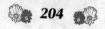

损灶进行检测,观测毁损灶位置、大小和水肿等改变与电极直径、裸露端长度、毁损时间和温度之间的关系。

273. 丘脑底核切开术治疗帕金森病选择病人的原则及其注意事项有哪些

大脑皮质、基底节、丘脑之间存在多个环路调节肢体的协调运动,其中基底节-丘脑-皮质运动环路尤为重要。近年来的基础和临床研究表明,在丘脑底核(STN)和苍白球内侧部(Gpi)的过度兴奋被认为是帕金森病病的重要病理生理学特征。阻断来自STN 的兴奋性传入,可以减弱 Gpi 的高兴奋性,这样帕金森病病人不仅震颤、强直和迟缓可以改善,起动困难和翻身及躯干强直也可缓解。这些是苍白球或丘脑毁损难以达到的治疗效果。

单侧丘脑底核切开(毁损)手术可以全面改善帕金森的症状,尤其是对中线症状如起步困难和步态僵直效果好。因此,丘脑底核切开(毁损)术的病人选择原则是:①原发性帕金森病病患者、服用左旋多巴制药疗效减退或出现不良反应。②伴有中线症状,如起步困难、步态僵直、下颌和头颈部震颤、面具脸、吞咽困难和构音困难等。③伴有自主神经功能紊乱,如多汗、流涎、便秘、心悸等症状。④双 STN 毁损术并发症多、视为禁忌。④年高体弱,严重关节挛缩,明显精神障碍病人,严重心、肝、肾疾病,糖尿病和高血压脑动脉硬化者,影像学提示严重脑萎缩者禁忌。

274. 丘脑底核切开术术前准备有哪些

(1)术前向病人解释手术的过程,争取病人很好地配合。一定要把手术可能出现的并发症(半身抛掷症和不自主运动或舞蹈病为主)向病人及其家属讲清楚,要有心理准备。

(2)由于丘脑底核体积较小,解剖位置要求更精确,所以要尽可能减少人为造成的误差。安装头架时,严格按照 AC-PC 线平行的角度进行,基环要保持正中、水平、对称。如果病人行 CT 或 MRI 扫描时,头部震颤明显,可静脉应用少量地西泮或氯胺酮做麻醉,以获取最佳的图像,减少靶点定位和坐标计算的误差。

(3)校准立体定向系统,保证靶点定位和手术操作的准确性。

(4)要准备新的微电极和细的射频针。

(5)有条件的,尽量再到计算机计划系统进行三维脑图谱靶点确认。通过转换得到丘脑底核在立体定向头架上的坐标。以进一步保证靶点的准确性。

275. 丘脑底核切开术术中射频针电生理刺激应注意哪些

当完成微电极记录和微刺激电生理定位后,采用直径 1.1 毫米,裸露端长 1 毫米的射频针进行电生理刺激,目的在于验证靶点的准确性和安全性。根据微电极记录结果确定出 STN 的上限和下限,拔出微电极后,更换成射频针,插入到靶点的上限,开始电刺激,每隔 1 毫米推进 1 次,分别以高频(100 赫兹)电刺激判断对感觉的影响,正常阈值为 0.5～3 伏;以低频(2 赫兹)电刺激判断肢体肌力的影响,正常阈值为 1～5 伏。如果病人对高频电刺激和低频电刺激的阈值都在正常范围,证明选择的靶点是准确的。如果电刺激时超过正常阈值,说明靶点偏移;如果电刺激时低于正常值,说明靶点靠近内囊和感觉核。这时应当修正靶点,直到刺激的阈值处于正常值范围,才能进行毁损术。如果高频电刺激后出现明显的半身抛掷症或舞蹈病,那么此病人不适于做 STN 毁损术。

276. 丘脑底核切开术毁损灶怎样制作,术中疗效怎样判定

电刺激完成后,此时射频针的针尖正好处在 STN 靶点的下

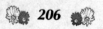

限,先以45℃、30秒的参数进行试验性毁损,进一步观察病人的运动、感觉、语言、意识等方面的变化,如果一切正常,则进行下一步的毁损,即以75℃、60秒的参数进行治疗性毁损。此时仍应密切观察病人的反应,尤其是对侧肢体的运动情况,一旦出现肌力下降、感觉异常、不自主运动或偏身抛掷症,则立即停止治疗。相反,如果病人症状改善、反应正常,则继续进行毁损。如果进行一个点毁损后,病人症状改善非常明显,疗效非常满意,就结束治疗。反之,最多也只能毁损2个点,以保证手术的安全性。

277. 丘脑底核切开术疗效如何评价,并发症有哪些

丘脑底核切开术整体疗效,以及对僵直、运动迟缓症状的改善率均优于单侧苍白球腹后部切开术,而且手术后左旋多巴服用剂量可减少约45%。目前,对于以丘脑底核切开作为毁损性治疗靶点的报道较为少见,北京宣武医院功能神经外科李勇杰教授报告的134例患者的手术疗效,是迄今最大的临床病例分析结果,随访仍在继续当中。根据患者的临床表现和靶点对症状改善程度的不同,可以选择Gpi、VL和丘脑底核(STN)不同的组合方式,采取个体化手术方案使患者临床症状得到最大限度的改善。临床疗效提示,丘脑底核切开与丘脑腹外侧核切开术组合的手术疗效比其他组合方式更具优势。除了可最大限度地缓解症状、提高症状改善率外,尚对症状复杂的中、晚期帕金森病患者具有较为满意的疗效。丘脑底核DBS即丘脑底核核团的脑部深刺激埋置术,已在欧美、国内等广泛开展应用。STN毁损能够显著改善帕金森病的整体症状,且"关"状态的改善明显高于"开"状态,术后"关"状态时程明显缩短,而"开"状态时程相应延长,"开-关"波动趋于平缓。STN毁损术对起步困难或步僵的改善率为69.9%。而且术后可以减少左旋多巴类药物用量的15%~75%。AIveraz报道,10例

单侧 STN 毁损术同样发现帕金森病症状,特别是中线症状(起步、转身等)得到显著改善。

STN 切开术的常见并发症如脑出血、感染、认知障碍等,与其他核团毁损术的并发症是一致的。特殊并发症包括:对侧肢体的偏身抛掷症或称偏侧舞蹈病,以及对侧肢体的不自主运动等。其发生率为 15%~20%。如果并发症轻微,一般不必做进一步处理;如果很严重,可考虑做同侧苍白球毁损术,可能改善因 STN 毁损而出现的并发症。

278. 脑起搏器与深部脑刺激器(DBS)是一回事吗

DBS 是深部脑刺激器(deepbrainstimulation)的英文缩写,它

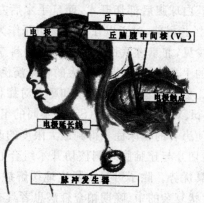

图 7　DBS 刺激系统术后安装示意图

可以对深部脑组织的特定部位提供连续的脉冲刺激,即所谓的深部脑刺激,俗称"脑起搏器"。因此,脑起搏器与 DBS 实际上是一回事。

深部脑刺激器包括 4 个电极触点组成的刺激电极、应用立体

定向技术放置于基底节或丘脑的靶区域,该电极通过埋置于皮下的导线与放置于胸部皮下组织的脉冲发生器相连。术后通过选择电极触点、调整刺激脉冲的幅度、频率和宽度、刺激电压等,来获得最佳的治疗效果(图7)。

279. 深部脑刺激器治疗系统由哪些部分组成

深部脑刺激器(DBS)刺激系统包括3部分:即植入电极、脉冲发生器和体外编程调节器。植入电极直径1.3毫米,头部裸露3.5毫米,电极为同心圆结构,有3387DBS电极和3389DBS电极两种型号可供选择。

(1)可植入部分

①刺激电极。每条导线都包括4条薄绝缘线圈及尖端的4个1.5毫米电极。导线植于帕金森病患者脑内的靶点上[丘脑底核(STN)、苍白球内侧部(Gpi)、丘脑腹中间核(Vim)等]。该导线利用一个电极或一个多电极组合来传递电刺激(图8)。

②植入式脉冲发生器。是刺激治疗的电源和刺激发生器。如同起搏器的装置,包括一个电池和一组微电路系统。手术将之植于锁骨附近胸大肌浅层皮下,可经由延长导线将产生的电子信号传导至脑深部的特定靶点。其规格与秒表类似,重约42克(不到1.5)(图9)。

③延长线。植于皮下,通过头、颈与肩膀的绝缘线,用以连接刺激电极与植入的脉冲发生器。

(2)DBS系统的其他部分

①医师操作的部分。神经测试刺激器:临床医生在术中植入刺激电极后,整个植入步骤完成前,可以用此测试刺激器来测试患者对Active疗法的反应。

②医生用程序调整器。临床医生可使用此程序调整器透过遥

测装置以非侵入的方式调整刺激参数。

（3）患者操作的部分

①治疗控制器。患者将此小巧可握式控制器置于神经刺激器上方，按压其上的按钮即可以控制刺激器的开关、检测系统的开关状态，以及检查电池的状态。

②控制磁铁。患者可将控制磁铁置于神经刺激器上方以控制刺激器的开关。

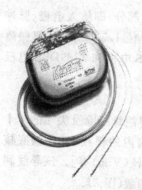

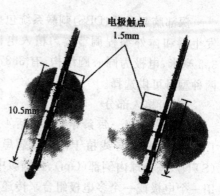

电极触点
1.5mm

10.5mm

图 8 植入电极及刺激器　　　**图 9 植入电极各触点**

280. 深部脑刺激器手术步骤有哪些

由于手术单位的设备和医生习惯的不同，可能采用手术方法和过程会有所不同。这里介绍的是作者的操作方法，仅供参考：

第一步：在病房换药室，安装立体定向头架，局部麻醉、消毒后用四个螺钉将立体定向头架安装在病人颅骨上。

第二步：安装 MRI 坐标定位框，行薄层 MRI 扫描，辨认神经核团，将图像数据传至手术计划系统或手工计算靶点坐标值。

第三步：局麻下额部颅骨钻孔，打开硬膜，调整立体定向仪坐标。

第四步：先通过推进器缓慢植入微电极，并经微电极记录仪进行电生理记录和实验刺激、确定靶点（记录到典型的电活动、最小的电流强度即能控制帕金森病症状而又无明显的副作用）。

第五步：拔出微电极，植入永久刺激电极，连接体外脉冲发生器，验证靶点的有效性和安全性。也可经 C 型臂 X 线拍片或术中MRI/CT 进一步验证靶点位置。

第六步：在全麻下通过皮下将电极的延长线引至同侧胸前锁骨处皮下切口内，并将体内脉冲发生器植入皮下与延长导线连接固定。手术结束。

281. 深部脑刺激器电极植入过程是怎样的

深部脑刺激器（DBS）电极的植入过程分为两个步骤，一是微电极的记录验证，二是刺激电极的植入。首先是安装头架、MRI扫描，靶点坐标的计算，然后局麻下额部颅骨钻孔，打开硬膜，调整立体定向仪坐标。先通过推进器缓慢植入微电极，并经微电极记录仪进行电生理记录和实验刺激、确定靶点（记录到典型的电活动、最小的电流强度即能控制帕金森病症状而又无明显的不良反应）。这说明靶点位置准确，可行永久性刺激电极的植入。拔出微电极，植入永久刺激电极，连接体外脉冲发生器，再次验证靶点的有效性和安全性。也可经 C 型臂 X 线拍片或术中 MRI/CT 进一步验证电极的位置是否准确、满意。这样电极植入过程结束。

282. 植入性脉冲发生器和电极延长线的植入过程是怎样的

刺激电极植入后，接下来就是植入性脉冲发生器及延长导线的植入了。可以同期手术完成，也可以一周后再做第二步手术。

现在一般均是一次手术完成。这一过程一般要在全麻插管下完成，植入手术的程序类似于脑室腹腔分流。全麻后消毒头皮、耳后、颈部及上胸部皮肤。具体步骤如下：

（1）制作电极及脉冲发生器的切口和通道：病人取仰卧位，头偏向对侧，同侧肩下可垫一沙垫以抬高锁骨方便手术操作。在锁骨下3厘米处做一长约6厘米的水平切口。用厂家提供的类似于脑室腹腔分流通条的装置，在锁骨下切口与耳后头皮切口之间做一皮下隧道，将电极线从锁骨下切口经皮下隧道送到皮下切口。

（2）连接电极和电极延长线：电极和电极延长线上均有4个金属触点，这4个点必须平行对齐，通过专用螺丝钉顺时针方向适当固定。注意不能拧得过紧，否则有损坏电极的可能，要密封好，防止血液和脑脊液进入连接处。

（3）连接电极延长线和脉冲发生器：电极延长线的插头插入到脉冲发生器的电极槽内，用4个螺钉与脉冲发生器拧紧固定，拧紧时当听到"咔咔"声音时说明螺丝钉已拧到位。同样，注意不要让血液和脑脊液进入连接处。

（4）脉冲发生器的植入：将过长的电极线围绕在脉冲发生器的背后，将脉冲发生器植入预先准备好的皮肤口袋内，将脉冲发生器用丝线固定于胸部筋膜以防移动，调整到合适位置后，分层严密缝合皮肤切口。

（5）在头皮切口处将 DBS 电极与电极线相连，缝合切口，无菌包扎。

283. 深部脑刺激器刺激系统双侧植入怎样完成

双侧刺激系统的植入方法与单侧基本一样。大多都采用"一拖二"的脉冲发生器，即1个脉冲发生器配2个刺激电极，1次手术进行双侧电极植入，避免2次手术的痛苦和负担。将双侧刺激电极引致一侧的额部皮肤切口内,分别与双侧的延长导线相连接,再分别与脉冲发生器相连。而且这种脉冲发生器配备有病人做程控的控制器,病人能做简单的程控。

284. 深部脑刺激器电极植入术后设备常见问题如何处理

深部脑刺激器(DBS)电极植入术后设备常见问题有以下几点。

(1)脉冲发生器不能控制症状:如果开机后患者感觉到不能很好地控制症状,就要对脉冲发生器进行参数调整。包括①选择不同的电极点。②改变刺激电压和脉宽。③增加刺激幅度并找出最有效的刺激参数。

(2)脉冲发生器关闭:有些病人在自己不知道的情况下脉冲发生器已关闭,可能的原因有①病人接触强磁场(冰箱门、电话、音响、小偷探测器)。②病人使用磁铁开关不当。③刺激幅度小于正常刺激强度。术前术后要注意对病人进行相关教育,尽量避免以上情况发生。

(3)电池耗尽:电池消耗是一个逐渐的过程,病人可能感觉到症状控制效果越来越差。这可以通过体外程控仪来检查电池的情况。一旦发现电池即将用完,尽早到医院更换脉冲发生器。

(4)没有刺激:这种情况通常是指脉冲发生器不能接受遥控信号。可能的原因除了与脉冲发生器有关外,还可能是脉冲发生器装反了或装太深了。解决的办法只能是打开切口处仔细检查。

(5)元器件问题:如果突然失去对症状的控制作用,则元器件损坏的可能性最大。可能原因有电极移位、脱落、折断或连接处进水造成短路。解决的办法只能是打开各处的切口进行检查。

(6)连接的问题:刺激作用减弱,可能与连接点接触不良有关。解决的办法是打开连接点进行检查和处理。

（7）电极移位：MRI 或 X 线检查发现电极移位时，需重新调整电极的位置。

（8）短路或环路断开：这种情况常见的原因有电极折断、绝缘失效、电极脱落等，可通过体外程控仪进行检查。发现问题后，针对问题进行相应处理。

285. 深部脑刺激器电极植入术后程控有哪些步骤

深部脑刺激器（DBS）植入手术后，要想取得理想的临床效果，必须术后进行多次程控调整，以寻找出效果最好的刺激模式、电极组合和刺激参数。程控尽可能达到以下要求：①最大限度控制症状。②最小的不良反应。③最大程度延长电池寿命。

术后开机程控的时间各家不完全一致。可以在术后短期内进行（多术后 3 周），以后根据具体情况进行程控调整。程控前，要求停用抗帕金森药物 2～3 小时。程控时应掌握如下原则：①尽管刺激参数的调整可以在术后 1～2 天进行，不用等伤口愈合和微创伤效应的消失，但多数医生喜欢等待患者恢复到手术前水平才进行程控，因为此时伤口已愈合，微创伤效应也消失，便于更好地观察手术治疗效果。②手术后几天医生要注意观察伤口愈合情况，确认无感染存在，或者其他不良反应。③根据患者情况，随访时间表一般安排在术后 1、3、6 个月进行程控。每次参数调整都要达到最佳状态。④程控时患者可以服药或不服药，这要看医生喜欢如何做。

总之，建立合理的程控时间，下列考虑对患者有帮助：①程控时患者不服药，症状的控制与刺激参数直接有关，容易评价患者的因果关系。反之，则不容易评价 DBS 的作用，因为刺激作用与药物作用叠加在一起。②第一次程控时，有的患者不服药时容易疲劳，这类患者往往需要服药后才能配合程控。③另外一些门诊患者与医生要预约好。

确定刺激模式:脉冲发生器可以进行单极或双极刺激。目前采用的刺激电极共有 4 个触点,可选择单极刺激模式或双极刺激模式,但一般多使用单极刺激模式。根据患者对各触点的刺激反应情况,选择最佳的触点作为刺激电极的触点。单极刺激模式共有 4 个触点可选择;双极刺激模式共有六种选择:0+1,0+2,0+3,1+2,1+3,2+3。0 为负极,1,2,3 为正极。

确定刺激参数:刺激参数的调整是一个复杂、耗时的过程,一般要由经过专业培训后的神经内外科医生和技术员共同完成。医生通过进行"开"状态和"关"状态的 U 帕金森病 RS 评分、刺激前后患者症状、体征的变化,以及不同刺激参数的效果,找出最佳的刺激参数,已尽最大可能地达到改善症状而又没有或仅有轻微的不良反应。

在整个程控过程中,患者的反馈是优化程控的最重要的依据。而术中的刺激参数不能作为术后有效的刺激参数。反复测试刺激的作用和不良反应,找出其间的最佳平衡点是医生的主要工作。在术后到 2 个月内的阶段内,患者往往需要不断地调整刺激参数,以尽可能地使治疗效果达到最佳、不良反应最小。以后刺激参数保持相对稳定,许多患者在入睡时将该装置关闭以节省电池。

286.深部脑刺激器手术常用靶点有哪些,各靶点的定位坐标是多少

目前,DBS 靶点选择与毁损术基本是一致的,主要有 3 个:①丘脑腹内侧中间核(Vim)。②苍白球内侧核(Gpi)。③丘脑底核(STN)。

(1)丘脑腹内侧中间核(Vim):丘脑刺激只考虑用于震颤明显的帕金森病患者,在治疗震颤方面,Vim 刺激术已取代了丘脑 Vim 切开术。但是,因为丘脑刺激不能改善运动不能和僵直,而

帕金森病患者多随着疾病的进展,在疾病后期多会出现运动不能及僵直,这需要加用可能有不良反应的药物协助治疗。因此,目前即使震颤明显的年轻帕金森病患者也已经逐渐应用丘脑底核刺激术代替了 Vim 刺激术。对于以震颤明显而其他症状较轻的老年帕金森病患者,仍可考虑行 Vim 刺激术。因为 Vim 核刺激后震颤改善明显,且较 STN 刺激术术后参数的调整较少。

(2)苍白球内侧核(Gpi):Gpi 的刺激术可减轻运动波动和异动症,但关期运动症状的改善不确定,一般手术后药物剂量保持不变,而且一般参数调整得比较高、电池消耗比较大。另外,与 STN 相比,Gpi 刺激术不良反应发生的风险较低。

(3)丘脑底核(STN):大量的临床资料表明,STN 是大部分帕金森病患者的治疗靶点,已成为帕金森病 DBS 治疗的趋势。

丘脑腹内侧中间核的定位坐标:解剖靶点位置为 AC-PC 平面($Z=0$)、AC-PC 线中点后方 4~8 毫米(Y),中线旁开 11~14 毫米(X),如果脑室扩大明显,中线旁开可加大 1~2 毫米。

苍白球内侧核的定位坐标:根据标准的解剖图谱,Gpi 的参考解剖位置为:AC-PC 平面下 6 毫米或第三脑室底(Z)、AC-PC 线中点前 2 毫米(Y)、中线旁开 17~22 毫米(X)。Gpi 靶点坐标的定位最关键的原则是个体化,即根据每个患者的大脑结构做出个性化定位。例如,患者脑萎缩模型,第三脑室扩大,那么左右旁开就要适当向外扩大。

丘脑底核位于原点外、下,大小为 8.76 毫米×5.62 毫米×4.26 毫米,一般左侧大于右侧。核团总体为前后较长,上下径、左右径相近,向前平伸的近椭圆形的灰质团块。其最初的解剖靶点位置为 AC-PC 平面下 4~7 毫米、AC-PC 线中点后方 0~4 毫米,中线旁开 11~12 毫米。如果脑室扩大明显,中线旁开可加大 1~2 毫米。

287. 深部脑刺激器术后刺激参数如何设置

一般术后 3 周打开脉冲发生器进行刺激参数的调整。通过 8840 遥控器来对脉冲发生器设置不同的刺激参数，有 4 个电极触点可供选择，选择其中一个或联合几个电极，即选择单极或双极刺激，设置不同的电压、脉宽和频率。每次对病人进行临床评价或调整时都要进行参数的设置和调整。

DBS 的刺激参数设置和调整包括电极的选择、脉冲的电压幅度、频率及宽度等。其中电压幅度＝3.01±1.05 伏，频率＝161.9±29.1 赫兹，脉宽＝116.9±86.1 微秒。最常用的电压幅度为 1.6～2.5 伏，频率为 130～195 赫兹，脉宽为 60～90 微秒。病人可以根据需要自行调节，以获得最佳治疗效果而尽可能无不良反应或不良反应轻微可耐受。一般情况下，可以 24 小时连续刺激，也可以夜间关机以节约电池。

288. 深部脑刺激器手术治疗帕金森病选择病人时应考虑的原则是什么

(1)帕金森病的症状必须对左旋多巴敏感：大量的病例实践证明，DBS 仅对那些左旋多巴效果最佳时能改善的症状起作用。这可以通过左旋多巴试验来评估。该试验在早晨时对患者进行评估，试验前晚停用抗帕金森药物(至少 12 小时)，并在这一人为的关期停用长效多巴胺受体激动药 3 天。给病人服用超剂量左旋多巴(一般使用相当于清晨用药剂量 1.5 倍的短效水溶性左旋多巴)后，在患者处于最佳"开"状态时进行第二次评估。如果临床症状改善与患者处于自发性运动波动时的最佳运动状态不相符，则需要加大剂量重新做左旋多巴试验。除了异动症，在最佳"开"状态仍存在的运动症状,说明帕金森病人对左旋多巴效果不佳,这种病人可能对 DBS 的反应不理想。

(2)必须存在客观的和严重的功能障碍:尽管随着手术定位精确度的提高,立体定向手术的并发症和风险越来越少,但据统计,在不同的中心,立体定向手术仍有 1‰~3‰ 的致残率和死亡率。帕金森病病人接受 DBS 手术的目的是提高生活质量和日常生活能力。因此,要求患者功能障碍的严重程度必须超过其所能承受的外科风险,尤其对于伴有抑郁症的帕金森病患者,不能过度地评估其功能障碍。有些中心正逐渐采用一些客观指标来定义"关期"运动症状和异动症的严重程度,作为外科手术的入选标准。"关期"运动症状在 U 帕金森病 RS 评定量表第三部分中不低于 30分;或者,至少有一侧肢体存在严重的异动症(>2,U 帕金森病 RS 第四部分)或一侧肢体有严重的震颤(>2,U 帕金森病 RS 第三部分,20 条和 21 条)。

(3)药物难以控制的震颤:有些病例的震颤药物治疗很难控制,即使多巴胺能治疗对运动不能有很好的效果,但药物对震颤可以没有作用或作用极其轻微。对于此类患者,DBS 可能是改善震颤的一个很好的选择,也许此类患者的病情不是完全符合上面提到的客观标准。

(4)神经外科手术的风险和禁忌证:由于帕金森病病人多为中老年人,多伴有其他神经系统的病变及内科疾病,如冠心病、糖尿病、呼吸系统疾病等,会无形中增加了手术的风险。因此,患者需要慎重地并重新考虑该手术的风险/利益比。

(5)其他:除此之外,一些相关的临床问题作为医生还应尽可能做出正确的评价。①精神障碍问题。目前,多数医生建议因左旋多巴诱发的精神障碍患者接受 DBS 治疗,他们考虑的是在 DBS 治疗之后,病人能减少平均 50%~60% 的左旋多巴等效剂量,继而原来的精神症状也能得到一定程度的改善。但也有报告,个别病人接受 DBS 后出现精神错乱,呈抑郁状态及原有的精神症状加重。因此,很多问题还不是非常明确,有待以后进一步的研究。②性欲问题。左旋多巴及多巴受体激动药应用于帕金森病患者,其中有些患者会出现明显的性欲增高。DBS 的治疗能够减少左旋多巴的剂量,那么原来引起的性欲增强问题是逐渐恢复正常还是仍然增强还不是完全明了,因为有报告 DBS 刺激也诱发了某些病人的性欲增强。这个问题涉及许多其他的领域如精神科、心理科等,以后需要大家共同研究探索。③抑郁及痴呆问题。帕金森病患者中伴有抑郁的并不少见,但有报道说 DBS 刺激丘脑底核也会产生某些负面的情绪反应,如严重的悲伤和抑郁。然而在有些病人中 DBS 治疗后相反却出现了兴奋症状,表现为大笑甚至狂躁。这就提醒我们,在根据相关问题进行临床研究的同时,拟建立术后药物及刺激参数调整的标准。至于痴呆问题,DBS 手术对帕金森病病人原来伴有的痴呆能否改善,研究的较少,通常认为,痴呆是 DBS 手术的禁忌证。④年龄问题。所有的研究都认为,75岁是接受 DBS 手术的年龄上限,然而这些限制都不应该是依据患者的生物年龄来决定的。因为 75 岁以上年龄组的帕金森病病人中,也有的对左旋多巴反应良好、伴有严重的运动障碍等并发症且精神状态很好。⑤药物反应问题。一般认为,药物治疗无效是 DBS 手术的排除标准。不过这个问题值得商榷,因为药物治疗无效或失败可能与很多因素有关。大量的临床手术资料显示,药物治疗无效的异动症却是 DBS 手术治疗很好地适应证,对药物治疗无反应的帕金森震颤也是 DBS 手术的另一明确的适应证。⑥运动不能。明确地对左旋多巴完全无应答的运动不能是 DBS 手术的排除标准,因为这些患者很可能是帕金森综合征。目前,所有的证据都不能证明 DBS 手术对非原发性帕金森病患者有良好的效果。但应注意以下的情况,有些病人对左旋多巴的作用持续时间可能非常短暂(如一天内只有几分钟到几小时),或者只在人为给予超剂量的左旋多巴实验中观察到改善效果。这部分病人从左旋多巴实验来看是药物应答者,但从临床药物治疗方面来看很可能判断为对药物治疗无效。然而,事实上这部分患者可能仍是 DBS 手术很好地适应证。

289. 深部脑刺激器手术的最佳时机是什么时间

大部分的帕金森病患者都是在疾病中晚期才接受 DBS 手术治疗,所以还没有关于疾病病程中最佳手术时机的研究结果,但有实验数据及临床结果显示,DBS 有神经保护作用。然而,这并不能作为提倡帕金森病早期就实施 DBS 手术的理由。目前,对于帕金森病病人何时施行 DBS 手术,只能根据专家的意见,专家组比较一致的意见为:必须存在靶症状的药物耐受现象。DBS 对各类症状的治疗效果见下表,可作为手术时机的一个参考。

表 2　DBS 治疗效果良好、不确定或无效的症状总结

治疗效果良好的症状	治疗效果不确定的症状	治疗无效的症状
剂末运动不能和药效缩短	药物峰值时肌张力障碍样异动症	左旋多巴无效的跌倒
药物峰值浓度药效理想,但药效很快消退	对左旋多巴没有反应的咽下困难	直立性低血压
药物峰值浓度药效理想,但出现不能预料的关期	性欲问题	温度调节障碍
开关现象	便秘	脂溢性皮炎
对多巴治疗有反应的僵直现象	尿失禁	行为障碍
关期异动症	认知障碍	
双相异动症	抑郁	
药物峰值时舞蹈样异动症	精神病	
典型帕金森震颤(即使对药物治疗没有反应)	睡眠障碍	

290. 深部脑刺激器手术的适应证和禁忌证是什么

(1)适应证:①原发性帕金森病。②对左旋多巴制药治疗有效。③药物疗效逐渐减退或出现症状波动及开关现象。④因不良反应不能耐受药物治疗。⑤对侧做过毁损手术并出现并发症。⑥双侧发作的患者。

(2)禁忌证:①帕金森综合征。②晚期帕金森病患者,生活完全不能自理,卧床不起者。③伴有痴呆、自杀倾向、严重忧虑等。④有出血倾向或存在其他不能耐受立体定向手术的严重内科疾患。⑤以前做过双侧苍白球或丘脑底核毁损手术者。

291. 深部脑刺激器手术的疗效如何

临床上最早报道的5例DBS治疗帕金森病的结果:病人平均年龄60岁,平均病程5年,其中1例在术前做过毁损术,Hoehn及Yahr分级:Ⅱ级3例,Ⅲ级2例。4例Vim刺激后震颤中度改善。病人术后均无智力和语言障碍。另有4例病人,服用美多巴后无效,且症状加重;经DBS刺激Vim后震颤症状都有明显改善,无任何不良反应。Caparros等报告了1例帕金森病病人的DBS治疗结果及死后尸体解剖结果。该病人患有单侧震颤、僵直症状10余年,药物及立体定向毁损治疗无效,DBS治疗后震颤被抑制,僵直症状轻度缓解。术后43个月死于急性脑血管病。死后脑组织解剖证实电极周围副损伤轻微,未引起病理损害,电极使用43个月后亦无损害。该病人DBS治疗6个月时,曾行颅脑PET检查,显示震颤时脑血流量增加,刺激时脑血流量减少。神经生理学证实,丘脑电刺激对智力和额叶功能无损害,术后无构音及语言障碍,也无运动和感觉损害。

DBS 的近期治疗效果与毁损术相似,而且毁损术似乎更易被人接受。这主要因为毁损术不需外植入电极,可短期出院,而且花费少。但症状复发后,如二次手术,则可能引起智力、语言、运动及感觉障碍等一系列不良反应。另外双侧毁损常合并有神经生理方面的不可逆损伤,而 DBS 则无上述不良反应,同时双侧 DBS 治疗效果良好。对于症状复发者,可以通过调节刺激参数控制症状。DBS 对静止性震颤和持续性震颤效果良好,对多发性硬化引起的震颤及耐药性短暂性震颤也有良好的治疗效果;但对运动障碍和共济失调症状的改善不明显。目前 DBS 刺激的主要靶点有 STN、Gpi 和 Vim,不同靶点刺激后对帕金森病患者症状的改善不完全相同。

总之,DBS 为帕金森病的治疗提供了一种崭新的方法,尤其对震颤和僵直的治疗效果良好,目前全世界已超过数万例病人接受了 DBS 的治疗,大量的临床治疗结果及长期的随访结果显示了该技术的广阔前景。

292. 深部脑刺激器手术的优缺点是什么

(1)优点:与毁损术相比较,DBS 有其独特的优点:①不需要对核团进行毁损,即在保留核团结构基础上达到改善帕金森病症状的目的。②治疗过程具有可逆性及可调节性。③可双侧同期手术。④在行为和认知方面并发症明显少于毁损术。

(2)缺点:与毁损术相比,DBS 的不足点是:①电极体积仍较大,本身可产生体积占位效应。②疗效有随时间延长而降低的倾向。③手术所需相关设备多,手术耗时长,电极植入测试后,须经二次手术或再改全麻后植入其他配套的刺激系统。④刺激装置本身价格昂贵,且电池寿命有限,数年后需更换电池。目前,国内外均已生产出可充电电池,但价格更昂贵。

293. 深部脑刺激器手术的并发症有哪些

一般来说,DBS 的不良反应轻微且易于控制。手术步骤引起的并发症与其他立体定向神经外科手术一致。与设备有关的并发症的发生率及其性质也是可以接受而且一般是能补救的。Medtromic 公司于 1992～1997 年间在欧洲及北美洲的 31 个临床中心进行了丘脑刺激术的系列研究,共统计了 406 个 DBS 系统的 347 例病人。

(1)并发症

①设备并发症。发生率为 12%,其中轻微的占 50%以上。感染的发生率仅 1%,而且都在手术早期出现。只有一例由于电路故障使整个刺激系统无法工作。设备完好率为 99.8%。

②手术本身的并发症。发生率为 17%。颅内出血 15 例,其中严重 5 例,轻微 5 例,中等 5 例,85%的患者出血溶解后未遗留长期并发症。

③治疗的不良反应。大多数治疗的不良反应轻微且能为患者接受。其中 54%的病例临床医生未予处理,34%的病例仅需要调整刺激参数即可,无因无法耐受治疗的不良反应而拔除 DBS 系统的患者。

④死亡率。347 例帕金森病人中,死亡 9 例(2%)。1 例死于术后颅内出血,1 例死于围术期心肌梗死,另 7 例的死亡与 DBS 治疗无关。

(2)并发症分类:根据与 DBS 手术时间的相关性,又可以将并发症分为:术中和术后早期并发症;术后中期和晚期并发症。

①术中和术后早期并发症。术中进行电生理定位进一步验证靶点的准确性对于减少神经系统的并发症是非常重要的。另外在刺激过程中,医生应不断地与病人交谈,评估刺激对其他多种功能

的影响,如果在此过程中,患者感到任何异常都应及时发现。另外,还有如电极位置放置不准确、电极从靶点移位、电极折断;连接部位皮肤溃烂、皮下气囊过大造成皮下血肿形成等由于装置植入造成的各种并发症。其他的还有,如术中穿刺道过多导致的出血、感染等并发症也不容忽视(图 10)。

②术后中期和晚期并发症。术后任何时期都可能发生感染、皮肤溃烂、电极折断、电极移位、植入装置故障、植入的神经刺激器意外关闭等并发症。就各刺激靶点而言,Vim 接受 DBS 刺激诱发的不良反应包括感觉异常、肌肉痉挛、肌张力障碍、头晕、构音障碍、步态和平衡障碍、肢体共济失调、本体感觉障碍和精细运动减少,当刺激停止时可引起震颤反弹。Gpi 接受 DBS 刺激诱发的不良反应包括意识模糊、抑郁、运动不能加重、诱发步态和语言障碍。STN 接受 DBS 刺激诱发的不良反应包括异动症、眼睑痉挛和眼睑张开不能、意识紊乱、人格改变、情绪改变、认知改变、发声困难、体重增加及刺激停止可引起所有帕金森症状反弹。

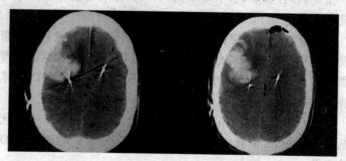

图 10 深部脑刺激器(DBS)术后脑内出血

294. 丘脑底核刺激术患者选择的原则是什么

(1)诊断为原发性帕金森病或原发性震颤(ET)。

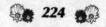

（2）以震颤、运动迟缓为主要症状伴有严重开关现象，单侧为主或双侧症状者。

（3）平均年龄为 70 岁以下，迫切要求提高生活质量者。

（4）药物治疗曾经有效，后来效果差，或者药物引起异动症和开关现象，或者完全不能接受药物治疗者。

（5）经济条件优良者。

（6）患者全身状态好，能耐手术，术中能够配合者。

（7）帕金森病晚期伴严重的重要器官功能障碍者或者以中线症状为主者及伴有严重精神症状或认知障碍者也不适合行 DBS。

（8）帕金森综合征、未经药物治疗及有认知功能障碍者，禁忌行 DBS。

295. 丘脑底核刺激术术前患者教育及准备有哪些

（1）病人教育：手术前对帕金森病病人进行健康教育是非常重要的，不但可以争取病人配合手术，更重要的是增加病人对帕金森病有关的知识，尤其是对新技术、新方法的认识。以解除病人和家属对 DBS 手术的各种顾虑，减少医生与病人之间不必要的误会和纠纷。首先，向病人和家属详细介绍 DBS 手术的特点、优越性、手术过程、随访和程控过程等，可以宣传图片、文字资料和视频资料（VCD、录像带等）进行宣传教育。进行病人教育的内容和方法如下：

①教会病人和家属使用植入性脉冲发生器的开和关，即如何使用磁铁开关。

②日常生活中避免靠近强磁场、电场、电磁波、高压电、手机等场地和物品。

③小心做 MRI、胸部 X 线照射等检查，慎重做透热疗法、碎石术和电烙术等。

④要告诉病人,DBS的电池是有寿命的,一般说5~8年要更换一次电池。教会病人如何节约电池能量。

(2)术前准备:术前要对病人进行全面查体、确定诊断,确认震颤对药物治疗无反应,但病人不能有明显的认知障碍,以便能够耐受几个小时的局麻手术。术前12小时停用所有抗帕金森病的药物。给予地西泮让患者术前休息好。

手术前后临床评价:采用U帕金森病RS进行运动评价,在"关"状态(停药12小时后)和"开"状态时分别进行运动时间测试,术前测试2~4次,手术后1、3、6和12个月各测试1次。术后如下4种情况必须测试,即刺激器的开和关时、停药和用药时。在不告知病人的情况下,于运动迟缓和僵直状态下研究不同电刺激参数的效果。

296. 丘脑底核刺激术靶点如何选择和定位

(1)靶点选择:手术前安装立体定向头架行MRI检查定位,在冠状位MRI片上可清晰地看到低信号的STN。如同丘脑刺激术一样,在局麻下将刺激电极插入STN内。由于病人伴有严重的运动障碍,为了更好地评估病人于"关"状态时电刺激的效果,在手术前早上才停止服用左旋多巴。在行电刺激术之前,通过僵直肢体的被动运动和运动迟缓的反复随意运动,来确定安装慢性刺激电极的位置。

进行STN刺激术时其刺激电极置于丘脑底核,其最初解剖靶点位置为AC-PC平面下6毫米、AC-PC线中点后方0~2毫米,中线旁开9~13毫米,如果脑室扩大明显,中线旁开可加大1~2毫米。尽管MRI及CT定位准确性的不断增加,但丘脑内部详细的解剖结构难以辨认,而且丘脑底核的解剖位置中存在个体差异。手术过程中还需对靶点进行电生理定位(图11)。

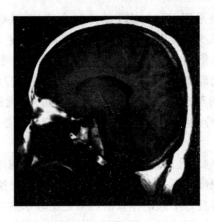

图 11　丘脑底核 DBS 术后复查 MRI

矢状位显示各电极

（2）靶点定位：①解剖定位同 STN 毁损术。②微电极记录与刺激 STN 作图的过程同 STN 毁损术。

297. 丘脑底核刺激术疗效如何

STN-DBS 和 Gpi-DBS 一样能缓解帕金森病多种主要症状。STN-DBS 能够改善帕金森病病人的强直和运动不能，可终止左旋多巴所诱发的"关"期肌张力障碍。Limousin 等报道，3 例帕金森病病人在 STN-DBS 治疗后 1 个月，左旋多巴剂量维持不变，之后 1 例剂量减少了 50%，1 例减少了 40%，另一例停用了该药。Krack 和 Batir 实验组中术后 5 年患者服用左旋多巴的剂量仍较术前明显减少，很大程度上缓解了因药物所致的运动障碍和症状波动。国内张建国等报道，对 20 例帕金森病患者行 STN-DBS 治疗，其中 15 例单侧和 5 例双侧，通过至少 6 个月的随访，发现在撤药状态下，术后患者的 U 帕金森病 RSⅢ和 U 帕金森病 RSⅡ均有不同程度的减少。

双侧 STN-DBS 较双侧 Gpi-DBS 能更好地缓解症状，所以临床上已较多地采用 STN-DBS 治疗帕金森病。一般双侧 DBS 术后患者可以减少左旋多巴的服用剂量。由于单侧 STN-DBS 术后往往需要继续服用左旋多巴来缓解症状,不利于手术控制左旋多巴所致的运动障碍,故推荐行双侧 STN-DBS 进行治疗。就 STN-DBS 疗效随访至少 2 年的临床实验结果显示:撤药状态下,双侧 STN-DBS 治疗帕金森病运动症状的中远期疗效是稳定的,最长能维持 5 年。

患者的年龄、性别、起病时间、术前病程、术前用药剂量和术前症状的严重程度都不是 STN-DBS 中远期疗效的预测因素。唯一提示手术取得良好中远期疗效的因素是患者术前对左旋多巴治疗的高度敏感性。国内胡小吾报道,在对 13 例帕金森病进行双侧 STN-DBS 治疗时,根据术前对左旋多巴类药物反应情况分为高度敏感组(5 例)、中度敏感组(5 例)和低度敏感组(3 例)。随访 3 个月至 3 年,在撤药状态下,高度敏感组、中度敏感组和低度敏感组 U 帕金森病 RSⅢ 分别改善 75.5%,62.1% 和 40.7%。

298. 丘脑底核刺激术术后并发症有哪些

DBS 手术可能产生一些不良反应,这些作用总的可以分为三类:术中产生的不良反应;与刺激有关及电流传导至靶点以外的地方;与 DBS 系统硬件相关的问题。术中的不良反应包括意识模糊和撤药有关的严重的"关"阶段。最严重的并发症为向脑内穿刺时颅内出血,从而导致偏瘫、语言障碍,甚至死亡。幸运的是,颅内出血发生率很低,术中出血仅为 1%~2%。刺激产生的不良反应包括身体某些部位麻木,说话困难,与刺激有关的意识模糊,动眼困难和肌肉收缩。于 DBS 装置相关的问题为刺激器不能启动,电极损坏,装置植入所经部位的皮肤腐蚀,感染及电池寿命缩短。上述问题大部分可以通过更换 DBS 系统的部件来解决。

于 Gpi-DBS 相比之下，STN-DBS 的不良反应是较少见的。目前还没有报告 STN-DBS 有对抗左旋多巴的作用和不能控制步态起动。相反，STN-DBS 可以降低左旋多巴引起异动症的阈值，这种抗异动症的治疗作用主要是由于 STN-DBS 减少用药量，这在临床上通常可以观察到。STN-DBS 术后较少发生半身抛掷症或严重不自主运动，即使发生也是暂时的。随着时间的推移，STN-DBS 后发生异动症的可能性会增加。常见 STN 特异性不良反应很少发生，如眼睑失用症。另外，少部分病人术后有与电极有关的压抑症，可能是因为刺激到 STN 腹侧的黑质网状结构有关。双侧 STN-DBS 术后，少数病人出现暂时性认知能力和行为能力的下降，尤其是年龄较大的患者，其机制尚不清楚。

299. 丘脑腹中间核刺激术的适应证是什么

(1)适宜特发性震颤的病人。特发性震颤又称原发性震颤或良性震颤。起始年龄较轻，以单侧肢体和单一症状正常为主，进行性加重，药物治疗无效或轻微作用，有家族病史。这类病人对丘脑 Vim 核毁损术效果显著，也非常适合做 Vim-DBS 手术。

(2)适宜以震颤为主的帕金森病人。诊断为原发性帕金森病，以震颤为主要症状，较少伴有肌僵直、运动迟缓、步态不稳等症状，以老年人多见，早期对多巴胺类药物治疗非常有效，晚期药效降低或无效，适合于 Vim-DBS 手术。

(3)适宜已经进行过一侧丘脑切开术，需要进行第二次另一侧手术以控制震颤的患者。

(4)曾行丘脑切开术，若术中小的试验性毁损影响了患者的语言功能，也可以改做 Vim-DBS 手术。

300. 丘脑腹中间核刺激术术前准备有哪些，靶点如何选择

（1）术前准备

①术前要对病人进行全面查体、确定诊断，确定震颤对药物治疗无反应。

②术前必须向患者解释清楚 DBS 的有关知识、原理、手术过程、注意事项和手术并发症等，让患者明白术后程控调整的过程较复杂，且费时、费力。

③术前患者震颤必须进行标准的评分，如 U 帕金森病 RS 评分中的静止性震颤评分，由于患者服药可产生症状波动和开-关现象，必须进行重复性检查以确定患者在"开"或"关"状态下的评分。

④患者剃光头和颈部皮肤准备。局部麻醉下安装立体定向仪头架，头架上缘要与 AC-PC 线的标志相一致。

⑤必要时可术前预防性使用抗生素。静脉注射或肌内注射广谱抗生素，如青霉素类或头孢类抗生素。

（2）靶点选择：靶点选择同丘脑切开术。进行丘脑刺激术时其刺激电极置于丘脑腹外侧核的腹中间核(Vim)，其最初解剖靶点位置为 AC-PC 平面(Z=0)、AC-PC 线中点后方 4~8 厘米(Y)，中线旁开 11~14 厘米(X)，如果脑室扩大明显，中线旁可加大 1~2 厘米。

301. 丘脑腹中间核刺激术的治疗效果如何

丘脑腹中间核(Vim)是最早用于治疗帕金森病的 DBS 靶点。Vim-DBS 的效果已得到充分的证实。在帕金森病患者，震颤是 Vim-DBS 惟一的能够明显得到缓解的症状，对帕金森病病人的运动减少、运动不能和异常步态等症状改善欠佳，对僵直几乎无效，甚至可

使之加重。震颤受抑制后,可使齿轮样强直综合征得到减轻。在许多病人中,与严重震颤和强直相伴随的单侧疼痛也明显减轻,对静止性或姿势性震颤的疗效优于运动性震颤,肢体远端震颤较近端或中轴的震颤易于被抑制。对运动徐缓和其他帕金森病症状无效。治疗震颤最佳的刺激频率是 100 赫兹以上,抑制震颤的刺激强度为 1～3 伏,治疗静止和姿势性震颤的疗效好于意向性震颤。Benabid 等报道了随访最佳 8 年来 111 例次 Vim-DBS 治疗帕金森病的临床效果。术后 3 个月和 6 个月时,震颤被完全抑制时间或明显改善者分别占 86％和 85％,震颤被选择性地抑制时间最长者已达 8 年之久。其中 39 例随访 3 个月时,左旋多巴剂量减少了 20％。

Caparros-Ldfebvre 等认为,Vim-DBS 适用于下列患者。

(1)主要位于一侧的震颤,幅度大,引起严重肢体功能障碍,其他疗法效果不佳者。

(2)震颤与左旋多巴所致的运动障碍位于同侧者。

(3)震颤伴有语言障碍者。

(4)为治疗双侧帕金森病震颤,曾在一侧行丘脑切开术或 Vim-CS 者。

对于特发性震颤患者,震颤症状的减轻使患者日常生活能力评分得到明显改善,但对帕金森病患者日常生活能力的改善并不明显,也许是由于 Vim-DBS 不能使帕金森病患者所具有运动不能和僵直症状得到改善的结果。

Rehncrona 等认为,Vim-DBS 控制震颤至少能保持 6 年。但是在 6～7 年随访时,术者发现暂停刺激时,患者的 U 帕金森病 RS 运动能力评分有所上升,这意味着患者的病情有所发展,提示 Vim-DBS 不能阻止帕金森病病情的发展,尤其是患者的语言和姿势障碍呈进一步恶化。

由于 Vim-DBS 只能控制震颤而对帕金森病的其他症状没有缓解作用,所以临床运用 Vim-DBS 较少。目前,即使以震颤为主要症状的帕金森病也倾向于采用其他靶点 DBS 进行治疗。

302. 丘脑腹中间核刺激术的并发症有哪些

DBS 治疗震颤的并发症主要有 3 类：①与手术过程有关的并发症，如颅内血肿、积气、感染等。②与 DBS 装置有关的并发症，如机器失灵、电极断裂、皮肤溃烂及感染，这些并发症不常见，发生率为 1%～2%。③与 DBS 刺激有关的并发症，有感觉异常、头痛、平衡失调、对侧肢体轻瘫、步态障碍、构音不良、音调过低、局部疼痛等。应该注意的是，这些是可逆的，而且症状不重。如果刺激强度能良好的控制震颤，这些并发症也是可以接受的。

许多病人能良好地耐受 DBS 手术过程，业已表明，功能神经外科立体定位手术导致的颅内出血发生率 1%～2%。手术过程中摆好病人体位以防止脑脊液流失，用纤维蛋白胶封闭骨孔以防止空气进入颅内，可以减少病人气颅及脑组织移位的危险。

与 DBS 装置有关的并发症是机器失灵、电极断裂、皮肤溃烂及感染，这些并发症并不常见，发生率为 1%～2%。

与 Vim 刺激有关的并发症有感觉异常、头痛、平衡失调、对侧肢体轻瘫、步态障碍、构音不良、音调过低、局部疼痛等。应该注意的是，这些并发症是可逆的，而且症状不重。如果刺激强度较好地控制震颤，这些并发症也是可以接受的。实际上 Vim 慢性电刺激术的不良反应本质上与丘脑切开术的并发症相似，二者最大的区别是由 DBS 引起的不良反应是可逆的。

与刺激相关的不良反应是很轻微的，而且随着电压的降低而消失。这些不良反应是病人可以接受的，有 21 例病人伴有构音困难，其中有 15 例是因为做双侧手术。有 10 例病人有平衡障碍，其中有 9 例是双侧手术的，但有 2 例病人平衡改善，有 6 例病人下肢麻木，1 例有永久性感觉倒错。与刺激无关的并发症有 8 例病人伴有少量脑出血,2例头皮感染,1例皮肤坏死,3例电极断裂。所有病人康复出院。

动作性震颤包括大肌肉的震颤,比静止性和姿势性震颤更难于控制。Vim核内躯体特定区的排列作用已被证实,Vim的上半部分与近端震颤有关,下半部分与远端震颤有关。对于每个病人,作者没有观察到刺激位置和肢体震颤的位置有对应的关系。根据作者的经验,对于动作性震颤的治疗主要问题是小脑共济失调,这是相互关联的。丘脑刺激术尽管使震颤停止,但是也可能会加重共济失调和损害小脑功能。所以,动作性震颤的病人在选择做丘脑刺激术时应该严格掌握适应证。

303. 苍白球腹后内侧核刺激术的患者如何选择

(1)苍白球DBS的患者选择标准与苍白球切开术相似。自主神经功能紊乱的患者,如伴吞咽困难、多汗、流涎、便秘等症状,应作为相对禁忌证。

(2)患者全身状态好,能耐受手术,手术中能够配合。如果患者已做过一侧苍白球切开术,也可以做对侧苍白球DBS手术。

304. 苍白球腹后内侧核刺激术靶点如何定位

根据标准的解剖图谱,Gpi的参考解剖位置是:AC-PC线中点前2厘米、中线旁开17~22厘米,AC-PC平面下6毫米或平第三脑室底。Gpi靶点坐标的定位最关键的原则是个体化,即根据每个患者的大脑结构做出个性化定位。例如,如果患者脑萎缩较明显,第三脑室扩大,那么左右旁开就要适当向外扩大。

在高清晰MRI图像上,可以清楚地看到视束、视交叉和乳头体,靶点位于乳头体后缘水平,一般沿乳头体的后缘作一条冠状位切线,这条切线与视束、视交叉处的外缘就是 Gpi 最底部,相当于三脑室底下 2 毫米,视束外侧缘的上方。在临床工作中,当遇到AC,PC 不清楚或不在同一平面时,可以根据视束和乳头体作为标定 Gpi 解剖位置的参考标志。

305. 苍白球腹后内侧核刺激术的疗效如何

苍白球腹后内侧核刺激术(Gpi-DBS)初步的临床应用显示,对帕金森病所有症状有效,包括震颤、强直、运动徐缓、运动不能和步态障碍。Siegfried 等对 3 例重症帕金森病进行了双侧 Gpi 长期电刺激,术后病人的运动徐缓、强直、震颤、步态和言语障碍、开-关现象等立刻改善,恢复了独立生活能力,随访 5 个月至 1 年,疗效稳定,左旋多巴用量明显减少。

近年来,Iacono 等应用苍白球前部长期电刺激治疗了 1 例药物无效伴严重开-关现象的帕金森病病人,术后对侧震颤、强直、肌张力障碍几乎全部消失,同侧症状缓解 80%,运动徐缓、运动不能、姿态异常和步态障碍也明显改善,恢复了独立行走能力。术后6 个月时帕金森病 U 帕金森病 RS 评估计分从 68 降为 8,用药量减少 75%。

有报道称,刺激 Gpi 中不同部位能引起不同的作用,刺激 Gpi背侧能缓解运动不能和强直,但是易出现类似药物所致的运动障碍;刺激 Gpi 腹后内侧能缓解药物所致的运动障碍,但是易造成运动不能和步僵等。所以,必须根据帕金森病患者的主要症状来选择适当的 Gpi 靶点行 DBS 治疗。

从临床观察看,双侧 Gpi-DBS 的效果与双侧的苍白球切开术相似,且安全性要远比双侧 PVP 的高。双侧的 Gpi 刺激对左旋多巴导致的双侧运动障碍较一侧更为有效,患者能很好耐受,且无言语和心理的损害。双侧的苍白球切开术会增加构音障碍、发音过弱、多涎/流涎、吞咽困难的发生率，并易导致跌倒和中重度的认知障碍。此时需家庭护理和持续的监护。

306. 苍白球腹后内侧核刺激术的并发症有哪些

苍白球刺激是否产生不良反应与刺激的位置、刺激参数调整和服药用量等有明显关系。Gpi 刺激的并发症有视觉障碍、构音障碍等，但可随刺激参数的调整而逆转，因而比毁损相对安全。双侧 Gpi 刺激的安全性大于双侧毁损，对于一侧已行苍白球毁损术的患者，对侧 Gpi 刺激可能是比较安全有效的方法。

307. 伽马刀治疗帕金森病的适应证是什么

（1）确诊为原发性帕金森病，Hoehn-Yahr 分级为Ⅱ～Ⅳ。

（2）经正规药物治疗 2 年或 2 年以上，临床症状主要以震颤或强直为主，或混合型的帕金森病病人。

（3）药物治疗有严重不良反应，或不能耐受药物治疗者。

（4）若双侧肢体症状均较严重，通常需分期双侧治疗。其中行丘脑毁损术 2 次治疗的间隔时间最好选择在 1 年以上。

（5）全身状况差，年龄较大或有主要脏器功能障碍不能接受开颅立体定向手术者。

308. 伽马刀治疗帕金森病的禁忌证是什么

（1）帕金森综合征。

（2）帕金森病晚期，Hoehn-Yahr 分级Ⅴ级。

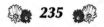

(3)严重脑萎缩、老年性痴呆或伴有严重精神症状或认知障碍者。

(4)身体状况极差,甚至呼吸困难者。

309. 伽马刀治疗帕金森病的优点是什么

(1)伽马刀治疗是一种无创性放射治疗,对帕金森病治疗适应证要比立体定向手术的适应证宽。如年龄因素就不作为主要考虑。

(2)放射外科可以在脑内制作治疗功能性疾病的毁损灶,且可以避免开颅手术可能出现的并发症(如出血、感染等)。

(3)采用无创性的定位 MRI 和 CT 扫描方法定位,可以避免因开颅脑脊液流失所致的流体动力学变化造成的靶点移位,使靶点的解剖学定位更趋于准确。

(4)伽马刀照射后,毁损灶的出现需经过 2～3 个月的潜伏期,从显效时间上不如立体定向手术"立竿见影",但它可能提供一种机会,使由于脑损伤产生神经系统顺应性的变化得到部分补偿。

310. 伽马刀治疗帕金森病的方法是什么

(1)靶点的选择:伽马刀治疗帕金森病靶点的选择与开颅立体定向手术治疗相同,主要是毁损灶的制作方法不同。目前,大多数毁损灶的位置仍然选定在丘脑腹外侧核或苍白球。如果病人以震颤为主,则选择丘脑腹中间核;如果症状以肌肉僵直、运动迟缓、运动不能或异动症等为主,就选择毁损苍白球内侧部。其靶点的选择与立体定向毁损术选择靶点是一致的。选择靶点应根据患者的主要临床表现,结合手术者的经验综合考虑。

(2)靶点定位

①安装定位头架。定位头架安装是精确定位的前提。仔细调节 4 颗固定螺丝钉的压力,应尽可能使头架基环与头颅表面标出的 AC-PC 线平面相平行,且左右对称,头架正中线应与头颅正中

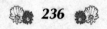

矢状线重合,使用头颅定位于头架中心位置。

②磁共振定位扫描。一是行头颅正中线矢状位 T1 加权扫描,层厚 3 厘米,无层距。图像上能够清晰显示前连合(AC)、后连合(PC)及中脑导水管等结构。二是确定 AC-PC 线位置,并以此线为中心,将上、下 20 毫米范围作为轴位定位扫描范围,沿 AC-PC 连线方向做垂直于正中矢状的质子加权轴位扫描,层厚 2 毫米,无层距。得到 HO 图像即前、后连合所在平面图像。三是苍白球内侧部(Gpi)在轴位扫描的基础上,做垂直于连合间径的质子加权冠状扫描,冠状位扫描范围则是以 AC-PC 线中点(即大脑原点)为中心,取 AC-PC 连线中点前 5 毫米为中心点,前后各 20 毫米所涵盖的区域,确定扫描范围后,需行 T1 加权和质子密度轴位及冠状位扫描,层厚 2 毫米,无层距。中心点平面即 Fa5 平面。四是为了获得正确而清晰的定位图像,必要时还可加行特殊序列的扫描。

定位扫描注意事项:由于大多数接受伽马刀治疗的帕金森病病人都处于严重的震颤或强直症状。在 MRI 定位扫描过程中为保证患者头部不产生抖动和移位,首先在定位前服用抗震颤药物,使药物作用达到高峰期时进行扫描,其次需适当固定适配器,以获得可靠的定位图像。

(3)靶点计算:用 MRI 定位的原理,将标点在磁共振成像系统中的三维空间位置转换到定向仪坐标系统中去。应用 Leksell-GammaPlan 计算机工作站,通过以下步骤实现靶点坐标的转换。

①确定大脑原点的三维空间位置。在 MRI 定位扫描图像中,确定前连合和后连合的位置,通过简单的测量或运算,即可获得大脑原点在 MRI 扫描机系统内及在定位头架系统内的坐标位置。运算简式如下:

X 原点 =(X 前连合 + X 后连合)÷2

Y 原点 =(Y 前连合 + Y 后连合)÷2

Z 原点＝(Z 前连合＋Z 后连合)÷2

②确定 AC-PC 线。若前连合、后连合位于同一轴位扫描面上,AC-PC 线又与定位架正中矢状线平行,且左右高度对称的话,根据大脑原点的坐标及所选靶结构与大脑原点之间的相对位关系,经简单的加减运算,即可将标点位置标注在定位图像上。而事实上,出现这种情况的机遇是极少的。通常情况下,前、后连合不一定能显示在同一轴位图像上,AC-PC 线与定位架正中矢状线也不一定平行。因此,需要进行矫正。现仍以 Vim 核为例,设该核团位于 AC-PC 线上方 3 毫米。首先根据 AC、PC、原点的计算机坐标(像素),将这些结构注在矢状位图像上,连接这些点即代表 AC-PC 线位置。于该线上原点后方 4 毫米处引一垂直线,长度 3 毫米,该垂线末端端点的位置即为 Vim 核团。读出该点 Z 方向的计算机坐标(像素)和定位架坐标即可求核团 Vim 的 Z 坐标。

(4)剂量计划和优化:治疗方案中剂量计划在 LeksellGamma-Plan 计算机工作站内完成。通过靶点标注方法将靶点位置显示在定位 MRI 图像上。在相同位置选用 4 毫米直径的准直器、1～2个等中心照射点,这时,可见以靶点为中心,放射剂量呈类似同心圆排列并梯度下降的等剂量曲线。为了使靶点附近的重要结构免受大剂量射线的辐射,有时需将部分射线也堵塞,以改变放射剂量的分布形态。如行 Vim 核团毁损时,由于其紧邻内囊后肢,需将准直器上同侧前方的部分射线孔堵塞,以减少射线对内囊的影响。中心照射点数目的选择除了考虑到平均年龄、是否存在严重的脑萎缩等因素外,与拟行毁损核团的形态及在脑内的方位也有关。如 Vim 核团的形态和方位是一长轴方向自后、下、内向前、上、外方向延伸分布的核团。因此,可以根据这一分布特点,选择一个或两个等中心点进行照射。

制作毁损灶所需放射剂量的选择,目前尚处于探索与研究阶段。不过,从动物实验及早期顽固疼痛病人伽马刀止痛手术后尸解的资料表明,应用4毫米直径准直器,中心剂量大于100戈瑞,即可引起脑组织放射性坏死。大于140戈瑞则大多可形成比较可靠的放射性毁损灶。由于个体差异的存在,即使用相同治疗剂量的情况下,毁损灶出现的时间及大小也不相同。此外,目前临床上还没有能在术前预测病人对伽马刀治疗敏感度的客观指标和检查方法。因此,剂量的选择大多数是根据病人的年龄、症状、全身情况、是否存在脑萎缩、选择多少个等中心照射点、拟制作的毁损灶的位置、大小及邻近重要结构的关系等因素综合考虑。多数中心最大的选择范畴为140~180戈瑞。

(5)治疗实施:当治疗计划设计和优化完成后,实施伽马刀治疗。由物理师和操作技师共同完成以下步骤:

①摆位。将病人抬到治疗床上,把病人头上的 Leksell 基环与治疗床的适配器连接、固定,调整病人体位,使其舒服地躺在治疗床上,接受20~30分钟的治疗。

②模拟定位。根据治疗计划提供的靶点参数进行模拟定位,检查靶点坐标的精确性。

③照射治疗。根据治疗计划提供的剂量参数进行照射。

④拆除头架。治疗结束后,让病人到治疗准备室拆除头架,并做必要的包扎。

311. 伽马刀治疗帕金森病的效果如何

自1991年 Lindquist 等报道采用新的伽马刀技术治疗帕金森病以来,截止到2000年底,全世界已有1000余例帕金森病病人接受了伽马刀治疗。总的疗效与开放式定向手术相仿,但避免了开放手术可能出现的颅内出血、感染等并发症。1995年,Young等报道了采用伽马刀治疗5例帕金森病病人,其中2例苍白球伽马刀毁损,3例丘脑伽马刀毁损。随访6~19个月,其中3例症状完全缓解,无任何并发症。到1997年他应用伽马刀治疗运动障碍性疾病 48 例,其中丘脑毁损术(以震颤为主)随访时间于 6 个月内的 6 例中,4 例震颤完全或接近完全消失,另 2 例无明显改善。接受伽马刀苍白球毁损照射治疗且随访超过 6 个月的病例显示,75%的病人治疗前的运动迟缓及由左旋多巴引起的运动障碍症状有明显减轻,仅 1 例出现视野缺损。这一结果与 Young 本人采用标准开放式射频毁损术的疗效接近,但降低了并发症的发生。类似的结果也见于 Pan 等和 Ohye 等的报道。

国内多家医院也进行了伽马刀照射治疗帕金森病的有益尝试,结果与国外的报道相似。

312. 伽马刀治疗帕金森病应注意什么

(1)若震颤为主同时伴有僵直,靶点的选择即可在 Vim 的基础上适当向前上方向移动,或应用两个等中心照射点,其中一个位于 Vim 核,另一个则位于相当于 Vim 后部位置。

(2)对于双侧症状病人,丘脑毁损术不宜同时进行,以免造成严重并发症。

(3)由于苍白球腹后磁共振与视束在解剖位置上较为邻近,采用伽马刀进行毁损时,需特别注意保护视路结构,以免产生严重的视力障碍,靶点距内囊膝部不少于 6 毫米为宜,以免影响到锥体束产生偏瘫。

313. 什么是干细胞

干细胞是具有多向分化潜能、自我更新能力的细胞,是处于细胞系起源顶端的最原始细胞,在体内特定的环境下能定向分化成某种特定组织类型的细胞。

干细胞来自于胚胎、胎儿或成体内,在一定条件下能有无限制自我更新与增殖分化能力,能够产生表现型与基因型和自己完全相同的子细胞,也能产生组成机体组织、器官的已特化的细胞,同时还能向下分化为祖细胞。祖细胞的增殖能力仍很强。

例如,在成体内,血液中的红细胞寿命很短,大约在120天就会老化死去,这就需要新的红细胞的补充。机体一般是通过红细胞自身分裂形成两个相同类型的子代红细胞,但在分化过程中细胞有时因为高度分化而失去了再分裂的能力,最后衰老死亡。同时机体还保留了一部分未分化的原始细胞(干细胞),这些干细胞通常是处于静止状态的,不分裂也不增殖,在生理需要时,如大量失血,骨髓中的造血干细胞可以按照分化途径通过分裂产生红细胞以弥补不足。

314. 干细胞如何分类

干细胞根据发生学来源,可分为胚胎干细胞和成体干细胞。胚胎干细胞是由胚胎内细胞团或原始生殖细胞经体外抑制培养而筛选出的细胞,也可以利用体细胞核转移技术来获得。成体干细胞如造血干细胞、骨髓间充质干细胞、神经干细胞、皮肤表皮干细胞等。

根据分化潜能分类,干细胞可分为全能干细胞、多能干细胞、单能干细胞。全能干细胞有自我更新和分化成任何类型细胞的潜能,比如胚胎干细胞,可分化出全身200多种细胞类型,甚至进一步分化发育成组织、器官。多能干细胞如造血干细胞、骨髓间充质干细胞可分化为多种细胞类型。单能干细胞如上皮基底层的干细胞只能向单一方向分化为上皮细胞。

315. 干细胞有哪些特点

(1)有自我更新能力。

(2)有多向分化潜能,能分化为多种不同类型的细胞,在一定条件下,可被诱导分化成特定的细胞。

(3)属于非终末分化细胞,有未分化或低分化特征,缺乏分化标记。

(4)在一定条件下能无限地分裂增殖,可连续分裂多代,也可在较长时间内处于静止状态,甚至终生不分裂。

(5)在体内的数目、位置相对恒定。

(6)大多数干细胞处于 G0 期,即处于静止状态,在分裂上属于慢周期。

(7)干细胞不同于普通细胞还在它的分裂方式有 2 种:一种为对称分裂,形成两个相同的干细胞;一种为非对称分裂,形成一个保持亲代干细胞的特征,另一个向下分化为终端细胞。

316. 何谓神经干细胞

神经干细胞来源于胚胎或成年哺乳类动物脑内,如大脑皮质、室管膜下层、纹状体、海马、中脑等区域都存在神经干细胞。根据 McKay(1997)的定义,神经干细胞为具有分化为神经元细胞、星形胶质细胞、少突胶质细胞的能力,能自我更新并足以提供大量神经组织细胞的细胞。神经干细胞自我维持和自我更新能力强,有多向分化潜能,有增殖分裂能力。神经干细胞还具有对称分裂和不对称分裂两种方式,对称分裂可以产生两个子代细胞和两个祖细胞,不对称分裂可产生一个干细胞和一个祖细胞。神经干细胞的两种分裂方式有助于细胞在向下分裂增殖的同时维持神经干细胞本身的特性。这种分裂能力可维持相当长的时间,甚至终生。这种特性使得神经干细胞在临床有很广泛的应用价值。

绝大部分间充质干细胞可以通过分化调控为 nestin 阳性的细胞,并表达神经干细胞的一些特性,这种类似神经干细胞的特性可进行相应的科学研究和治疗,我们也称之为"神经干细胞"。

317. 干细胞移植治疗帕金森病可行吗

帕金森病是多巴胺神经元凋亡和黑质纹状体通路损害,导致进行性加重的静止性震颤、肌强直、运动迟缓、表情减少等临床症状。移植干细胞可有效解决帕金森病。目前,干细胞移植治疗帕金森一般采用间充质干细胞或神经干细胞。这两种干细胞能分化为神经元细胞、神经胶质细胞、少突胶质,能在体外大量增殖和扩增,在体内容易存活及迁移到病灶部位。

间充质或神经干细胞移植治疗帕金森病的可能机制:

(1)细胞替代作用:很多研究证明,间充质干细胞在体外可被诱导分化为 nestin 阳性的神经干细胞,移植入帕金森病大鼠模型纹状体可分化表达 TH＋神经元,并能够存活、向病灶侧迁移,从而改善帕金森症状。柴立辉等研究结果显示,在体外合适的环境下成功诱导骨髓间充质干细胞可以向多巴胺神经元分化。

(2)神经营养和保护作用:干细胞可分泌多种活性物质,如脑源性神经营养因子、碱性成纤维因子可通过不同机制减少神经细胞凋亡,同时为神经修复和功能重建提供微环境。

(3)干细胞可分化成血管内皮细胞,有促进血管再生和血运重建的作用。

目前,国内外已有多家医院在临床上使用间充质干细胞移植治疗帕金森病,疗效确切,安全。

318. 临床上干细胞移植治疗帕金森病有几种方法

(1)静脉移植:此种方法简便易行,但干细胞在静脉输注过程中有形成栓塞的危险。

(2)鞘内移植:通过腰穿实现,干细胞能透过血脑屏障,有病灶趋向性,操作简单,损伤小。

(3)脑内移植:通过立体定向体外定位,钻孔将干细胞直接移植到脑内黑质,局部干细胞浓度高,有微创伤口,且需要一定技术操作。

(4)动脉介入移植:通过股动脉穿刺,将导管插入选择到小脑上动脉和大脑后动脉,干细胞直接被移植到病灶,局部细胞浓度高,无伤口,但需要 DSA 设备及技术操作。

319. 何谓神经干细胞转基因移植治疗

将神经干细胞在体外通过基因转染,即进行一定的修饰后再进行移植,目的是使神经干细胞在体内能有更好的存活、迁移、分化,从而明显地改善震颤等症状。一般的转染基因多采用酪氨酸羟化酶基因、孤儿核受体基因、肿瘤抑制基因、胶质源性神经营养因子基因等。利用基因转染技术可使神经干细胞发挥更好的作用。

320. 何谓脐血间充质干细胞

脐血间充质干细胞是从脐带血中分离和培养的一种多潜能成体干细胞,具有自我更新和多向分化潜能,在一定条件下可以分化成神经元细胞。

321. 脐血间充质干细胞能否治疗帕金森病

因脐血间充质干细胞在一定条件下可以分化成神经元细胞,能向多巴胺能神经细胞分化,可替代缺少的黑质多巴胺能神经元,对帕金森病有治疗作用。目前国内外基础研究证明,脐血间充质干细胞在体外体内都能被诱导分化为神经细胞。国内吴立克等临床研究结果证明,通过鞘内注射将脐血间充质干细胞注射到蛛网膜下隙,结果可在一定程度改善帕金森病病人的症状。

322. 脐血间充质干细胞用于细胞移植治疗帕金森病的优势有哪些

脐血间充质干细胞来源于脐带血,只要有胎儿出生,就可采集

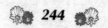

脐带血,来源比较广泛,且对供者不会有任何伤害;而且来源于脐带血的干细胞较骨髓中的更原始,增殖分化能力更强;微生物和肿瘤细胞污染的可能性小;淋巴细胞的免疫功能不够成熟,移植物抗宿主发生率低;无社会、伦理及法律等方面的争议;易于保存运输。

323. 骨髓间充质干细胞用于细胞移植治疗帕金森病的优势有哪些

骨髓间充质干细胞取自自体,来源不受限制,且无伦理学问题,无免疫原性,重新注射回自体易于被自体组织识别,并容易在局部成活,生物利用度高,被作为理想的移植细胞。

324. 干细胞移植治疗帕金森病目前存在哪些问题

干细胞工程和基因工程的不断进展,特别是在动物实验方面已取得了喜人的成果,成为 21 世纪最吸引人的研究,但干细胞真正广泛用于临床还有一段距离。因为干细胞在脑内分化为神经细胞的确切机制还有待探索,细胞移植到体内后能否整合到宿主的神经环路中,能否与体内正常的神经细胞建立突触联系及环路仍需要进一步探讨。干细胞移植到体内以后能否有致癌性尚有待观察。

随着研究的不断深入,干细胞必将会为人类作出巨大贡献,为帕金森病患者治疗带来崭新的前景。

四、帕金森病的护理及康复

325. 帕金森病的饮食与生活护理应注意哪些事项

(1)注意膳食和营养：可根据帕金森病人的年龄、活动量给予足够的热量,膳食中注意满足糖、蛋白质的供应,以植物油为主,少进动物脂肪,因为过高的脂肪会延迟左旋多巴药物的吸收,影响药效。蛋白质摄入量限制在每日每千克体重 0.8 克以下,全日总量为 40～50 克,选择精瘦的畜肉、禽肉或鱼肉,因为食物蛋白质中一些氨基酸成分会影响左旋多巴进入脑部起作用,因此需限制蛋白质的摄入。适量进食海鲜类,能够提供优质蛋白质和不饱和脂肪酸,有利于防治动脉粥样硬化。饮食宜清淡、少盐;禁烟、酒及刺激性食品,如咖啡、辣椒、芥末、咖喱等,应保证水分的充足供给。

(2)生活中的指导和帮助：帕金森早期的病人运动功能无障碍,能坚持一定的劳动,应鼓励病人尽量参与各种形式的活动,坚持四肢各关节的功能锻炼。当帕金森病人运动功能发生一定程度的障碍,生活自理能力显著降低,要注意病人活动中的安全问题,走路时穿防滑鞋,持拐杖助行,且要有家属陪伴。

(3)加强肢体功能锻炼：帕金森早期的病人应坚持一定的体力活动,主动进行肢体功能锻炼,四肢各关节做最大范围的屈伸、旋转等活动,以预防肢体挛缩、关节僵直的发生。若是帕金森晚期的病人应被动做肢体活动和肌肉、关节的按摩,以促进肢体的血液循环。

(4)心理护理：帕金森病人的劳动能力会逐渐丧失,生活自理能力显著下降,患者逐渐变得情绪低落,出现焦虑、抑郁等情绪,对工作、学习、家庭、前途丧失信心,常有自责和自卑观念。病情越是加重,患者变得表情呆滞、精神冷漠,语调单一,谈吐断续,与人沟通能力下降,产生悲观厌世的心理。所以要时刻关注病人的情绪波动,及时的鼓励、安慰病人,用各种方法帮助他们树立战胜疾病的信心,保持良好的心态。

(5)预防并发症:注意居室的温度、湿度、通风及采光等。根据季节、气候、天气等情况增减衣服,决定室外活动的方式、强度。以上措施均能有效地预防感冒。晚期的卧床病人要按时翻身,做好皮肤护理,防止尿便浸渍和压疮的发生。被动活动肢体,加强肌肉、关节按摩,对防止和延缓骨关节的并发症有意义。结合口腔护理,翻身、叩背,以预防吸入性肺炎和坠积性肺炎。

326. 帕金森病的安全护理应注意哪些事项

(1)环境设置:光线明亮,地面平整、干燥;床铺加用防护栏,防止坠床;热水瓶置专设柜中,防止摔伤、烫伤及其他损伤;移去活动范围内的障碍物,保证平整、宽敞;病人的衣裤不宜过于长大,穿合适的布鞋,预防摔跤及碰伤。

(2)步行、步态护理:为病人配置拐杖,鼓励训练使用拐杖步行。步行时病人双眼直视,两上肢与下肢保持协同合拍动作,同时使足尖尽量抬高,以脚跟先着地,尽量迈开步伐行走,纠正小步和慌张步态。

(3)陪护要求:行走时旁边皆有人守护、搀扶或拄拐杖;病人外出或做检查时,有人陪同,防止外伤、迷路等意外。

327. 帕金森病的心理护理应注意哪些事项

帕金森患者早期生活能够自理,震颤也不显著,患者的心理变

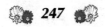

化不大,随着病情的发展,肢体震颤加重,动作迟缓而笨拙,表情淡漠。患者会有不同程度的自卑感、焦虑、忧虑,甚至是恐惧、绝望、悲观厌世等情绪。因为本病病程很长,进行性加重,对病人精神上产生一定的压力。良好的心理护理,对于克服患者的消极情绪,树立正确生死观,保持心态平衡有很重要的意义。因此,心理护理尤为重要,具体如下:

(1)心理护理强调因人施护:要做好心理护理,必须了解并掌握病人的心理状态,加强与患者及其家属的沟通,针对其心理需要进行心理护理。做到个体化,因人施护,才可获得心理护理的更好效果。

(2)心理护理是科学知识和感情的融合:通过医护人员和患者、家属娓娓动听的语言来开启病人的心扉,并通过具体的关心、体贴、帮助等措施,促进患者产生有利于稳定情绪,树立战胜疾病的信心。

(3)护理人员要加强自身的心理修养:要同情和理解病人,对病人的症状不流露嫌弃、厌烦的表情,不催促病人,给病人尽可能多的关心和爱护;讲究语言艺术,在临床护理工作中深入细致,认真观察病情变化和心理活动,帮助病人理智地对待疾病,控制情绪,有的放矢地进行心理护理。教一些心理调适的技巧,如重视自己的优点和成就,寻找业余爱好,向医生、护士、亲人倾诉内心想法,宣泄郁闷,获得同情,舒缓情绪。

(4)制定针对性的护理制度:量体温时,禁测口温,并做到手不离表;发药到口,确认咽下;避免让病人单独活动;将病人情绪、精神症状列入每班交班内容。严格执行护理巡视制度及陪护制度,强调陪护职责,宣教注意事项;对伴有抑郁、幻觉的病人重点巡视,密切观察自杀的先兆征象,特别是在午睡、夜间、饭前、交接班前后要加强防范,以防走失、坠楼、自杀等意外发生。

328. 帕金森病的术前心理护理应注意哪些事项

帕金森的病人多为老年人,且饱受疾病的长期折磨,加之长期服药出现不可抗拒的药物不良反应(异动症和开-关现象),生活、工作很不便,心理负担很重。以往的就医史,使他们对于此次手术抱有极高的期望。但是对手术过程的不了解,使他们感到恐惧,既高度期望又担心预后,所以心理问题多且复杂。故应根据不同年龄、不同心理特点进行针对性的心理护理。具体步骤:①建立良好的护患关系,这是进行心理护理的基础。②术前一日麻醉师访视,主管医生及责任护士向病人做好解释,详细告知手术步骤、手术原理、目的及如何配合手术,可以告知手术成功案例,减轻患者的心理负担,保证手术成功。③调动家庭成员给予关怀,使患者感受到家庭的支持和鼓励。④全面了解患者的心理状况,全方位护理。通过与患者、家属的沟通交流,广泛收集资料,全面评估病人,使患者树立正确的就医观念,勇敢面对手术。

329. 帕金森病的术中护理应注意哪些事项

(1)手术室准备

①环境准备。术前一天手术室严格消毒,手术床铺备棉被、棉垫,并多备一些棉垫、软枕、气圈等以便术中卧位不适时加垫。

②常规器械准备。定向手术包1个,负压吸引器1台,双极电凝1把,手术头架1个,多功能监护仪1台。

③特殊器械的准备。基架、U型环、头架、定位环、电生理数据采集分析仪,射频毁损仪,射频线、微电极、毁损电极(1.8毫米或1.1毫米),微推进器等消毒备用。

④药物准备。以止血、降压、脱水、急救药为主。

⑤其他。手电筒、导尿包、引流袋、卫生纸、水杯、吸管、温热饮水机等。

（2）影像定位的配合：上基架、U 型环，在手术外间（头架室）进行，室内应设治疗桌 1 台，治疗车 1 架，备常规消毒物品 1 套，适量抗胆碱药、止痛药、麻醉药、氧气袋等。由 1 名手术室护士配合，局麻上好基架及 U 型环，行 CT 或 MRI 扫描影像定位，如病人头和四肢不能保持静止状态，无法完成 CT 或 MRI 定位，可给小剂量氯胺酮（1～2 毫克/千克体重）麻醉镇静，同时吸氧。亦可用咪达唑仑。

（3）术中配合

①术中护士分工。巡回护士 2 人，1 人配合静脉穿刺，体位摆设，术中液体及用药管理；1 人观察术中监护，了解术中病人心理及安抚病人，指导做相应指令性动作；2 人共同查对手术坐标，为手术准确定位打下良好基础。

②术中心理护理。该病绝大多数是老年患者，手术又是在清醒状态下进行，一般需要 2～3 小时，其间经开颅、微电极介入、毁损电极推进、数据分析、射频治疗等，每个步骤均需病人密切配合，尤其是术中反复的肢体定位运动极易引起病人烦躁，故了解病人心理，耐心解释并指导病人准确反映自己的感觉，协助手术医生达到最理想的定位和射频治疗效果，具体做法：一是经常呼唤病人，与其交谈，了解心理需求。二是以亲切的语气给病人交代各个不同时期注意事项。三是如病人有体位不适或口渴，可给予按摩，加软枕（垫）、气圈及用吸管适量饮水。四是在不需病人做具体配合动作时，可与其谈论家庭或工作情况，以分散注意力，缓解对手术的紧张心理。

③术中生命体征的监测。术中生命体征的平稳是保证手术顺利进行的关键，尤其是术中颅钻开颅、器械碰撞声、吸引器、电凝器

 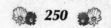

及电极刺激等可引起血压的波动,而血压的变化对术中及术后的出血均产生很重要的影响,故需密切观察,血压超过110毫米汞柱时,应对病人进行心理调节及适当使用降压药,尤其在进行微电极推进测量及毁损电极治疗时,一定要保持血压<110毫米汞柱左右。在使用降压药物时要严格用药剂量及密切观察血压变化,静脉推注降压药时要缓慢,谨防血压忽高忽低。

④术中急救的配合。在进行立体定向术中,应做好术中急救的准备。第一,加强术中静脉通道的管理,使用留置针,保证急救时静脉通道的畅通。第二,经常呼唤病人姓名,注意意识变化。第三,密切观察生命体征变化。第四,仔细观察双侧上下肢活动情况。如出现意识障碍、抽搐、生命体征不平稳、手术部位对侧肢体肌力减退或瘫痪(毁损治疗术后肢体僵硬立即缓解,震颤减弱或消失,活动度好,病人感觉轻松、舒适)等异常症状,应立即告诉手术医生,并积极配合进行现场抢救,在需进行 CT 扫描及入手术室时,护士必须保证病人呼吸道通畅,以氧气袋加压吸氧保证整个抢救过程持续有效氧合,及时、准确的静脉给药,最大限度地配合医生,争取抢救的有利时机。

330. 帕金森病的术后护理应注意哪些事项

(1)帕金森患者手术后送回病房,卧床休息,注意观察患者的神志、瞳孔、心电监护参数、肢体活动、语言等指征,及早发现颅内出血征象。要注意比较震颤、肌僵直等症状有无改善及改善程度如何,观察有无中枢性面瘫、视力视野障碍、言语障碍、肢体偏瘫等,如有异常,及时通知医生。

(2)术后指导患者在床上主动进行肢体活动,如转腕、屈肘、抓物,转踝等,术后1~2天鼓励患者下床行走,并锻炼日常生活自理能力。帮助患者按摩各关节,循序渐进,指导患者早期的康复锻炼。

(3)帕金森病手术后仍需要在医生指导下坚持长期服药,不应该误解为病已治愈,无需服药或服药不及时。因为帕金森病手术虽然能有效控制症状,但是体内多巴胺缺乏仍客观存在,需继续服用一定量的多巴胺类药物,以改善精神、智能障碍等其他症状。

(4)帕金森病手术对不同年龄、不同症状、不同心理素质的病人效果有所差异,有针对性的进行心理护理,引导病人对术后效果有正确的认识,明白手术效果与和自己术前比较,而不是与其他病人横向比较,增强病人战胜疾病的信心。嘱病人保持愉快的心情,安排家属陪护,避免悲观情绪和强烈的精神刺激。鼓励患者进行功能锻炼,积极参与轻松愉快的娱乐活动。鼓励患者多与人交谈,做一些力所能及的事情,提高生活质量。

(5)帕金森病术后可能发生毁损灶区局部出血及脑内出血、偏瘫、吞咽困难、癫痫发作、呃逆、多汗等并发症,要加强病情观察及时处理术后不适。

331. 帕金森病患者如何进行康复锻炼

帕金森病是老年人中第四位最常见的神经变性疾病,在≥65岁的人群中,1%患有此病。帕金森病患者采取合适的锻炼方法对于治疗和恢复健康有极大帮助。患者应根据自己情况进行相应的日常生活功能和步态训练或关节训练。

(1)日常生活功能训练:鼓励患者自行穿脱柔软、宽松的衣服,以加强上肢活动及上、下肢配合训练。对自行起床有困难者,可将床头抬高,在床尾结一个绳子,便于病人牵拉起床。避免坐过软的沙发及深凹下去的椅子,尽量坐两侧有扶手的坐具,也可将椅子后方提高,使之有一定倾斜度,便于起立。

(2)步态训练:每天有计划地进行原地站立及高抬腿踏步,站立位、坐位做左右交替踝背屈;向前、向后跨步移动重心等运动练习。在行走时,步幅及宽度控制可通过地板上加设标记,如行走线路标记、转移线路标记或足印标记等,按标记指示行走以得到步态控制,也可在前面设置 5.0～7.5 厘米高的障碍物,让病人行走时跨越。如有小碎步,可穿鞋底摩擦力大的鞋,如橡胶底,使走步不易滑溜。前冲步态时,避免穿有跟或斜跟的鞋,平跟鞋可减慢前冲步态。手杖可帮助病人限制前冲步态及维持平衡。

(3)保持关节活动度:对于症状严重,生活自理能力丧失或晚期帕金森病患者,关节主动或被动训练是每天不可少的。活动训练的重点是加强病人的伸展肌肉范围,牵引缩短的、僵直的肌肉。家属要帮助患者做肢体被动运动,活动时动作轻柔和缓,要对颈、腰、四肢各关节及肌肉全面进行按摩,每日 3～5 次,每次 15～30 分钟,尽量保持关节的活动幅度,并要定时帮助翻身,防治压疮等并发症。

332. 帕金森病患者能开车吗

帕金森病对人体活动的影响主要表现为震颤与强直。病人如果驾驶汽车确实存在一定的风险。影响帕金森患者驾驶的原因:①即使在静止的情况下,病人的四肢和手也会颤抖。肌肉僵硬导致患者对头部移动的控制力变差。②完成旋转方向盘的动作和面对危险时,需要作出快速反应(如踩刹车或油门)的能力,都会受到反应变慢和冻结效应的制约。③当出现视力障碍时,病人观察周围环境及跟车的能力都会降低。④所服用的药物可能引起嗜睡或精神症状。因此,帕金森病患者要避免驾驶操作。

333. 帕金森病患者可以喝酒吗

饮酒可使部分病人震颤暂时明显减轻,即使是小剂量乙醇(酒精)同样会产生戏剧性效果,但 2～3 小时后震颤会再出现,并且幅度更大。流行病学研究认为,饮酒与帕金森病的关系并不明确。

因此,帕金森病患者可以适量饮酒。但是,大量饮酒对健康不利,不鼓励过量饮酒。

334. 帕金森病术后呃逆如何处理

呃逆俗称打嗝,呃逆持续 48 小时以上者为顽固性呃逆。帕金森术后出现呃逆的原因可能有:丘脑杏仁核等边缘系统受到刺激,内脏神经反射性发生紊乱;靶点周围水肿刺激所致;帕金森病为脑内黑质多巴胺能神经元发生退行性变引起的,有人认为黑质-纹状体亦与呃逆有关。呃逆往往比较顽固,持续时间长,严重影响患者的休息和康复。处理方法如下:

(1)行为干预:行为干预主要通过机械方式,降低迷走神经的兴奋性,如含水屏气法,令患者含凉开水一大口,然后屏气停止呼吸,尽量延长时间,直至无法忍受将水咽入胃中,此法只适应于无吞咽困难及呛咳的病人,否则有吸入性肺炎及窒息的危险。还有干扰法,按压眶上神经法等,要按照患者的具体病情选择。

(2)转移注意力:鼓励患者下棋、打扑克、听音乐或戏曲小品等,使患者转移注意力,消除帕金森病病人忧郁、悲观、烦躁的情绪,达到缓解症状的目的。

(3)药物疗法:文献报道的治疗呃逆的药物很多,但根据帕金森病人及其手术特点,应选用临床上用法简单且价格低的药物,如甲氧氯普胺(胃复安)10~20 毫克,肌内注射或丙戊酸钠口服。

(4)封闭穴位:采用东莨菪碱注射液 0.15 毫克或氯丙嗪注射液 12.5 毫克混合后,行双侧内关穴封闭治疗。

(5)针灸治疗:选用穴位有中脘、内关、足三里、公孙、攒竹。

335. 帕金森病病人皮肤护理应注意什么

(1)保持患者皮肤清洁:经常为患者洗澡和擦浴,在洗澡或擦浴时,应注意室温以 23℃～25℃为宜,水温保持在 40℃～44℃,关

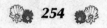

好门窗,注意预防感冒,并防止水温过高引起烫伤。

(2)防治压疮:经常帮助患者翻身,防止压疮的发生。对有轻度早期压疮及感染者,应及时积极采取相应治疗措施,以免受损皮肤的病灶扩大和加重感染。

(3)经常按摩:经常进行皮肤按摩,尤其对于受压部位的皮肤。按摩时,操作者的手掌在较大范围内做抚摩,往返运动,最后以掌心在易受压的部位做环形按摩。在按摩前,可向皮肤撒少许滑石粉,以减轻摩擦。易储积汗渍的部位可搽爽身粉,保持皮肤干燥舒适。手足易干燥及发生皲裂的部位,可用温水浸泡,清洗后涂以护肤脂类。皲裂明显时可用胶布粘固并防止感染。可以使用皮肤按摩器,但动作不可粗暴。每日做1~2次,每次5~10分钟即可。

(4)床铺平整、柔软:保持床铺平整、柔软、干燥,使患者躺卧舒适。避免渣屑、皱褶、凹凸不平等摩擦和损害皮肤;保持患者被褥及衣服清洁、柔软,使穿着舒适,并经常换洗,经常在日光下暴晒。

336. 帕金森病病人吞咽困难如何训练

据调查,至少有1/3以上的帕金森病患者存在吞咽障碍,可出现在病程的任何阶段。帕金森病病人的吞咽困难主要是因为疾病引起的运动障碍导致舌头运动减少,咽部不能提升,吞咽反射减少和咽部蠕动减少所致。吞咽障碍的最主要危害在于由于食物误吸进入气管导致继发性化学性肺炎,严重者可发生呼吸衰竭或呼吸窘迫综合征,最终导致死亡;直接由于大块不易分解食物吸入气管造成的机械性窒息,继而出现心跳呼吸停止,是生活中帕金森病患者一个重要的安全事件。目前认为,当患者出现下列情况时需要高度警惕吞咽障碍将或已经发生:口腔容纳功能减退,每次进食的食物容量减少,如原先可以一次吃一大口米饭,现在只能一次吃一小口;病情在短时间内加重;体重减轻,表现为体重指数明显降低。康复训练对吞咽障碍的改善作用则是目前国内外相对公认的手段。研究显示,早期系统化的康复训练,能有效地减少并发症,改善预后,使患者的心理状态及吞咽功能得到最大限度的恢复,提高患者的生存能力及生活质量。在此介绍几种简单易行的居家锻炼方法。

(1)进食训练:进食时以坐位为宜,选择易咀嚼和消化的食物,给予适于吞咽的摄食入口量,每次先从 3～4 毫升开始,然后酌情增加。进餐前后还要注意清洁口腔,喝水排痰。进食后保持坐位 15 分钟。

(2)空吞咽练习:患者取端坐位,身体前倾,必要时给予小桌板支撑身体,做空吞咽动作,每次 5～10 分钟,反复练习,练习次数可灵活掌握。

(3)呼吸训练操:分缩唇呼吸、腹式呼吸 2 种。缩唇呼吸操:口唇做吹笛状,快速吸气 2 秒,缓慢呼气 5～6 秒;腹式呼吸操:吸气时腹肌放松、膈肌收缩,腹部隆起;呼气时腹肌收缩、膈肌放松,腹部收缩。进行训练是以缩唇呼吸和腹式呼吸交替或同时进行,姿势以立位为主。若患者体质不允许,则可半卧位或卧位,每次 20～30 分钟,每天 2～3 次。

对于存在吞咽障碍高危因素而尚未出现的患者,应积极加强吞咽功能的训练,预防吞咽障碍及其并发症的发生;而对于已经出现吞咽障碍的患者,除了进行必要的康复训练外,还应注意进食护理,避免团块状食物的摄入,减少误吸的发生,避免意外。

337. 帕金森病术后如何指导用药

目前认为,帕金森病手术只是纠正了脑内与帕金森病发生密切相关的异常神经传导,体内所缺乏的多巴胺仍未得到补充,仍需长期服药,方能减轻症状。帕金森手术后仍需要在医生指导下坚持长期服药,不应该误解为病已治愈,无需服药或服药不及时。

术后医生根据病人症状改善的程度及个体对药物的耐受性来

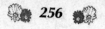

选择理想的药物,制定详细的服药方案。一般建议多巴制药每日用量应为术前的 1/2～1/3,直至术后 2～3 个月后;如果此时病情仍然比较稳定,还可再次减少多巴制药的用量。护士应仔细向病人及其家属介绍,让其熟悉各种药物的性能、剂量、不良反应及正确的服药方法。术后用药必须从小剂量开始,重新摸索用药规律,以最小剂量达到最好效果,同时减轻药物不良反应的出现,亦可在单一用药效果下降时联合用药。一般情况下,抗胆碱类药物以餐后或进餐时服用较好,不良反应小;金刚烷胺可引起失眠,故不宜晚上服用,以早、午服用为宜;左旋多巴类制药大多数病人服用时出现呕吐、恶心、食欲减退等,采用多次小剂量可减轻不良反应;多巴胺类受体激动药,如溴隐亭需与食物同时服用,以减轻胃肠道不良反应。应强化手术治疗和药物治疗协同作用的概念,嘱病人坚持服药。另外,指导病人调整饮食结构和合理用药,忌食高蛋白食品,以免降低左旋多巴的疗效。

五、国产脑起搏器的研制及应用情况

338. 我国的脑起搏器是哪一年开始研制的

2003 年,清华大学启动脑起搏器研制;2005 年,研制出第一台两个刺激电极的样机;2006 年,脑起搏器项目获得"十一五"国家科技支撑计划支持;2007 年,研制成功脑起搏器;2008 年,通过动物实验进行安全和有效性初步验证;2009 年,入选"推动中关村国家自主创新示范区建设—重大科技成果产业化签约仪式"六项落地北京的重大科技成果之一,启动临床试验;2011 年,脑起搏器项目获得"十二五"国家科技支撑计划支持;2012 年,完成双通道可充电脑起搏器临床试验;2013 年,第一个清华脑起搏器产品获得批准并上市。

339. 我国目前批准上市的脑起搏器是什么型号的

一直以来,植入式神经调控产品用于治疗功能性神经和精神疾病,主要由几家美国公司垄断。近年来,通过转化吸收清华大学的载人航天高技术成果,与国内多家领先的医疗机构密切合作,建立起稳定高效的"产学研医"合作平台,先后承担多项国家科技支撑计划、北京市重大科技专项计划,经过"十年磨一剑"的持续努力,取得了众多完全自主知识产权的研究成果。

目前,我国批准上市的是单通道 G101 型脑起搏器(图 12)。

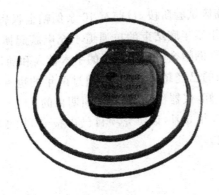

图 12　单通道 G101 型脑起搏器

340. 国产脑起搏器的植入手术是哪一年开展的

2009 年 11 月,国产脑起搏器首例临床手术在北京实施,取得圆满成功。2009 年 12 月国产脑起搏器首例临床手术成功开机,临床试验全面展开。目前,已完成近 40 例帕金森病人的手术,且均已开机,最长的开机已超过 3 年,效果肯定,疗效与国外产品相当。

2013 年 5 月,由清华大学研发的自主知识产权 G101 型脑起搏器(单通道)获得国家食品药品监督管理总局颁发的产品注册证。

341. 目前还有哪些类型的国产脑起搏器在研制和应用

截至 2012 年 12 月份,双通道可充电脑起搏器临床试验已经结束,54 例 108 侧帕金森病患者接受了清华可充电式脑起搏器的手术,目前均已开机进行治疗,效果良好。双侧非充电清华脑起搏器也已进入临床试验阶段,目前有 10 余例帕金森病患者接受了手术。连同 2011 年年底结束的单通道不充电脑起搏器临床试验一起,共完成数百例帕金森病志愿者的手术植入和随访研究。目前,随访时间最长的已经超过三年半,超过两年的也有接近 40 例,所有患者效果良好,仪器稳定,达到了预期目的。

截至 2013 年 5 月,该研究项目已申报专利 32 项,其中 17 项专利已经授权。

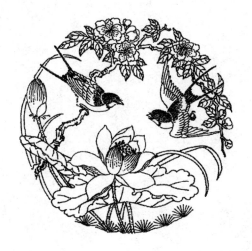